頭部CT・MRIの撮像・読影マスター

監修 西村潤一（日本赤十字社医療センター放射線血管内治療科部長）

執筆 扇 和之（日本赤十字社医療センター放射線診断科部長）
　　 内山史也（日本赤十字社医療センター放射線血管内治療科）

見えない・読めないがなくなる！

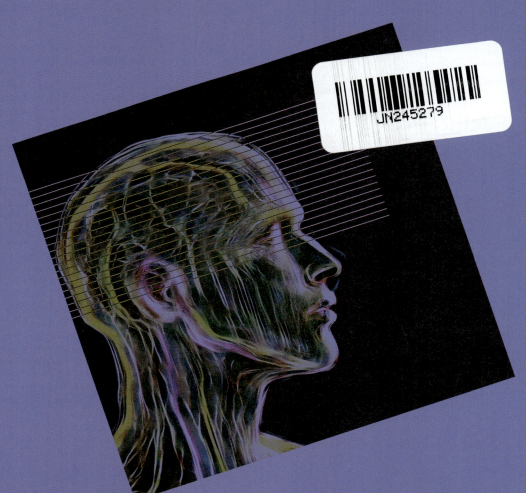

謹 告

　本書に記載されている事項に関しては，発行時点における最新の情報に基づき，正確を期するよう，著者・出版社は最善の努力を払っております。しかし，医学・医療は日進月歩であり，記載された内容が正確かつ完全であると保証するものではありません。したがって，実際，診断・治療等を行うにあたっては，読者ご自身で細心の注意を払われるようお願いいたします。

　本書に記載されている事項が，その後の医学・医療の進歩により本書発行後に変更された場合，その診断法・治療法・医薬品・検査法・疾患への適応等による不測の事故に対して，著者ならびに出版社は，その責を負いかねますのでご了承下さい。

監修の序

　本書『頭部CT・MRIの撮像・読影マスター　見えない・読めないがなくなる！』は，私が若い頃に手にすることができたならと思う1冊です．頭部画像診断の学びを始めた当時，脳梗塞や脳腫瘍の鑑別に苦労し，学んだ内容を整理して頭の中でわかりやすく整頓する難しさを痛感しました．その過程で，解剖学や読影の基礎を徹底的に学び，Anne G. Osborn の *Diagnostic Neuroradiology* に助けられながら，日々研鑽を積んだことを思い出します．

　医療現場は常に進化しており，画像診断も例外ではありません．私が若い頃とは比べ物にならないほど撮像技術は進歩し，頭部CTやMRIの情報量も飛躍的に増加しています．しかしながら，その膨大な情報を理解し，実際の診療に活かすには，基礎知識をしっかり押さえると同時に，最新技術の特徴をつかむ力が求められます．本書は若い医師たちがこうした課題を克服し，現場で自信を持って診断に臨めるよう作られたものです．

　常日頃から若い医師たちに対してわかりやすい指導を続けてきた扇 和之部長だからこそ，本書には「読む人の目線」に立った優しさと工夫が詰まっています．解剖学や読影の基礎を丁寧に解説しつつ，進歩した撮像技術や診断ノウハウもふんだんに盛り込まれています．次世代を担う医師たちにとって，まさに父親が娘や息子に贈るプレゼントのような，心のこもった内容と言えるでしょう．

　本書が若い医師たちにとって学びの一助となり，さらに高みを目指す礎となることを心から願っています．皆様がこの本を通じて「見えない」「読めない」という壁を越え，画像診断において自信を持てる日が来ることを楽しみにしています．

2025年1月

日本赤十字社医療センター放射線血管内治療科

西村潤一

編著の序

　この度ご縁があり『頭部CT・MRIの撮像・読影マスター　見えない・読めないがなくなる！』という画像診断書籍を日本医事新報社より発刊する運びとなった。

　本書は，総論は扇　和之が担当し，各論は日本赤十字社医療センター放射線血管内治療科の若手エースであり天才的な才能をお持ちの内山史也先生にご執筆をお願いした。内山先生に本書の執筆陣に入っていただけたのは，上司である西村潤一部長のご寛容さの賜物でもある。この場を借りて感謝申し上げたい。

　「頭部CT・MRIの撮像・読影マスター　見えない・読めないがなくなる！」というタイトルの書籍であるが，頭部疾患を広く網羅し，各疾患の解説やその読影・診断のポイントのみならず，どういうときにどういう撮像法を選ぶとよいか，神経症候学的な解説，さらにMemoとして関連するトピックスが取り上げられ，それらがコンパクトにギュッと詰まった内容である。内山史也先生の天才的なセンスが随所に散りばめられている。臨床現場で座右の書として是非ご活用いただければ幸いである。

　本書の執筆には予想以上の期間を要し編集部にも多大なご迷惑をおかけしたが，いくつもの奇跡や幸運に恵まれ，この度ようやく本書を発刊する運びとなった。辛抱強く寄り添っていただいた編集部の皆様に心より感謝申し上げたい。

　新しい専門医制度，働き方改革，Z世代と呼ばれる若手医師の意識変革など，医療界は今まさに激動の時代にある。この時代を生き抜くささやかなツールの一つとして本書をご利用いただき，目の前に現れた画像からより多くの情報を読み取り，脳のハードディスクに蓄えられた情報へとリンクさせて正しい医療につなげる一助となることを願っている。

　最後に，本書の企画・編集など一連の作業に誠心誠意ご対応いただいた日本医事新報社の立林りあ氏ならびにスタッフの皆様に心より御礼申し上げます。

2025年1月

日本赤十字社医療センター放射線診断科

扇　和之

執筆の序

　CT・MRI，超音波や核医学，血管撮影装置など放射線診断全般における機器性能向上・画像診断技術の進歩は目覚ましいものがあります。それに伴い，以前は"見えなかった"ものが"見える"ようになり，画像を"診る"人間にも能力向上が求められます。"見えている"ものをきちんと拾い上げることで，より良い医療につながります。特にCT・MRIは救急現場で必須であり，適切な撮像技術・読影力を備えることが不可欠です。

　私は普段，主にIVR（画像下治療）に従事していますが，"generalistである"という信念のもと，救急の現場で撮像された頭部CT・MRI，体幹部CTに加え，自科で行うIVR関連画像〔心大血管画像（大動脈ステントグラフト関連），下肢CTA，腹部内臓動脈瘤，肺動静脈瘻など〕，悪性腫瘍関連のCT・MRI，整形外科領域の画像診断……など多岐に及ぶ分野の画像を日常的に読影しています。

　現在，多くの診療科にとって画像診断は日常診療で重要な役割を果たしており，読影する放射線科医には多様で横断的な幅広い知識が求められます。一方で，各分野の画像の専門性の高さには目を見張るものがあります。画像診断を学び始めたばかりの初学者にとって，短期間ですべての領域の知識を幅広く，かつ専門的に身につけるのは難しく，「何をどこまで学ぶべきか」「どのようなプロセスで画像を正確に読み解くか」といった壁に直面することが少なくないでしょう。

　本書『頭部CT・MRIの撮像・読影マスター　見えない・読めないがなくなる！』は，こうした悩みを解消するために企画されました。救急領域の頭部画像を中心に，変性疾患や脳腫瘍，先天奇形など，幅広い領域を豊富な画像とともに基礎から応用まで丁寧に解説することで，研修医や放射線科医のみならず救急医・神経内科医・脳外科医，放射線技師など画像に携わる多くの方々に手に取ってもらえる1冊に仕上がりました。私の信念である"generalistである"は，幅広い視点を持ちながら専門性を発揮し，様々な場面で患者さんに最適な医療を提供する力をつけることです。本書が皆様の診断力向上の一助となり，日々の臨床において役立つ1冊となることを願っています。

　末筆になりますが，本書の企画・編集・校正等にご尽力いただきました日本医事新報社の立林りあ氏ならびにスタッフの皆様に心より御礼申し上げます。

2025年1月

日本赤十字社医療センター放射線血管内治療科

内山史也

執筆者一覧

【監修】

西村潤一　　　日本赤十字社医療センター放射線血管内治療科部長

【執筆】　　　　　　　　　　　　　　　　　　　　　　　　　　　　執筆項目

扇　和之　　　日本赤十字社医療センター放射線診断科部長　　　　　　**1章**

内山史也　　　日本赤十字社医療センター放射線血管内治療科　　　　**2〜9章**

奈良岡祐子　　日本赤十字社医療センター放射線診断科　　　　**5章5**（共同執筆）

目次

1章 総論　1

1. CT vs. MRI ～その違いと使いわけ　2
2. CTA vs. MRA ～その違いと使いわけ　5
3. CTA はどうして立体的に見えるの？～三次元画像の原理を理解する！　8
4. MRI 画像の種類～最低限知っておきたいこと　11
5. 脳の解剖～ vascular territory（血管支配領域）と脳葉　20

2章 脳血管障害　25

1. 脳梗塞　26
2. 脳出血　34
3. くも膜下出血　40
4. microbleeds とは？　44
5. 静脈洞血栓症　49
6. 頸動脈海綿静脈洞瘻　53
7. 脳動静脈奇形　56
8. 脳動脈瘤（破裂，非破裂，切迫破裂）　59
9. もやもや病　64
10. 動脈解離　67
11. 可逆性後頭葉白質脳症（PRES）と可逆性脳血管攣縮症候群（RCVS）　72
12. 海綿状血管腫と静脈奇形　76
13. アミロイドアンギオパチー　79
14. 脳血管障害の二次変性　84

3章 頭部外傷　87

1. 頭部外傷の読影で注意すべきこと　88
2. 脳挫傷　91
3. 外傷性くも膜下出血　95
4. 硬膜外血腫　98
5. （慢性）硬膜下血腫　101

6. びまん性軸索損傷（DAI） 105

7. 脳脊髄液漏出症（低髄液圧症候群） 108

8. 脂肪塞栓症候群 111

9. 硬膜下血腫 vs. 硬膜外血腫 114

10. 頭蓋骨骨折および鑑別すべき病態 116

4章 炎症／感染症 121

1. 脳膿瘍 122

2. 単純ヘルペス脳炎 127

3. 進行性多巣性白質脳症（PML） 132

4. Bell 麻痺／Ramsay Hunt 症候群 136

5. AIDS（acquired immunodeficiency syndrome） 140

6. 髄膜炎 151

7. 硬膜下／硬膜外膿瘍 158

5章 変性疾患 161

1. 正常の加齢変化 162

2. アルツハイマー病（アルツハイマー型認知症） 165

3. アルツハイマー病（アルツハイマー型認知症）以外の認知症 172

4. 特発性正常圧水頭症 178

5. パーキンソン病 182

6章 脱髄および類縁疾患 191

1. 多発性硬化症 192

2. 視神経脊髄炎および関連疾患 197

3. 浸透圧性脱髄症候群 204

4. 急性散在性脳脊髄炎 208

7章　代謝・中毒など　213

1. 中毒性疾患総論　214
2. 一酸化炭素中毒　217
3. 低血糖脳症　221
4. 低酸素脳症（低酸素性虚血性脳症）　224
5. Wernicke 脳症　228
6. 薬剤性脳症　231
7. 肝性脳症　238
8. 可逆性脳梁膨大部病変を伴う軽度脳炎・脳症（MERS）　241

8章　腫瘍　247

1. 脳腫瘍のポイント　248
2. WHO 分類が新しくなった！（WHO 脳腫瘍分類第5版）　250
3. 転移性脳腫瘍　253
4. 原発性脳腫瘍　260
5. 下垂体腫瘍　268
6. 聴神経腫瘍　278

9章　先天奇形および類縁疾患　285

1. 透明中隔の異常や正常変異　286
2. 脳梁形成不全　289
3. キアリ奇形　293
4. くも膜嚢胞　296

●索　引　300

1

総論

1章　総論

1. CT vs. MRI〜その違いと使いわけ

頭部のCT（computed tomography）とMRI（magnetic resonance imaging），臨床現場ではどちらも利用頻度が高い検査法であるが，両者にはどのような違いがあるのであろうか？　そして両者はどのように使いわければよいのであろうか？
CTとMRIの違いを列挙してみると，おおむね以下のようになる。

画像コントラストは一般にMRIのほうが優れている

CTは，「X線透過性」という1つのパラメータ（因子）のみで画像が構成されているが，MRIはT1，T2，プロトン密度，磁化率，血流，水分子の拡散（ブラウン運動）などといった，様々なパラメータを反映している。その結果として，MRIのほうがCTに比べて様々な画像コントラストで病変を描出することができる。"様々なパラメータを反映"しているため，**画像の種類もMRIのほうが多い**（T1強調画像，T2強調画像，プロトン密度強調画像，T2*強調画像，磁化率強調画像，灌流画像，拡散強調画像など）。CTでも造影剤を急速静注して灌流画像を得たり，dual energy CTを使えば様々なコントラストを得ることが可能であるが，一般的には**MRIのほうがコントラストに優れている**と言える。

骨からのアーチファクトがない点ではMRIが優れている

CTでは骨同士が密接すると streak artifactを生じるため，特に後頭蓋窩などで正確な評価が困難になることがあるが（**図1**），MRIでは骨からのアーチファクトがない。

MRIは空気が存在する部位は弱い

副鼻腔（頭部では特に前頭洞）や乳突蜂巣など，空気に隣接する部位では，MRIは磁化**率アーチファクトを起こし，画像の歪みが生じる**ことがある。拡散強調画像のように磁化率の影響を被りやすい画像で，より顕著に生じる（**図2**）。

撮像時間はCTのほうが短い

一般的に，CTのほうが撮像時間が短いため，**体動アーチファクトはCTのほうがMRI**

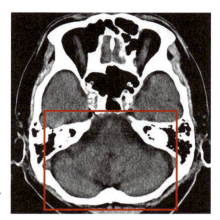

図1 後頭蓋窩レベルの単純CT
4mmスライス厚の画像であるが，脳幹部や両側小脳には，骨からのstreak artifactが目立つ（赤枠囲み部分）。

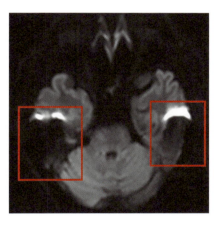

図2 後頭蓋窩レベルの拡散強調画像
乳突蜂巣の空気による磁化率アーチファクトが認められる（赤枠囲み部分）。

よりも生じにくい傾向にある。

手軽に検査が行える点ではCTが優れている

　MRIでは，一部の電子機器を装着している場合や閉所恐怖症の患者では撮像は困難である。また，様々なカテーテルやチューブにつながれ，輸液ポンプも外せないような患者の場合もMRIを行うにはハードルが高い。すなわち「手軽に検査が行える」という点では，CTのほうがまさっている。

MRIでは任意の断面を直接撮像できる

　CTでは軸位断像（横断像）が基本であるのに対し，MRIでは任意の断面を直接撮像できる。ただし，CTでも1mm厚以下の薄層スライスデータから任意断面を再構成することは可能である。

X線被曝はもちろんCTのみに生じる

当たり前のことではあるが，CTではX線被曝があるということは「CT vs. MRI」の選択を行う上で常に念頭に置くべきである。頭部に限らず，CTによる被曝量は決して無視できるほど少量というわけではない。「CT検査によるX線被曝は，諸外国に比して日本は突出して多い」という内容が2004年にLancetに掲載され[1]，発癌という観点からも問題があることが指摘されている。以降は日本でもCTでのX線被曝を低減する努力がなされてきており，2021年4月より厚生労働省も「改正電離放射線障害防止規則」を施行し[2]，医療行為におけるX線被曝に関して規制を強化している。

CTとMRIにはおおむね上記のような特徴がある。「使いわけ」としては，まずは**手軽に検査が行えて撮像時間も短いCTを行い，必要に応じてMRIを追加する**という選択肢が考えられる。頭部外傷の場合は，出血や骨折の評価に優れ手軽に検査も行えるCTをまず行い，必要に応じてMRIを追加するということになる。ただし，**コントラストに優れ，多くの病変においてCTよりも描出能に優れるMRIだけを行い，X線被曝のあるCTは避ける**という選択をする場合もある。「頭痛の精査」などの場合は，このケースである。また，**急性期脳梗塞**を疑った場合は拡散強調画像が必須であるため，禁忌でない限りMRIが必ず行われるのはご存じの通りである。それ以外にも，多くの病変でコントラストに優れたMRIが優先されることがある。

これに血管の描出をCTで行うかMRIで行うか，すなわち**CT angiography**と**MR angiography**のどちらを選ぶか，という話になると「手軽に検査が行える」という立場がCTとMRIとで入れ替わる。これに関しては次項（☞**1章2**）で解説する。

文献

1) AB de González, et al：Lancet. 2004；363(9406)：345-51.
2) 厚生労働省：【令和3年4月1日施行】改正電離放射線障害防止規則及び関連事業について.
　　[https：//www.mhlw.go.jp/stf/seisakunitsuite/bunya/koyou_roudou/roudoukijun/anzen/0000186714_00003.html]（2025年2月閲覧）

1章 総論

2. CTA vs. MRA〜その違いと使いわけ

前項（☞1章1）では，「CTのほうがMRIよりも手軽に検査が行える」と述べた。これが血管だけを選択的に描出し，三次元表示を行うCT angiography（CTA）とMR angiography（MRA）との比較になると「お手軽さ」の立場がCTとMRIとで逆転する。ただし「お手軽さ」だけでなく，動脈を描出するのか，静脈を描出するのか，あるいは目に見えないレベルの末梢の血流（灌流）を評価するのかでも，CTかMRIかの選択は変わってくる。以下に詳細を述べる。

CTAでは造影剤を使用し，MRAでは造影剤は原則として使用しない

CTAではヨード造影剤の使用は必須である。造影剤を急速静注して血管を高吸収にすることで血管だけを選択的に描出する。一方，MRAではTOF（time-of-flight）法であれPC（phase-contrast）法であれ，頭部では造影剤は使用しないのが原則である。結果としてテーブルに寝ているだけで撮れるMRAのほうが，造影剤を急速静注してタイミングを狙って撮るCTAよりも「お手軽」ということになる。CTAのように造影剤の副作用や急速静注による血管外漏出の心配が要らない。もちろんX線被曝もないため，脳ドックではCTAでなくMRAが行われる。

三次元画像表示はCTAではVR，MRAではMIPが原則

例外はあるが，三次元画像表示はCTAではVR（volume rendering）法，MRAではMIP（maximum intensity projection）法で行うことが多い（図1）。VR法については次項（☞1章3）で詳細に述べる。この表示方法の違いが「CTA vs. MRA」の使いわけにも微妙に関わってくる。すなわちVR法は凹凸の微妙な具合を表現するのに優れているため，脳動脈瘤の描出には適している。ただし，CTAでは血管と同じくらいに高吸収になる骨を除くことが画像表示上は簡単ではないため，頭部の血管全体を簡単に一望できるように描出するには，骨の影響を受けないMRAのほうが有利である。

血管内腔の描出は造影剤を使用するCTAのほうが安定感がある

CTAでは，造影剤を急速静注して強制的に内腔を高吸収にするため，血管内腔の描出

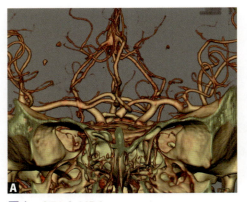 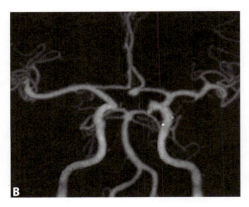

図1 CTAとMRA
同一症例におけるCTAのVR画像（A）およびMRAのMIP画像（B）。

が安定している。MRAでは造影剤を使用しない分，アーチファクトにより描出されなかったり，実際よりも血管径が細く描出されたりすることがある。

静脈の選択描出にはMRA（MRV）が使用されることが多い

CTAは造影剤を使用するため後期相では静脈も描出されるが，CTは「静脈だけを選択的に描出した三次元画像」を得ることが得意ではない。一方，**MRAではPC法を使用して流速を遅く設定することで，静脈を選択的に描出することができる**（図2）。MRIを使用して静脈の選択描出を行うMRAの手法を，MRV（MR venography）とも呼ぶ。

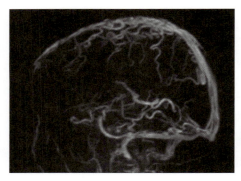

図2 3D PC法によるMRA（MRV）
流速を遅く設定したPC法のMRVにて，造影剤を使用せずに静脈（洞）だけが選択的に描出されている。

MRAでは動脈の描出にTOF法，静脈の描出にPC法を用いる

MRAと一口に言っても，いくつか種類があるが，代表的な方法としては上述の通りTOF法とPC法がある。**TOF法は速い血流の血管を描出するのに優れ，頭部では動脈の描出に使用される**。一般的にスクリーニングで使用する頭部MRAでは，このTOF法を用いる。一方，**PC法は流速を設定して血管を描出する方法**で，TOF法では描出されにく

い遅い血流の血管,すなわち静脈(や静脈洞)の描出に用いる。すなわち「MRVはPC法で行う」というのが一般的である。TOF法やPC法の原理に関しては専門的でマニアックな内容になってしまうため,成書をご参照頂きたい[1]。

灌流画像を得るにはMRIのほうがCTよりも簡便

CTで灌流画像(perfusion:目に見えない末梢レベルの血流の状況)を得るには,ヨード造影剤の急速静注を必要とする。また,静注開始後すぐにCT撮像を開始する必要があり,血管外漏出リスクと隣り合わせである。一方,MRIの灌流画像ではGd(ガドリニウム)造影剤を急速静注して行う方法もあるが,現在の主流は造影剤を使用しないASL(arterial spin labelling)法である(図3)。つまりASL法によるMR灌流画像(MR perfusion)では,MRAと同様にテーブルに寝ているだけで脳実質の末梢灌流を評価することができる。すなわち,灌流画像を得るにはMRIのほうが簡便ということになる。

CTAとMRAにはおおむね上記のような特徴がある。「使いわけ」として,**動脈の描出には手軽に検査が行えるMRAをまず行い,必要に応じてCTAを追加**する。また,**静脈の描出にはPC法によるMRA(MRV)を選択**する。さらに**脳実質の末梢灌流を評価したい場合は,ASL法によるMR灌流画像を行う**のが一般的である。

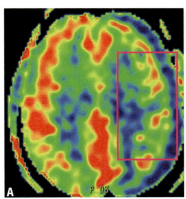 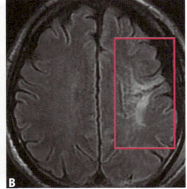

図3 ASL法によるMR灌流画像
左中大脳動脈領域の脳梗塞の症例。造影剤を使用しないASL法のMR灌流画像(**A**)にて,脳実質の血流低下域が描出されている(ピンク枠囲み部分)。**B**は同一症例のFLAIR画像で,脳梗塞巣が高信号域として描出されており(ピンク枠囲み部分),ASL法での血流低下域に一致している。

文献
1) 扇 和之,編著:第8章 MRアンギオグラフィー(MRA). Q62 MRAの撮像法には,どのような種類がありますか? MRIに絶対強くなる撮像法のキホンQ&A. 山田哲久,監. 羊土社, 2014, p225-30.

1章　総論

3. CTAはどうして立体的に見えるの？〜三次元画像の原理を理解する！

まずは，図1のCT angiography（CTA）画像を見て頂きたい。このCTAは1枚の平面画像なのに，どうして立体的に見えるのであろうか？
このような類いの画像は医学領域以外でも見慣れているため，もはや疑問に感じないかもしれない。しかし，冷静に考えると不思議である。図1はボリュームレンダリング（volume rendering；VR）という手法を用いた三次元画像表示である。
このVR以外にも三次元画像表示の手法には最大値投影法（maximum intensity projection；MIP），多断面再構成法（multiplanar reconstruction／reformation；MPR），曲面再構成法（curved planar reconstruction／reformation；CPR），仮想内視鏡（virtual endoscopy；VE）などがある[1]。以下にそれらについて概説する。

ボリュームレンダリング（VR）

人間が立体を認識するときの本能に基づいて2つの手法，すなわち①「ある場所に光があると仮定して，その構造物に生じる影を再現する」という**影付け**（shading），および②「近くのものは大きく，遠くのものは小さく表示する」という**遠近法**（perspective）を使用することで立体的に表現している。脳動脈瘤のように凹凸がある病変の描出に優れている（図1）。

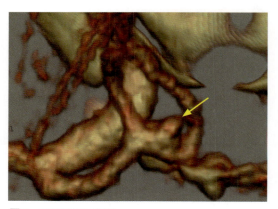

図1　頭部CTA（VR）
ヨード造影剤を急速静注して脳動脈を描出したCTA。VR法による三次元画像表示であるが，前交通動脈の動脈瘤が描出されている（黄矢印）。

最大値投影法（MIP）

その投影方向の最大値（CTならCT値，MRIなら信号強度）だけを選択して表示する手法である（図2）。VRと違い，影付けは行わないため**凹凸の表現にはあまり適さないが，管腔構造の連続性の評価に優れており**，血管の連続性や狭窄・拡張の評価に用いられることが多い。

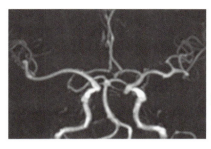

図2　頭部MRA（MIP）
MIP法を用いて頭蓋内の動脈が描出されている。頭部MRAでは一般的に用いられる手法である。

多断面再構成法（MPR）

ある断面のデータから別の断面の画像を作成（再構成）する手法である。CTでは基本的に軸位断（横断）でデータが収集されているが，そのデータからMPRによって冠状断や矢状断の画像を再構成する（図3）。

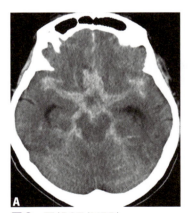
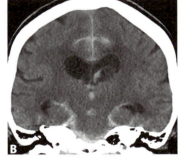
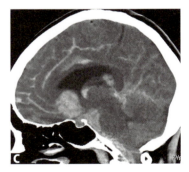

図3　頭部CT（MPR）
くも膜下出血の症例。CTのデータ収集は軸位断で行われるが（**A**），その3Dデータから冠状断（**B**）や矢状断（**C**）のMPRを再構成する。

その他

それ以外にも三次元画像表示法として，頭部領域ではあまり用いられないがCPRやVEなどがある。上述したMPRが直線の面で切り出し，再構成を行っているのに対し，**CPR**では曲面で切り出し，再構成を行う。たとえば血管の中心軸に沿って切り出すといっ

た応用が行われている．頭部の血管で行われることは少ないが，冠動脈CTではルーチンに使用されている（図4）．

VRでは，「近くのものは大きく，遠くのものは小さく表示する」という**遠近法**（perspective）を人間の目視と同様に再現しているが，これを内視鏡と同様の強い遠近法にすると**VE**となる．頭部領域で用いられることは少ない．

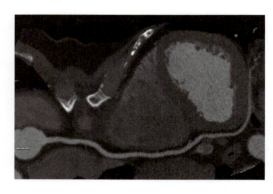

図4　冠動脈CT（CPR）
軸位断で収集された3Dデータから，冠動脈の中心軸に沿った曲面で切り出したCPR．

文献
1）扇　和之：正常画像と並べてわかる腹部・骨盤部CT―ここが読影のポイント．扇　和之，他編．羊土社，2005，p184-95．

1章 総論

4. MRI画像の種類
～最低限知っておきたいこと

CTに関しては単純CTと造影CTを見わけるのみであるため，画像の種類の判断に迷うことはあまりないが，一方でMRIにはたくさんの画像の種類があり「これは何の画像？」と迷うことも少なくない[1]。この項では頭部領域におけるMRI画像の種類と，それらを見わけるコツを中心に概説する。

T1強調画像（T1-weighted image；T1WI）

T1WIとは，「T1」すなわち「縦緩和時間」が強調された画像である。MRIを使用すれば人体のT1やT2を計測することができ，そのうちT1を強調した画像がT1WIである。人体のプロトンがラジオ波により倒されたあとに，**縦方向において信号が回復するのに要する時間がT1**である。T1が長いと信号が回復してこないため，信号は低い。すなわち「**T1WIではT1が長いほど低信号**」になる。脳脊髄液はT1が非常に長いため，T1WIで**著明な低信号**となる。

頭部領域において「どれがT1WIかを見わけるコツ」としては，脳脊髄液と繰り返し時間（time of repetition；**TR**），エコー時間（time of echo；**TE**）に着目するとよい。すなわち，原則として「**脳脊髄液が低信号（液体が黒）で，TRやTEが短ければT1WI**」である（図1）。「TRやTEが短い」とは，おおむねTR＝700～800msec以下，TE＝30～40msec以下程度と考えて差し支えない（明確な数値の定義が存在するわけではない）。

ただし，「脳脊髄液が低信号（液体が黒）で，TRやTEが短ければT1WI」の法則には例外がある。この法則が適応されるのは，大多数の例で用いられるスピンエコー法やグラジエントエコー法の場合であ

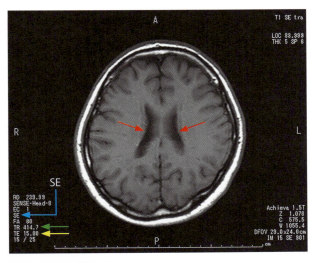

図1 T1WI（SE法）
両側脳室体部の脳脊髄液が著明な低信号を示している（赤矢印）。また，画像左下に「TR（緑矢印）＝414.7（msec），TE（黄矢印）＝15（msec）」という表示が確認できる。また，スピンエコー法で撮像したという「SE」の表示も確認できる（水色矢印）。

り，インバージョンリカバリー法（IR法）の場合は例外的にTRが長くなる（図2）。IR法のT1WIが使用されることは一般的には少ないが，T1コントラストがつきにくい3T装置では頭部領域で使用されることがある。

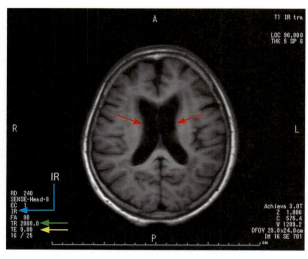

図2　T1WI（IR法）
両側脳室体部の脳脊髄液が著明な低信号を示している（赤矢印）。また画像左下に「TR（緑矢印）＝2,000（msec），TE（黄矢印）＝9（msec）」という表示が確認でき，長いTRが使用されていることがわかる。また，インバージョンリカバリー法で撮像したという「IR」の表示も確認できる（水色矢印）。

T2強調画像（T2-weighted image；T2WI）

T2WIとは，「T2」すなわち「横緩和時間」が強調された画像である。MRIを使用すれば人体のT1やT2を計測することができ，そのうちT2を強調した画像がT2WIである。人体のプロトンがラジオ波により倒されたあとに，**横方向において信号がゼロに向かって減衰するのに要する時間がT2**である。T2が長いと信号が減衰してこないため，信号は高い。すなわち「**T2WIではT2が長いほど高信号**」になる。脳脊髄液はT2が非常に長いため，T2WIで著明な高信号となる。

頭部領域において「どれがT2WIかを見わけるコツ」としては，脳脊髄液とTR，TEに着目するとよい。すなわち原則として「**脳脊髄液が高信号（液体が白）で，TRやTEが長ければT2WI**」である（図3）。「TRやTEが長い」とは，おおむねTR＝1,500〜2,000msec以上，TE＝50〜60msec以上程度と考えて差し支えない（明確な数値の定義が存在するわけではない）。

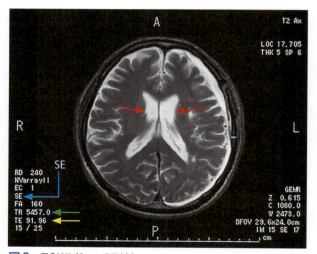

図3　T2WI（fast SE法）
両側脳室体部の脳脊髄液が著明な高信号を示している（赤矢印）。また画像左下に「TR（緑矢印）＝5,457（msec），TE（黄矢印）＝91.96（msec）」という表示が確認できる。また，スピンエコー系の手法で撮像したという「SE」の表示も確認できる（水色矢印）。

プロトン密度強調画像 (proton density-weighted image；PDWI)

「TRやTEが短ければT1WI」「TRやTEが長ければT2WI」と述べたが，それでは「**TRが長くて，TEが短ければ**」何強調画像であろうか？「TRが長くて，TEが短ければ，T1もT2も強調されない画像となる。人体のMRIはプロトン（水素原子核の陽子）を画像化しているため，「**T1もT2も強調されていなければ，結果として単にプロトンの密度が反映されているだけの画像**」ということになり，PDWIと呼ばれる。MRIが登場した1980年代は頭部領域でも撮像されていたが，FLAIRが登場してからは，**頭部領域で撮像されることはほとんどなくなった**。骨関節領域では現在でも撮像されている。

フレアー画像 (fluid attenuated inversion recovery；FLAIR)

原則として「脳脊髄液が高信号（液体が白）で，TRやTEが長ければT2WI」であると述べた。それでは「脳脊髄液が**低信号**（液体が黒）で，TRやTEが長ければ」何強調画像であろうか？　その答えがFLAIRである（**図4**）。フルスペル「fluid attenuated inversion recovery」の名前のごとく，**液体 (fluid) の信号を減弱 (attenuated) させたIR法 (inversion recovery) の撮像**である。一般的には液体の信号を減弱させたT2WIが撮像される（T2 FLAIR）。単にFLAIRと呼び捨てにした場合はT2 FLAIRのことを指す。**病巣が液化しているかどうかの判定や，脳室周囲・脳表など，脳脊髄液に接した病変の検出などに有用**である（**図4**）。

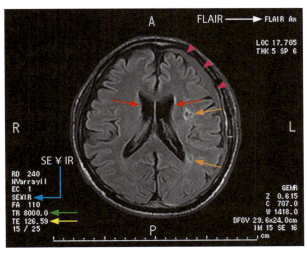

図4 FLAIR (T2 FLAIR)
両側脳室体部の脳脊髄液が著明な低信号を示している（赤矢印）。また，画像左下に「TR（緑矢印）＝8,000 (msec)，TE（黄矢印）＝126.59 (msec)」という表示が確認できる。また，スピンエコー法の要素を入れたインバージョンリカバリー法で撮像したという「SE￥IR」の表示（水色矢印）や，画像右上には「FLAIR」の文字も確認できる（白矢印）。本症例では，淡血性の硬膜下液体貯留（ピンク矢頭）に加え，2箇所に小さな陳旧性梗塞が認められるが（オレンジ矢印），いずれの梗塞も病巣内部が低信号を示しており，液化していることがわかる。

T2*強調画像（T2*-weighted image；T2*WI）

　原則として「脳脊髄液が低信号（液体が黒）で，TRやTEが短ければT1WI」であると述べた。それでは「脳脊髄液が**高信号**（液体が白）で，TRやTEが短ければ」何強調画像であろうか？　その答えが**T2*WI**と言える（図5）。スピンエコー法でなく，**グラジエントエコー法でT2を強調**する撮像を行えばT2*WIとなる。後述する磁化率強調画像（susceptibility-weighted image；SWI）と並んで「**磁場の不均一**」を**反映した画像**であり，SWIよりも簡便に撮像できる。（いわゆる）microbleeds（微小脳出血）や海綿状血管腫など**ヘモジデリン沈着**の検出に用いたり，デオキシヘモグロビンの時期である**比較的新しい時期の出血**の検出に用いたりする。脳の機能を画像化する手法である**functional MRI**にもT2*WIが用いられる。画像のどこかにグラジエントエコー法で撮像されたことを示す「GRE」もしくは「GR」といった表示を確認できることが多い（図5）。

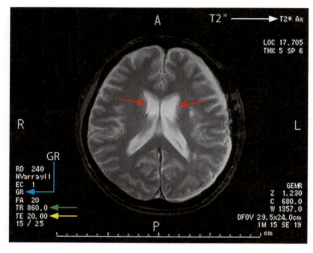

図5　T2*WI
両側脳室体部の脳脊髄液が高信号を示している（赤矢印）。また，画像左下に「TR（緑矢印）＝860（msec），TE（黄矢印）＝20（msec）」という表示が確認でき，TRやTEは比較的短い。また，グラジエントエコー法で撮像したという「GR」の表示や（水色矢印），画像右上には「T2*」の文字も確認できる（白矢印）。

Gd造影T1強調画像（contrast-enhanced T1-weighted image；CET1WI）

　Gd造影像は頭部領域ではFLAIRで撮像することもあるが（**Gd造影FLAIR**），一般的にはT1WIで撮像する（**CET1WI**）。Gd造影剤がT1短縮効果を有するため，造影増強された部位は高信号となる。**頭部領域において「T1WIがGd造影前か後か？」を見わけるコツは，脈絡叢に着目するのが最も簡便**である（図6）。またCET1WIは，以前は2Dスピンエコー法で撮像されていたが，最近は薄いスライスでオーバーラップしながら画像の連続表示が可能な3Dグラジエントエコー法で撮像される。3Dグラジエントエコー法で撮像されたCET1WIでは，血管もすべて高信号となる（図6）。

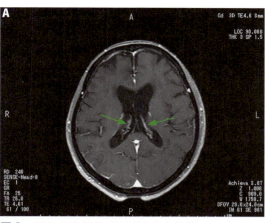
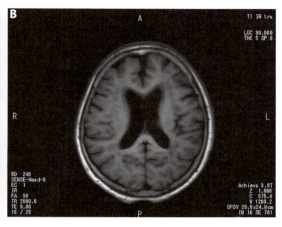

図6　CET1WI（3D GRE法）と造影前のT1WI
CET1WI（A）では，造影前のT1WI（B）に比べて脈絡叢が明らかに高信号となっており（緑矢印），Gd造影剤が入っていることを確認できる。また本症例では3D GRE法でCET1WIが撮像されているため，血管もすべて高信号に描出されている（A）。

拡散強調画像（diffusion-weighted image；DWI）

　ご存じのDWIであるが，**水分子のブラウン運動（拡散）が制限されているかどうかが反映されている画像である**。拡散が制限される機序として大きく3つ，すなわち①**細胞性浮腫（脳梗塞など）**，②**高粘稠度（膿瘍など）**，③**高細胞密度（悪性リンパ腫などの悪性腫瘍）**が挙げられる。

　画像の見わけ方としては，一般にDWIは「TRやTEが長く，脳脊髄液が低信号」な画像であるため，そういう観点ではFLAIRと同じカテゴリーに入るが，画像を見た感じがFLAIRとはまったく異なるため，DWIかFLAIRかの判別に迷うことはない（図7）。通常は**エコープラナー法（echo-planar imaging；EPI）**で撮像するため，画像のどこかに「EPI」もしくは「EP」の表示がある（図7）。また，拡散を強調する度合いを**b-factor**と呼び，その度合い（b値；b-value）が画像にも表示されている（図7）。b-valueと拡散強調の度合いは，たとえば**拡散がまったく強調されていない（b＝0）**，少しだけ強調されて

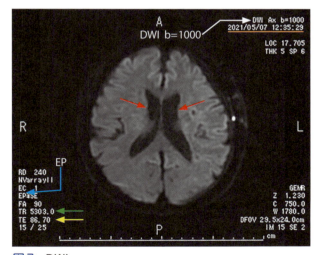

図7　DWI
両側脳室体部の脳脊髄液が低信号を示している（赤矢印）。画像左下に「TR（緑矢印）＝5,303（msec），TE（黄矢印）＝86.7（msec）」という表示が確認でき，TRやTEは長い。また，EPI法で撮像したという「EP」（水色矢印）や，画像右上には拡散強調画像であることを直接示す「DWI」の文字が確認できる（白矢印）。その右横には「b＝1,000」という表示も確認でき，low b-value（b＝50〜100）でもhigh b-value（b＝2,000〜3,000）でもない通常の強さのDWIであることがわかる。

いる（b＝50〜100），普通に強調されている（b＝1,000），非常に強く強調されている（b＝2,000〜3,000）といった具合である。拡散が非常に強く強調されている画像をhigh b-value DWIと呼ぶ。

ADCマップ（apparent diffusion coefficient map；ADC map）

　DWIが「拡散も反映された（強調された）T2*WI」であるのに対し，**ADC map**は「拡散の度合いのみを反映した係数マップ」である。DWIの撮像と同時にデータが得られるため，「DWIとTR, TEなどがまったく同じで，撮像時刻（画像に表示される何時何分に撮像したという表示）もまったく同じ」であることが画像を見わけるコツである（図8）。また通常は，画像シリーズとしてDWIの次に並んで表示されることが多い。DWIでは必ずしも拡散が制限されていなくても，T2値が非常に長いと高信号に描出されてしまう（**T2 shine-through**）。いわば偽病変ということになるが，DWIのみならずADC mapを同時に観察することで，真に拡散が制限された病変かどうかを見わけることができる。

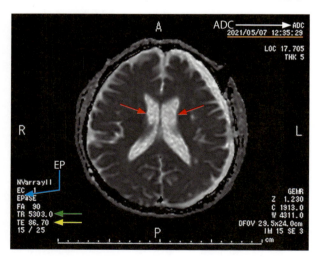

図8　ADC map
画像左下の「TR（緑矢印）＝5,303（msec），TE（黄矢印）＝86.7（msec）」という表示や，「EP」の表示（水色矢印），右上の撮像時刻「2021/05/07　12：35：29」（オレンジ下線）が図7とまったく同じであり，DWIに付随して同時に算出されるADC mapであることがわかる。画像右上には「ADC」の文字も確認できる（白矢印）。

磁化率強調画像（susceptibility-weighted image；SWI）

　T2*WIは「磁場の不均一を反映した画像」と述べたが，その「磁場の不均一を反映する度合い」をさらに強くしたのが，このSWIである。T2*WIよりも画像処理などがやや煩雑であるが，より磁化率が強調された画像が得られ，またヘモグロビンの化学変化を鋭敏に反映するため，静脈を選択的に描出することができる。このSWIを用いて静脈を描出する手法を**BOLD（blood oxygenation level dependent）venography**と呼ぶ（図9）。SWIでは**最小値投影法（minimum intensity projection；MinIP）**という特殊な画像処理

を行う．一見するとDWIに似ているが，**静脈が選択的に真っ黒く描出されていること**が見わけるコツである（図9）．

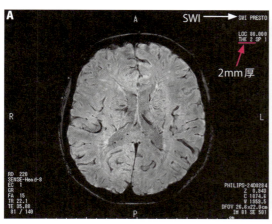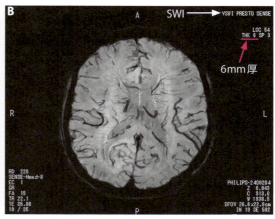

図9　SWI
3D撮像データからMinIPで画像再構成された2mm厚（**A**，ピンク矢印）および6mm厚（**B**，ピンク矢印）のSWI．静脈が著明な低信号として選択的に描出されており（**B**），BOLD venographyと呼ばれる．画像右上には「SWI」の文字も確認できる（白矢印）．

MR脳槽画像（MR cisternography；MRC）

非常に強くT2を強調して**脳槽の脳脊髄液のみを高信号として描出**し，3D撮像で薄層連続スライスとして描出する手法である．撮像法の違いやメーカーによる呼称の違いにより**DRIVE, CISS, FRFSE**などと呼ばれる．基本的にはT2WIに属するためTR, TEは長いことが多いが，CISSのようにグラジエントエコー法で撮像された場合はTR, TEは短く，画像の見わけ方としては，①**白と黒だけの二値化されたコントラスト**であること，②**画像表示の中にDRIVE, CISS, FRFSEなどの文字表記を探す**ことがコツとなる（図10）．

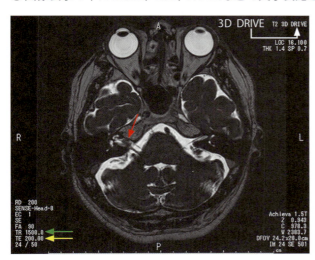

図10　3D DRIVEによるMRC
DRIVEはスピンエコー系のT2WIである．画像左下に「TR（緑矢印）＝1,500（msec），TE（黄矢印）＝200（msec）」という表示が確認でき，TRやTEは長いことがわかる．画像右上には「3D DRIVE」の文字も確認できる（白矢印）．本症例では，右内耳道に聴神経腫瘍が認められる（赤矢印）．

MRアンギオグラフィ（MR angiography；MRA）

MRAもMRCと同様に「**白と黒だけの二値化されたコントラスト**」であり，薄層スライスの**原画像**と**最大値投影法**（maximum intensity projection；MIP）の画像からなる（**図11**）。画像診断に際しては，MIPのみならず原画像もしっかりと眺めることが重要である。また，（電子カルテ上では難しいが）読影システム上であれば，軸位断の原画像から矢状断や冠状断などの再構成画像を作成することもできる。

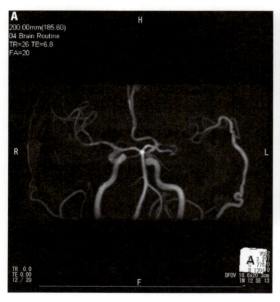
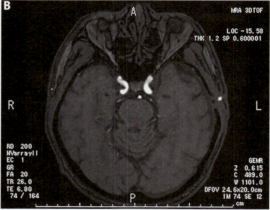

図11 3D time-of-flight法によるMRA
MIP（**A**）のみならず，原画像（**B**）もしっかりと眺めることが画像診断上は重要である。

位置決め画像
（survey scan, pilot scanなど種々の呼称あり）

位置決め画像は本番のスライス断面を決定するために最初に撮像されるテスト画像であり，メーカーによりsurvey scan, pilot scanなど様々な呼称がある。短時間で撮像するという観点から，基本的にはグラジエントエコー法のT1WIが撮像されることが多い（**図12**）。頭部領域では矢状断像が基本であるが，矢状断像以外にも冠状断像や軸位断像を含めた直交3軸がすべて撮像される場合もある。基本的には**位置決めのための画像であるが，診断にも役立つことがあるため重要**な画像である。たとえば本番の検査が軸位断像しかない検査の場合は，矢状断の位置決め画像で**下垂体や脳梁の状況**を確認したり，**Chiari奇形の有無**を確認したり……などに役立てることが可能である。

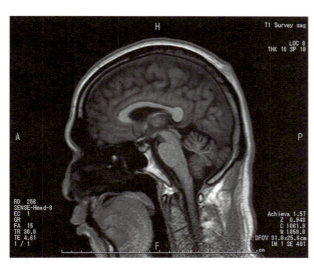

図12 位置決め画像
本番のスライス断面を決定するために撮像された矢状断像。グラジエントエコー法で撮られたT1WIである。これを診断に応用することもできる。

文献

1) 扇 和之, 編著：第0章 MRIの基礎について学ぼう！ 3. 種々のMRI画像. MRIに絶対強くなる撮像法のキホンQ＆A. 山田哲久, 監. 羊土社, 2014, p34-64.

1章　総論

5. 脳の解剖～vascular territory（血管支配領域）と脳葉

vascular territoryを理解することの重要性

　図1～図3の画像を見ていただきたい。いずれも拡散強調画像であるが、どの画像も見た瞬間に診断は「急性期梗塞」である。基本的に他の鑑別診断を考える必要はない。なぜなら拡散強調画像における高信号域が、いずれもvascular territory（血管支配領域）に一致しているからである。この項では脳のvascular territoryについて概説し、併せて脳葉の解剖についても述べる。

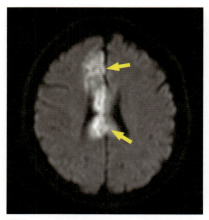

図1　右前大脳動脈領域の急性期梗塞（拡散強調画像）

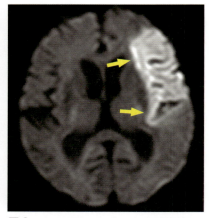

図2　左中大脳動脈領域の急性期梗塞（拡散強調画像）

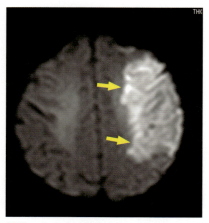

図3　左中大脳動脈領域の急性期梗塞（拡散強調画像）

【vascular territory と脳葉の対比】

図4[1, 2]の**A〜J**に横断像（基準線はAC-PC line）の各々のスライスレベルにおける脳のvascular territory（右大脳＆後頭蓋窩は両側）および脳葉の解剖（左大脳）を示す。頭部領域における横断像の基準線は，一般にCTでは**OM line（orbitomeatal line：眼窩耳孔線）**，MRIでは**AC-PC line（anterior commissure-posterior commissure line：前交連後交連結合線）**とされており，OM lineとAC-PC lineは基本的に同じ角度となる。OM lineは眼窩中心（または外眼角）と外耳孔を結ぶ線であり，AC-PC lineは前交連（anterior commissure；AC）と後交連（posterior commissure；PC）とを結ぶ線であるが，AC-PC lineを認識するのにはやや解剖学的な専門知識が必要になるので，臨床現場のMRI検査では**鼻根部と橋-延髄移行部（橋下端）とを結ぶ線**で近似される。

脳葉の解剖において，頭頂部レベルでは**中心溝（図4J黄矢印）が前頭葉と頭頂葉の境界**となる。

【大脳皮質以外の vascular territory】

vascular territoryは大脳皮質のみならず視床，内包，基底核部，小脳，脳幹にも存在する。大脳の皮質動脈の3本柱を**前大脳動脈（anterior cerebral artery；ACA）**，**中大脳動脈（middle cerebral artery；MCA）**，**後大脳動脈（posterior cerebral artery；PCA）**とすれば，小脳の動脈の3本柱に相当するのが**後下小脳動脈（posterior inferior cerebellar artery；PICA）**，**前下小脳動脈（anterior inferior cerebellar artery；AICA）**，**上小脳動脈（superior cerebellar artery；SCA）**となる。後下小脳動脈は原則として左右の椎骨動脈からそれぞれ分岐し，**小脳下方の後内側**を支配する。一方で前下小脳動脈は左右の椎骨動脈が合わさって形成された脳底動脈から原則として分岐し，**小脳下方の前外側**を支配する。そして上小脳動脈は脳底動脈がその遠位端で左右の後大脳動脈になる直前から分岐し，**小脳の上面**を支配する。

視床，内包，基底核部などは「**穿通枝領域**」と呼ばれ，文字通り穿通枝により支配される領域である。穿通枝は前脈絡動脈のように内頸動脈から直接分岐するものもあるが，多くは前大脳動脈や中大脳動脈や後大脳動脈，あるいは後交通動脈から分岐する。

ただ，それらの動脈のかなり中枢側から分岐するため，脳梗塞などの発症の際は**図4[1, 2]**の　　　　　　　　　　　で示した皮質枝領域とは違うbehaviorをとるため，皮質枝とは区別されて穿通枝領域と呼ばれている。

文献

1）堀田昌利，他：画像診断に絶対強くなるワンポイントレッスン〜病態を見抜き，サインに気づく読影のコツ．扇　和之，他編．羊土社，2012，p12-27.

2）久留　裕，他訳：CT診断のための脳解剖と機能系．医学書院，1986.

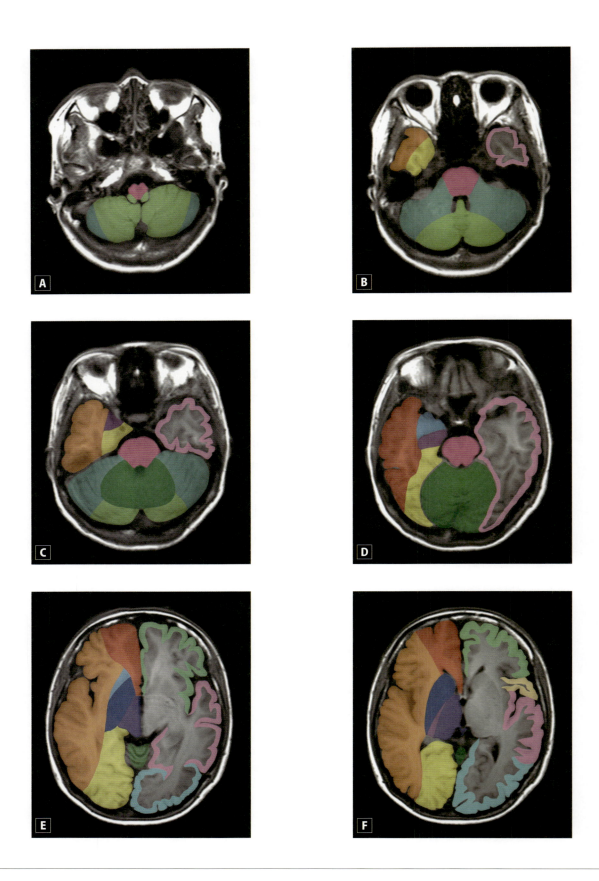

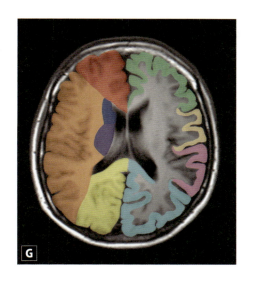
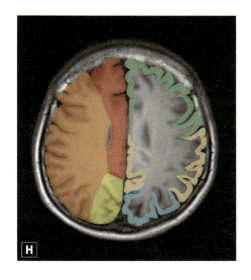
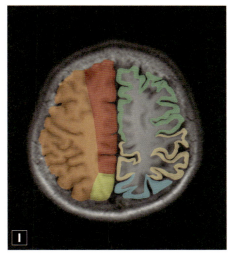
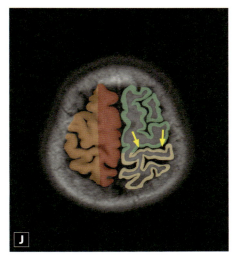
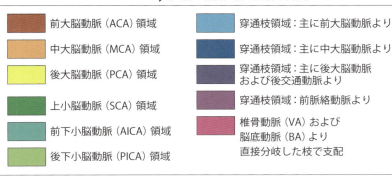
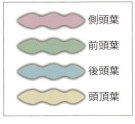

図4　脳のvascular territoryおよび脳葉の解剖
横断像（基準線はAC-PC line）の各々のスライスレベル（A〜J）において，右側の脳にvascular territory（後頭蓋窩は両側），左側の脳に脳葉の解剖を示す．頭頂部レベルでは，中心溝（Jの黄矢印）が前頭葉と頭頂葉の境界となる．

（文献1，2より作成）

2

脳血管障害

2章 脳血管障害

1. 脳梗塞

◆CASE紹介

症例

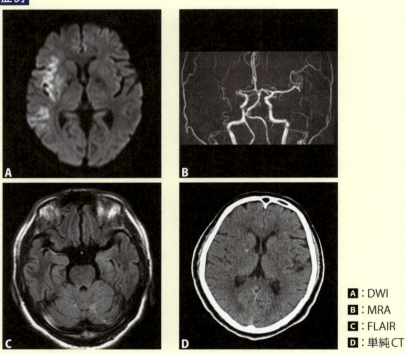

A：DWI
B：MRA
C：FLAIR
D：単純CT

症例：60歳代男性，花壇ブロックに座っていたところ，崩れるように倒れるのを通行人が発見した。痙攣・嘔吐はなかったが右共同偏視を認め，意識レベルはJCS（Japan Coma Scale）20であった。その後，いびきをかきはじめ，JCS 200まで悪化した。MRAで右中大脳動脈M1近位より途絶がみられ，末梢の描出が不良である（B），同領域には血管に沿ってFLAIRで高信号域を認めており（C），FLAIR intraarterial signal（☞Memo②）と考える。拡散強調画像（diffusion weighted image；DWI）では右島回や側頭葉，頭頂葉脳表，右基底核に高信号域を認めており，急性期梗塞巣の所見である（A）。単純CTでは右大脳皮質灰白質コントラスト低下がみられており，early CT sign（☞Memo①）の所見である（D）。

撮像法選択のポイント

急性期脳梗塞の初期診断には頭部MRIが有用である。特に，塞栓性梗塞における血栓溶解療法の適応を含めた診断となると，DWIでの非可逆的組織障害部位の検出（梗塞巣），MRAでの動脈閉塞部位の診断，perfusion studyが可能ならdiffusion-perfusion mismatch領域（ischemic penumbra）の予測と循環予備能評価を行う。その他の梗塞については，臨床病型を診断し，必要であれば頸動脈MRの追加撮像などを行う。さらに左心耳血栓や大動脈解離による総頸動脈閉塞，悪性腫瘍（☞ Memo ③）などが隠れていることがあるので胸腹部造影CTが必要な場合もある。

一般的事項

脳梗塞の臨床病型は塞栓性梗塞，アテローム血栓性梗塞，穿通枝梗塞にわかれ，発症機序から塞栓性，血栓性，血行力学性，細小動脈硬化に大別される（**表1**）。

適切な抗血栓療法（抗血小板療法，抗凝固療法，線溶療法）を選択するため，各々の画像診断を理解し，正確に診断することが必要である。

心原性塞栓は血栓溶解療法の適応となり，可逆的脳組織障害であるdiffusion-perfusion mismatch領域（ischemic penumbra）を最終梗塞からsparedすることで，神経学的予後が大きく変化する。時期を逸した障害組織（血液脳関門が破綻している組織等）への再灌流は重篤な血管性浮腫や出血性梗塞（☞ Memo ④）の原因となるため，血栓溶解療法の適応タイミングを熟知する必要がある。

アテローム血栓性梗塞は，頭蓋外頸部レベルから頭蓋内主幹動脈，皮質枝近位側のアテローム硬化性変化に起因する脳梗塞である。動脈内膜下に形成された粥腫（アテローマ，プラーク）により狭窄をきたし，狭窄部位に新たな血栓形成を引き起こし狭窄の増悪や閉塞をきたす。

表1　脳梗塞の臨床病型

臨床病型	発症機序	原因
塞栓性梗塞	塞栓性	心原性（左心耳血栓などによる） 奇異性塞栓（右→左シャント）
アテローム血栓性梗塞	血栓性 塞栓性（いわゆるA to A） 血行力学性	主幹動脈の狭窄 頸動脈プラーク遊離 主幹動脈の狭窄
穿通枝梗塞	細小動脈硬化 血栓性 塞栓性 血行力学性	ラクナ梗塞 起始部血栓による分枝粥腫型梗塞（いわゆるBAD） 微小塞栓子 皮質動脈近位の狭窄

ラクナ梗塞は，深部穿通動脈に慢性的な高血圧によるリポヒアリン変性，血管壊死，微小動脈瘤形成，類線維素壊死をきたすことで，その末梢が閉塞して生じる小梗塞である。この細動脈硬化性病変が閉塞せず，破綻した場合には高血圧性脳出血となる。

読影・診断のポイント

① 急性期脳梗塞における画像診断

　急性期脳梗塞における画像診断のgold standardは頭部MRIであるが，初回評価が頭部CTでされることも少なくないため，CT早期所見の理解も重要である。中大脳動脈領域の急性期脳梗塞ではearly CT sign（☞Memo①）を呈するが，初学者には判定が難しく画像に慣れることが必要である。

　評価のために，皮質／灰白質のコントラストが十分に得られる撮像条件が求められる。window幅を狭めたstroke windowでの診断が有用なことがある[1]（図1）。stroke windowでは健側の皮質と灰白質のコントラスト差があるのに対して，病側では皮質と灰白質が均一な像として見える。また，塞栓子自体と末梢のうっ滞した血管が高吸収となる所見がみられ，hyperdense MCA signという[2]。塞栓子が高吸収となるのは実質内出血が高吸収になるのと同様で，血漿成分がなくなり形成された凝血塊内のヘマトクリット値が上昇しているためである。急性期を過ぎ亜急性期になると，梗塞巣はいったん不明瞭となるため注意が必要である〔急性期以降にいったん消える脳梗塞（fogging effect）については☞Pitfall①参照〕。

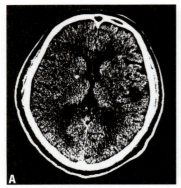 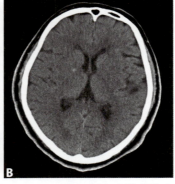

図1　症例のstroke window（window center 37 width 10）（A）と通常の頭部CT（window center 35 width 90）（B）の比較
通常の条件ではわかりにくいが，stroke windowでは右大脳半球で皮質-白質コントラストが消失しており，均一化しているのが明瞭である。

② 各病型の画像所見

【心原性塞栓性梗塞】

心原性塞栓性梗塞では，血管支配領域を意識して読影することが重要である（図2）（☞1章5）。

病態把握には，①閉塞動脈の同定（MRA，FLAIR），②塞栓子の検出（T2*WI，SWI），③非可逆的組織障害の早期検出（DWI），④灌流異常領域の同定（造影灌流画像）に加え，急性期出血の除外を行う。閉塞動脈ないし灌流圧低下領域の動脈はflow voidが消失し，FLAIRでintraarterial signal（☞Memo②）がみられる。また，MRAで閉塞動脈の信号途絶があり，末梢皮質枝の描出はみられない。塞栓子はT2*WI，SWIで低信号に描出される（susceptibility sign）。急性期梗塞の領域は細胞性浮腫を反映して，DWI高信号かつADC map低下（拡散制限域）を呈する。perfusion studyにおいてはTTPおよびMTT延長域は最終梗塞の可能性の最大範囲をみており，特にMTT-diffusion mismatch領域が神経学的予後改善の見込める範囲であり，同領域の循環予備能を評価する。拡散制限域＝灌流画像異常領域である場合は血栓溶解療法の適応とはならない。血栓溶解療法を考慮して，くも膜下出血や実質内出血，硬膜下血腫等の出血性病変を否定する必要がある（図3）。

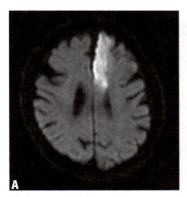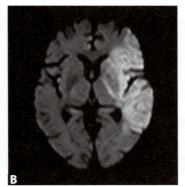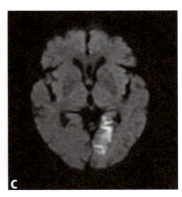

図2　塞栓性梗塞急性期のDWI
前大脳動脈（**A**），中大脳動脈（**B**），後大脳動脈（**C**）の塞栓性梗塞急性期のDWI。それぞれ血管支配領域に境されて梗塞巣を認める。

	rCBV	rCBF	特記所見
虚血中心部（core）	ほぼ0	ほぼ0	梗塞巣
非可逆的なmismatch領域	↓↓	↓↓	ADC→〜↓
回復可能なpenumbra	↑〜↓	→〜↓	血栓溶解の良い適応
広義のmismatch	→	→	TTP/MTT延長

図3　diffusion perfusion mismatch

【アテローム血栓性梗塞】

　アテローム血栓性梗塞では，分岐部の末梢側に緩徐に狭窄が生じることで中枢側の分岐前より側副血行路が発達しやすく，さらに皮質枝末梢側では，軟膜髄膜吻合を介する側副血流供給によって表在の灰白質は梗塞から免れ，白質優位に梗塞を生じる（☞ **Pitfall②**）。閉塞動脈の支配領域に梗塞を生じるが，支配領域全体に及ぶことはなく，主幹部の狭窄では側脳室周囲の深部白質髄質動脈領域に，分枝粥腫型梗塞では深部穿通枝動脈領域に，血行力学的な梗塞では境界領域に限局する。拡散制限の程度は心原性塞栓性梗塞と比較して弱く，出現についても緩徐である。白質優位に信号が出現し，灰白質は保たれる傾向にある。FLAIR intraarterial signalやsusceptibility signもみられるが，これらも信号の程度は弱い。頭蓋内動脈に狭窄がない場合，適宜頸動脈MRAを追加してプラークによる狭窄やプラークの遊離による塞栓性梗塞〔いわゆるA to A（artery to artery）〕をきたしていないかをチェックする。

【ラクナ梗塞】

　ラクナ梗塞は，中大脳動脈から分岐する外側線条体動脈領域や後大脳動脈から分岐する視床への穿通枝群，脳底動脈やその回旋枝から分岐する橋枝領域が好発部位である。狭義のラクナ梗塞のみならず，分枝粥腫型梗塞や表在穿通枝の梗塞などすべてを含む。分枝粥腫型梗塞は狭義のラクナ梗塞に比して近位のアテローム硬化性変化によって生じるため，穿通動脈の走行に沿った長軸方向の長い病変となる（図4）。狭義のラクナ梗塞は，一般には15mm未満の梗塞とされている（図5）。

　心原性塞栓性梗塞やアテローム血栓性梗塞と比較して虚血程度が弱いため，DWIでも急性期の異常所見出現に時間を要する。CTでは小さな低吸収域を呈し，T2強調画像では高信号から低信号と様々，FLAIRでは高信号，T1強調画像では低信号となる。中心部分に組織壊死，液化空洞を形成すると脳脊髄液と同等の信号となり，血管周囲腔の開大（Enlarged Virchow-Robin space）と紛らわしくなるが，ラクナ梗塞ではFLAIRで空洞辺縁部にgliosisを示唆する高信号域を認める点が鑑別点となる。

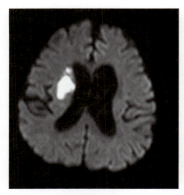 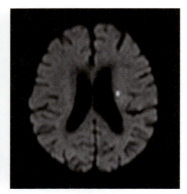

図4　分枝粥腫型梗塞　　　図5　ラクナ梗塞

神経症候学的解説

　心原性梗塞は突然発症の片麻痺，感覚障害，運動失調，失語・失認などの巣症状を呈する。心房細動を背景とした左房内血栓など，比較的粗大な塞栓子であることが多く，梗塞巣は広範囲となり重症化しやすい。

　アテローム血栓性梗塞は動脈閉塞部位に応じて種々の神経症状をきたすが，運動麻痺や感覚障害のみならず，皮質枝領域の複数の神経症状（意識障害，失語，失認，失行，同名半盲）を呈することが多い。心原性梗塞に比較して，症状は多段階的に進行する。

　ラクナ梗塞は対側の運動障害やしびれなどの感覚障害，構音障害などがある。ただし大脳皮質に病変がないため，意識障害や失語，失認などの皮質症状はきたさない。ラクナ梗塞は長期にわたる高血圧の背景のためしばしば再発・多発し，血管性認知症や血管性パーキンソニズムの原因となりうる。

◆Pitfall①：急性期以降にいったん消える脳梗塞（fogging effect）（図6）

発症から2週間前後で血管性浮腫が消退することに伴い，低灌流域はCTで濃度上昇し周囲の脳実質と等吸収となる。MRIでもT2強調画像で高信号化，T1強調画像で低信号～等信号化する。そのため輪郭が不明瞭となり，ぼけるために一見梗塞が消えたように見える。

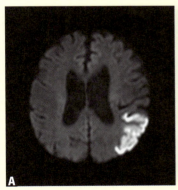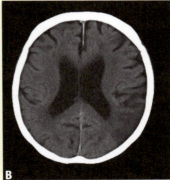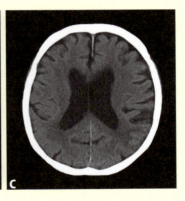

図6　fogging effect
80歳代男性，左頭頂葉皮質～皮質下白質にかけて明瞭なDWI高信号を認め（**A**），急性期梗塞巣と考える。同日の単純CTでは，梗塞巣は低吸収域を呈している（**B**）。その8日後の単純CTでは，梗塞巣は周囲脳実質と同程度の吸収値となっており，梗塞巣は不明瞭である（**C**）。

◆Pitfall②：血栓性梗塞と塞栓性梗塞（図7）

MRAでは中大脳動脈が途絶しており，一見してどちらも心原性塞栓性梗塞を疑いたくなる所見だが，DWIでは図7A（血栓性梗塞）は皮質側が保たれており，深部白質のみに梗塞が生じている。それに対し図7B（塞栓性梗塞）では皮質側まで梗塞がみられる。MRAは類似しているが，臨床経過や神経学的予後がまったく異なるので注意が必要である。

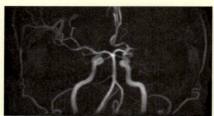
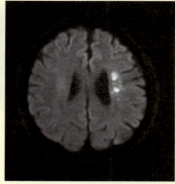

A 血栓性梗塞のMRA，DWI

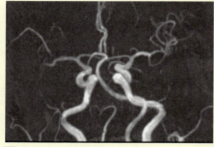
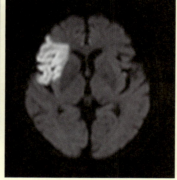

B 塞栓性梗塞のMRA，DWI

図7　血栓性梗塞と塞栓性梗塞のMRA，DWI

Memo① 　early CT sign

　細胞性浮腫に伴う灰白質濃度の低下であり，CT上，レンズ核輪郭の不明瞭化，皮髄境界・島皮質の不明瞭化，脳溝の消失を経時的にとらえることができる。発症直後より中大脳動脈（middle cerebral artery；MCA）内に血栓および末梢血管の血栓化ないしフロー停滞を反映した高吸収像を認め，hyperdense MCA signと呼ぶ。動脈閉塞の原因となった塞栓子のヘマトクリット値上昇による高吸収を反映している。高齢者では背景にアテローム硬化性変化があり，動脈壁の石灰化があることが多いので石灰化と間違えないようにする。

　発症1〜2時間でレンズ核の輪郭は不明瞭となる。レンズ核は穿通枝灌流領域で虚血に脆弱であるため早期からみられる。発症2〜3時間で皮髄境界・島皮質は不明瞭となる。島皮質はinsular ribbonとも呼ばれる。発症後3時間以降に脳溝の消失が出現する。脳回の腫脹を反映したもので，非可逆的な血管性浮腫が生じてから認められる。

Memo② intraarterial signal

　超急性期からflow void消失により，低信号の脳脊髄液の中に閉塞した皮質枝がFLAIRで高信号に描出される。完全閉塞のみならず血流遅延や側副血流も反映するため，動脈閉塞や狭窄を過大評価するが，分布範囲は灌流異常域にほぼ一致する。皮質枝閉塞を陽性所見として描出するので，T2強調画像（flow voidの消失）やMRA（TOFの欠如）といった陰性所見よりも検出しやすい。

Memo③ Trousseau症候群（悪性腫瘍合併梗塞）

　悪性腫瘍により全身の凝固能亢進が惹起され血栓形成促進状態となり，多発脳梗塞を起こす病態である。主幹動脈に形成された血栓からの微小塞栓や局所脳動脈末梢の微小血栓形成が原因として考えられている。検査所見としてD-dimerやFDPの上昇がみられる。画像上，単一の動脈支配域では説明のつかない，複数の動脈支配域にまたがって同時期もしくは多段階的に多発小梗塞を形成することを特徴とする。各々の梗塞巣は小さく，神経学的には症状は軽度である。

Memo④ 出血性梗塞

　出血性梗塞は再開通により完成した梗塞巣への血液流入に伴い，血管性浮腫の増悪や出血をきたす病態であり，急性期では塞栓子の融解や遠位側への移動により起きる。動脈閉塞後の低灌流域は毛細血管床が最大限拡張していることや壊死組織の血管内皮障害，血液脳関門の破綻をきたすことが出血の原因である。発症2〜5日後には塞栓子の自然再開通による出血をきたすが，発症2週後の亜急性期にも梗塞辺縁部の側副路発達や新生血管増生による出血をきたしうる。

文献

1) Potter CA, et al：Radiographics. 2019；39(6)：1717-38.
2) Tomsick T, et al：AJNR Am J Neuroradiol. 1996；17(1)：79-85.

参考文献

▶内山史也：すぐ役立つ救急のCT・MRI　第2版. 井田正博，他編. 学研メディカル秀潤社, 2018.
▶井田正博：ここまでわかる頭部救急のCT・MRI. メディカル・サイエンス・インターナショナル, 2013.

2. 脳出血

◆CASE紹介

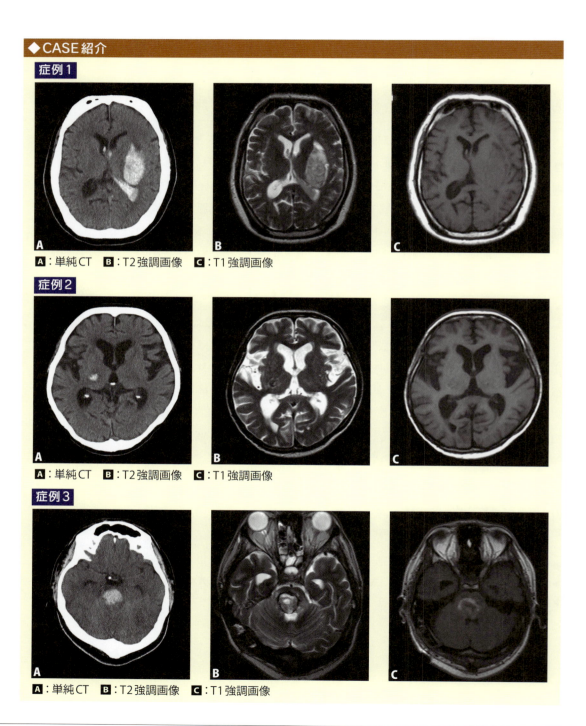

症例1
A：単純CT　B：T2強調画像　C：T1強調画像

症例2
A：単純CT　B：T2強調画像　C：T1強調画像

症例3
A：単純CT　B：T2強調画像　C：T1強調画像

症例1：60歳代男性，昼頃に職場で右片麻痺，構音障害，全失語が出現。その後，意識障害となり救急搬送された。単純CTでは左被殻外側に広範な高吸収域がみられ，急性期出血と考える（**A**）。左側脳室に穿破しており，脳室内出血がみられる。T2強調画像では淡い高信号域を呈している（**B**）。T1強調画像では周囲の脳実質と等～低信号域を呈している（**C**）。

症例2：80歳代男性，掃除をしているときに左片麻痺が出現し，救急要請となった。単純CTでは右視床外側に高吸収域を認め，急性期出血と考える（**A**）。T2強調画像では周囲脳実質よりも低信号を呈し，周囲には浮腫性変化を疑う高信号域を認める（**B**）。T1強調画像では淡い低信号域を呈している（**C**）。

症例3：40歳代男性，喫煙後に左上下肢の動かしづらさを認め救急要請となった。単純CTでは橋中心部に広範な高吸収域を認め，急性期出血と考える（**A**）。T2強調画像では内部は高信号域であり，周囲には浮腫性変化を疑う高信号域を認める（**B**）。T1強調画像では辺縁に高信号，内部は低信号域を呈している（**C**）。

撮像法選択のポイント

　頭蓋内出血急性期の診断には単純CTが第一選択となり，検出と診断能のgold standardである。ただし，亜急性期相当の実質内出血がMRIでincidentalに検出されることもあるため，血腫の吸収値と信号強度の経時的変化を十分に把握しておく必要がある。

一般的事項

　脳実質内出血の原因は，高血圧性と非高血圧性に大別される。高血圧性の頻度が高く，8割以上を占める。非高血圧性としては，脳動静脈奇形やもやもや病，脳腫瘍，アミロイドアンギオパチー，静脈洞血栓症などに伴う二次性出血がある。若年者や高血圧性脳出血の好発部位以外の出血がみられた場合には，非高血圧性の器質的疾患に伴う出血を考慮する必要がある。

　高血圧性脳出血の好発部位は①被殻（40％程度），②視床（30％程度），③脳幹（特に橋，5～10％程度），④小脳（5～10％程度），⑤皮質下出血（5～10％程度）である。長期にわたる持続的な高血圧および加齢による変化が深部穿通動脈（血管径が100～300μm）の細動脈硬化性変化をきたし，類線維素壊死と末梢の微小動脈瘤を形成する。穿通動脈の閉塞によりラクナ梗塞が生じ，微小動脈瘤の破裂により脳出血が起きる。出血部位に関係なく血腫量が10mL未満であれば保存療法，被殻出血で血腫量が31mL以上であれば手術もありうる。

読影・診断のポイント

　脳出血では血腫の大きさ，局在と進展範囲，周囲の浮腫性変化，脳ヘルニアや脳室穿破の有無をチェックする。発症直後の高血圧性脳出血にMRを施行する必要はないが，脳梗塞超急性期の診断の際に出血を確実に除外診断することが必要であり，MRでも出血を診断できることが重要である。

　表1のように，血腫の吸収値やMRIでも信号強度が経時的に変化する。血球ヘム鉄の酸化還元状態と赤血球内外の分布で血腫の画像所見が変化するため，血腫の経時的な変化を把握することが重要である。

表1　脳出血の経過

	血腫	局在	T1WI	T2WI	CT
超急性期（～1日）	オキシヘモグロビン	赤血球内	軽度低信号	高信号	高吸収
急性期（～3日）	デオキシヘモグロビン	赤血球内	低信号	低信号	高吸収
急性期（～1週間）	メトヘモグロビン	赤血球内	高信号	低信号	高吸収
亜急性期（～1カ月）	メトヘモグロビン	赤血球外	高信号	高信号	辺縁から低下
慢性期（1カ月～）	ヘモジデリン	赤血球外	低信号	低信号	低吸収

❶ 超急性期（図1）：反磁性のオキシヘモグロビン（oxyHb）が主体であるため，T1およびT2強調画像で信号変化が軽微だが，血腫に含有される水分を反映して，T2強調画像で中程度高信号を呈する。

❷ 急性期：発症数時間後より凝血が進行し，辺縁部にデオキシヘモグロビン（deoxy-Hb）が出現する。deoxyHbは常磁性体であり，T2強調画像で著明な低信号となり，さらにその周囲には浮腫性変化が出現する。

❸ 亜急性期：メトヘモグロビン（metHb）はT1強調画像で高信号を呈する。酸素分圧の高い血腫辺縁部からmetHbに変化するため，T1強調画像でリング状の高信号を

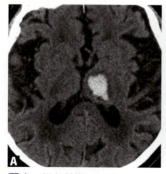 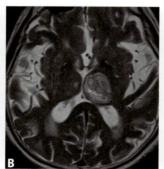 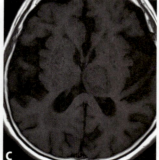

図1　超急性期の出血
左被殻にCTで高吸収（Ⓐ），T2強調画像で高信号（Ⓑ），T1強調画像で軽度低信号（Ⓒ）の血腫がみられ，超急性期の出血と考える。

呈する。赤血球崩壊が始まると徐々にT2強調画像で高信号化する。亜急性期以降のCTでは徐々に辺縁部から高吸収域が消退するため，MRIのほうが残存する血腫の大きさを正確に表す。

神経症候学的解説

各高血圧性脳出血の特徴や神経症候について**表2**に示す。

表2　各高血圧性脳出血の特徴や神経症候

	被殻出血	視床出血	皮質下出血	小脳出血	脳幹出血
頻度	40%	30%	10%	5〜10%	5〜10%
責任血管	外側線条体動脈	視床穿通動脈群	皮質枝からの髄質動脈	前下小脳動脈，上小脳動脈	橋枝
特徴	• 被殻外側に多い • 側脳室前角へ穿破	• 内包に進展しやすい • 側脳室体部，第三脳室に穿破	くも膜下腔へ穿破	• 小脳歯状核に好発 • 第四脳室に穿破	• 橋中心部に好発 • 橋前槽や第四脳室に穿破
特徴的な症状	片麻痺	感覚障害・片麻痺	高次機能障害	めまい	意識障害
瞳孔異常	(−)	縮小 (病側)	(−)	縮小	縮小
共同偏視	病側へ	内側下方へ	病側へ	健側へ	
感覚障害	対側	• しびれ • 片麻痺より強い自発痛	頭頂葉病変で生じる		
高次機能障害	運動性失語 (優位半球)	視床失語 (優位半球)	• 運動，感覚失語 (優位半球) • 失認，失行 (非優位半球頭頂葉) • 同名半盲 (後頭葉)	小脳失調	

2章
脳血管障害

37

Memo① 血腫量の簡易的計測方法

血腫量（cm³）＝ A × B × C／2

A：血腫が最大に描出されているスライスでの血腫の長径a（cm）
B：Aに直交する血腫の径b（cm）
C：血腫のみられる頭尾方向の径c（cm）

血腫量は楕円の体積と近似して「4／3×π（a／2）（b／2）（c／2）」で表される。πを大まかに3と近似すると「a×b×c／2」という計算式となる（図2）。

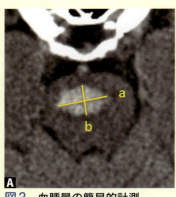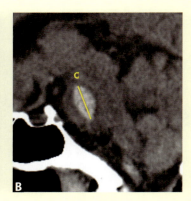

図2　血腫量の簡易的計測

Memo② 非高血圧性脳出血

症例4　もやもや病に合併した脳出血（☞詳細は2章9）

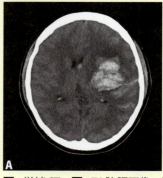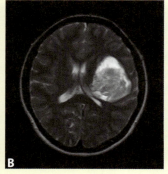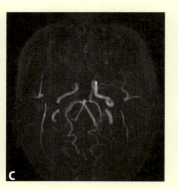

A：単純CT　B：T2強調画像　C：MRA

症例4：20歳代女性，18時頃に喫茶店でコーヒーを飲んでいるとき右半身のしびれを自覚。その30分後に右上下肢の完全麻痺となり救急要請となった。左被殻に広範な急性期出血がみられ，周囲の脳溝や脳室内にも穿破した血腫がみられる（A・B）。MRAでは中大脳動脈と前大脳動脈末梢の描出が不良で，もやもや病の所見と考える（C）。

> **症例5** 動静脈奇形に合併した脳出血（☞詳細は2章7）

症例5：24歳女性，しゃがんだ状態でバランスを崩して後方に転倒した。単純CTでは右前頭葉内側に血腫がみられ（**A**），CTAではその尾側に，わずかに突出する異常血管がみられる（**B**）。血管造影では同部に滲み出すような異常血管がみられる（**C**・**D**）。

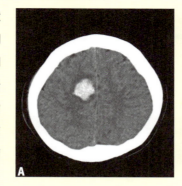 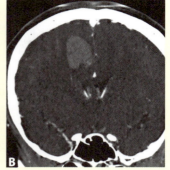
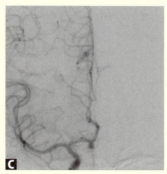 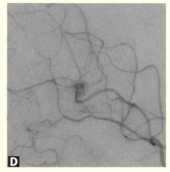

A：単純CT　**B**：CTA　**C**・**D**：血管造影

> **症例6** 脳腫瘍に合併した脳出血

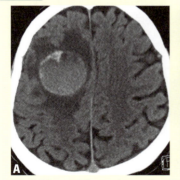 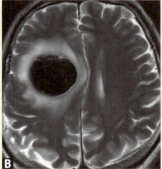 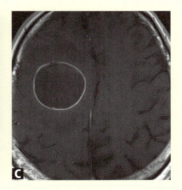

A：単純CT　**B**：T2強調画像　**C**：造影後T1強調画像

症例6：60歳代男性，肺癌。右前頭葉，右側脳室前角周囲深部白質に長径53mmの腫瘤性病変がみられる。単純CTで一部高吸収域を含み（**A**），T2強調画像では，内部は大部分が低信号だが，一部不均一な高信号の混在がみられる（**B**）。周囲に強い浮腫性変化を伴うことからも，出血をきたした腫瘍性病変を第一に考える。造影後T1強調画像では，腫瘤辺縁部にリング状の異常造影増強効果を認める（**C**）。

血腫がそれほど大きくないにもかかわらず，周囲の浮腫性変化が強い症例，血腫内部もしくは周囲に石灰化や囊胞構造，隔壁様構造，fluid-fluid levelを形成した症例では，脳腫瘍からの出血を考える。転移性脳腫瘍は皮髄境界に好発し，高血圧性皮質下出血と近似する場所に出血をきたす。

2章　脳血管障害

3. くも膜下出血

◆CASE紹介

症例1

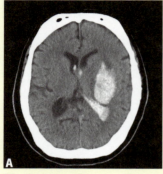
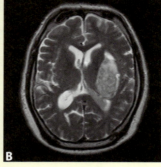
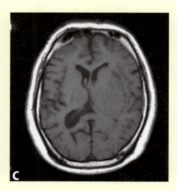

A：単純CT　B：CTA　C：血管造影

症例2

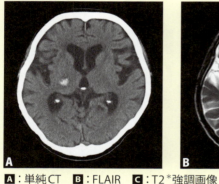
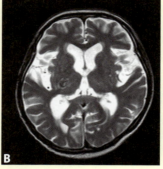
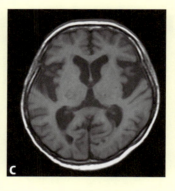

A：単純CT　B：FLAIR　C：T2*強調画像

症例1：50歳代男性，在宅勤務でオンライン会議中にめまいがして右に倒れたところを家族に発見され救急要請となった．救急隊到着時，JCSは200であった．単純CTでは脳底槽，両側大脳谷槽，シルビウス裂，脳溝に両側対称性に高吸収域を認める（A）．CTAでは前交通動脈に尾側左側に突出する増強構造がみられ，動脈瘤と考えられる（B）．右内頸動脈造影で，右前大脳動脈A1－前交通動脈分岐部に血行力学的嚢状動脈瘤を認め，先端部にはbleb形成があることから，破裂動脈瘤と考えられる（C）．

症例2：頭痛と嘔気が3日前よりみられ，受診となった．単純CTで左シルビウス裂に淡く高吸収像を認める（A）．FLAIRでは，周囲脳実質と同程度〜やや高信号の血腫として描出され（B），T2*強調画像では，血腫の磁化率の乱れを反映した低信号域を認める（C）．

撮像法選択のポイント

急性期に高吸収を呈するCTがgold standardであり，第一選択となる。亜急性（発症から数日〜1週間程度）の経過症例では，FLAIRでの検出率が高い。

一般的事項

くも膜下出血は，頭蓋内のくも膜下腔（図1，緑色の領域）の脳脊髄液内に出血を生じる病態で，①外傷に起因するくも膜下出血（詳細は，☞3章3にゆずる）と，②内因性のくも膜下出血に大別される。内因性くも膜下出血は，ほとんどが嚢状動脈瘤（saccular aneurysm）の破裂であり，解離（dissection）がこれにつぐ。脳動脈瘤の破裂によるくも膜下出血は，早期治療が予後に大きく影響する緊急性の高い救急疾患で，典型的には突然の激烈な頭痛で発症する。50〜70歳代に好発する。発症直後の数日間は二次的にびまん性脳腫脹と循環不全，脳動脈攣縮による脳虚血を合併する頻度が高く，厳重な管理が必要になる。一方で，初回破裂が軽微で少量の出血・軽微な頭痛（警告頭痛）のみの場合があり，初期症状を見逃さないことが重要である（詳細は，☞2章8にゆずる）。

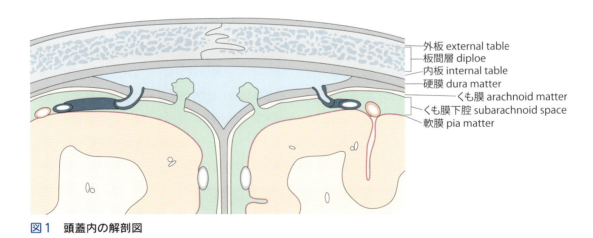

図1　頭蓋内の解剖図

読影・診断のポイント

くも膜下腔の血腫の同定が診断の鍵となるため，脳槽と脳溝の解剖を理解することが必要である（図2）。また，軽微な高吸収〜等吸収のくも膜下出血を見逃さないためには，正常なくも膜下腔の脳脊髄液濃度を確認する必要がある。血腫の吸収値は，ヘモグロビン量やヘマトクリット値に比例して低下するため，重度の貧血がある場合は高吸収を示さず注意を要する。また出血は徐々に脳脊髄液によって洗い出され，24時間以降

は血腫が等吸収域化し，診断が困難になるため，FLAIRが有用となる場合がある．くも膜下出血が同定され，外傷の病歴がない場合には脳動脈瘤がないか造影やMRIでチェックするが，単純CTでもくも膜下出血の分布・血腫の局在やfilling defect sign（☞Memo）により，ある程度の推測は可能である．動脈瘤以外の原因としては，動脈解離や動静脈奇形，静脈性出血（perimesencephalic SAH），実質内出血の穿破などがあり，動脈瘤が同定できない場合にはこれらの可能性も考慮する．

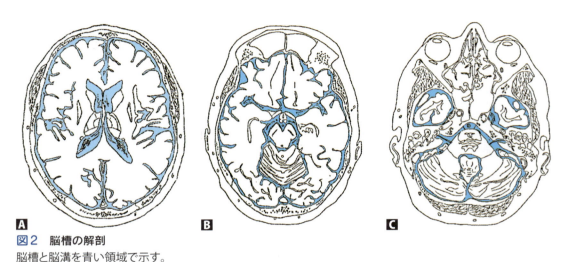

図2 脳槽の解剖
脳槽と脳溝を青い領域で示す．

◆Advice：pseudo SAH

25歳男性，低酸素脳症．単純CT（図3）で脳実質がびまん性に低吸収域を呈しており，脳底槽やシルビウス裂が相対的に高吸収を呈している．くも膜下出血に類似した所見である．びまん性脳浮腫の状態（本症例のような低酸素脳症のほか，外傷後や開頭術後），脳梗塞，化膿性髄膜炎，低髄液圧症候群，脊髄腔造影（ミエログラフィー）後に同様の所見を呈しうる．平均CT値を計測すると，SAHは60〜70HU，pseudo SAHは30〜40HU程度あり，鑑別に有用である．

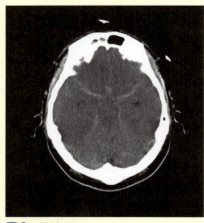

図3 単純CT

Memo　filling defect sign

　くも膜下出血の内部に，破裂動脈瘤自体ないしは動脈瘤内の凝固していない血液を反映した相対的低吸収域が観察されることがあり，これをfilling defect signと呼ぶ．くも膜下出血の分布・血腫の局在とともに，filling defect signの検出は，破裂動脈瘤の部位同定の予測に役立つが，観察される相対的低吸収域が必ずしも動脈瘤ではないことに留意が必要である．

　図4では，脳底槽にみられる広範なくも膜下出血の内部右側に低吸収領域がみられる（図4矢印）．破裂動脈瘤自体の可能性が考慮される所見である．

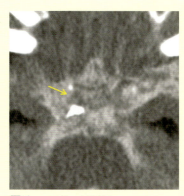

図4　cortical SAH

参考文献
▶ 内山史也, 他：1. 脳血管障害 くも膜下出血. すぐ役立つ救急のCT・MRI. 改訂第2版. 井田正博, 他編. 学研メディカル秀潤社, 2018, p24-7.
▶ Yuzawa H, et al：AJNR Am J Neuroradiol. 2008；29(8)：1544-9.

2章 脳血管障害

4. microbleedsとは？

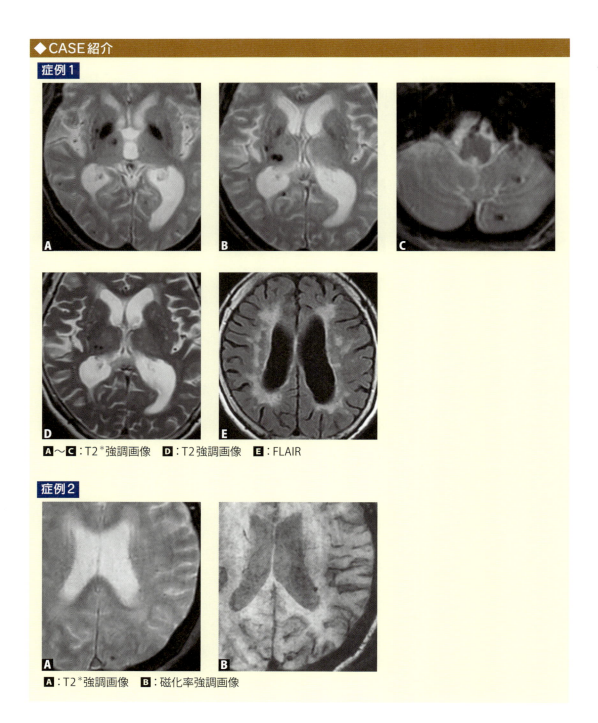

◆CASE紹介

症例1

A〜C：T2*強調画像　D：T2強調画像　E：FLAIR

症例2

A：T2*強調画像　B：磁化率強調画像

症例1：70歳代女性，頭痛やふらつきがあるため撮像した頭部MRIでアミロイドアンギオパチー（amyloid angiopathy）が疑われ，10年来経過している。経過観察目的に頭部MRIが撮像された。T2*強調画像で右視床や両側大脳，左小脳半球に複数の結節状低信号域を認め，多発するmicrobleeds（微小出血）の所見である（**A**〜**C**）。T2強調画像で右視床のmicrobleedsは同定できるが，それ以外の微小なものは同定が難しい（**D**）。側脳室周囲の深部白質で広範囲にFLAIR高信号域がみられており，慢性虚血性変化の所見である（**E**）。

症例2：70歳代女性，数年前より独居となり，引きこもりがちとなって物忘れが顕在化してきた。日常生活で不安や混乱が生じるようになり，当院紹介受診となった。アルツハイマー病の疑いも含め，頭部MRI撮像となった。

左頭頂葉皮質と左側脳室上衣下に，microbleedsを疑う低信号域を認める（**A**・**B**）。左側脳室上衣下のmicrobleedsは，T2*強調画像（**A**）では同定が難しいが，磁化率強調画像（susceptibility-weighted image；SWI）では明瞭である（**B**）。また，頭頂葉脳表の軽微なsiderosisもSWIでのみ同定できる。

撮像法選択のポイント

　微小出血（ヘモジデリン）の検出は，T2*強調画像を含めた通常のシーケンスに加えて，SWIを追加したり，1.5Tではなく3TでのT2*強調画像の撮像を行うことで，より明瞭になる。

一般的事項

　microbleedsとは，陳旧性の無症候性微小出血のことであり，明確な定義や診断基準はないが，一般的には以下①〜③の項目を満たすものをmicrobleedsとしている[1]。

❶T2*強調画像で直径5mm未満の円形または楕円形の低信号結節

❷脳アミロイドアンギオパチーや高血圧性脳出血，ラクナ梗塞の原因となる微小血管障害（microangiopathy）による微小出血が変性し，ヘモジデリンに変化したもの

❸石灰化，flow voidを呈するもの，外傷・脳腫瘍・血管腫による微小出血は除く

※通常，巣症状（運動麻痺や感覚障害）を示さないが，認知機能障害と関連する。

　危険因子は高血圧や高齢者であり，40歳未満のmicrobleedsは稀である。微小出血が変性，吸収され，最終的にマクロファージ内のヘモジデリンになるが，これがmicrobleedsの本体であり，多くは微小血管障害による微小出血後のヘモジデリン沈着がmicrobleedsとして報告されている。

　microbleedsの成因について，高血圧性脳出血やラクナ梗塞の原因となる高血圧性微小血管障害，アミロイドアンギオパチーが病理学的に証明されている。アミロイドアンギオパチーでは，厚い血管壁の場合にmicrobleedsとなり，薄い血管壁の場合に脳内出

血となることから，microbleedsと脳内出血の発症の差は責任血管の厚さが関連すると報告されている[2]。microbleedsは人種差があり，黒人は白人に比較して脳出血のリスクが高いがmicrobleedsも多い。欧米人に比較して日本人では脳内出血の発生率が高く，恐らくmicrobleedsの頻度も高いと思われる。microbleedsの関連危険因子（**表1**）[1]としては，①深部や脳幹/小脳，②皮質/皮質下の2つにわけた報告が多い[3]。

　実際には，深部と皮質/皮質下のmicrobleedsは合併する例が多い。皮質/皮質下のmicrobleedsの数が多くてもラクナ梗塞は起こるため，高血圧性微小血管障害とアミロイドアンギオパチーが合併しているか，皮質/皮質下でも高血圧性微小血管障害が背景にあるかもしれない。またmicrobleedsは，脳血管障害との関連に加えて，アルツハイマー病との関連も報告されるなど，脳血管障害や認知症のマーカーとして認められつつある。

表1 microbleedsの関連危険因子

危険因子	深部	皮質/皮質下
高齢	＋	＋
高血圧	＋	－
喫煙	＋	－
糖尿病	＋	－
関連するアンギオパチー	高血圧性微小血管障害	アミロイドアンギオパチー
脳卒中のタイプ	高血圧性脳出血 ラクナ梗塞	皮質下出血
白質病変	＋	＋
認知機能障害	＋	アルツハイマー病と関連

（文献1より改変）

① 脳血管障害とmicrobleedsの関連

　脳卒中既往を有さない症例において，microbleeds保有群は非保有群に比較して50倍の脳出血，4.5倍の脳梗塞の発症リスクがあると報告された[4]。そのためmicrobleedsは，脳卒中発症の重要なマーカーと言える。また，脳卒中のうちmicrobleeds保有例では，ラクナ梗塞，脳出血として再発しやすく，それによる死亡率も高い。

② 認知機能障害とmicrobleedsの関連

　microbleedsに関連する認知機能障害は，脳血管性認知症とアルツハイマー病の2面を持つ。アミロイドアンギオパチーは，その2つに深く関与している。microbleedsは，微小血管障害を背景とした血管障害の結果である。脳出血，ラクナ梗塞と関与し，これらの病変自体が神経細胞，神経路を破壊する。microbleeds保有例では，大脳白質病変

の進行と関連し，微小血管障害による慢性虚血性変化は同病変の一因である．脳神経疾患のない症例の検討で，ミニメンタルステート検査（mini mental state examination；MMSE）で27点未満の軽度認知機能障害に深部やテント下のmicrobleedsが関与しているという報告があり[5]，認知機能障害のマーカーとして有用である．また，microbleeds保有例は脳卒中後にうつになりやすく，活動低下がさらに認知機能障害を助長する．

皮質/皮質下のmicrobleeds，アミロイドアンギオパチー，アルツハイマー病はそれぞれ深い関連がある．アルツハイマー病患者の脳脊髄液中のバイオマーカーの検討[6]では，microbleeds保有例でアルツハイマー病患者と同様にamyloid β1-42低下，τ（tau）上昇，τ phosphorylated at threonine 181上昇がみられた．

軽度認知障害（mild cognitive impairment；MCI）例で，認知機能障害が有意に進行するのはmicrobleeds保有例に多く，アルツハイマー病の進行を示すマーカーとしても有用である．

読影・診断のポイント

microbleedsは，T2*強調画像で直径5mm未満の円形または楕円形の低信号結節として描出される．脳表では脳血管との鑑別が必要になるが，上下スライスを観察することで鑑別が可能である．石灰化もT2*強調画像で低信号になるため除外が必要である（図1）．

T1強調画像やT2強調画像でも低信号として認められる場合もあるが，わからないものも多い（図2）．

SWIや3TでのT2*強調画像では，通常のT2*強調画像に比べて血管や石灰化などの鑑別も煩雑になるため，画像への慣れもある程度必要である．脳動静脈奇形，もやもや病，海綿状血管腫，出血を伴う微小転移性脳腫瘍，びまん性脳損傷などに関連する微小脳内出血もmicrobleedsとの鑑別が重要である．

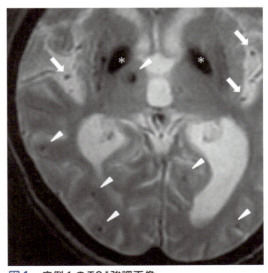

図1　症例1のT2*強調画像
＊：淡蒼球の石灰化，矢印：血管，矢頭：microbleeds

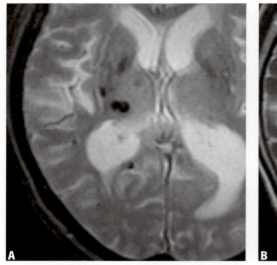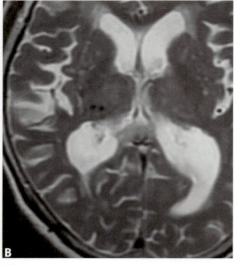

図2 症例1のT2*強調画像（A）とT2強調画像（B）の比較
右視床の比較的大きなmicrobleedsはT2強調画像でも同定できるが，右側脳室後方のmicrobleedsはT2強調画像での同定は難しい．

文献

1) 今泉俊雄：内科. 2013；111(5)：931-5.
2) Greenberg SM, et al：Stroke. 2009；40(7)：2382-6.
3) Poels MMF, et al：Stroke. 2010；41(10 Suppl)：S103-6.
4) Bokura H, et al：Stroke. 2011；42(7)：1867-71.
5) Yakushiji Y, et al：Stroke. 2012；43(7)：1800-5.
6) Goos JDC, et al：Stroke. 2009；40(11)：3455-60.

2章　脳血管障害

5. 静脈洞血栓症

◆CASE紹介

症例1

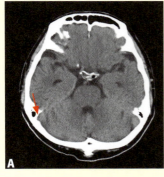
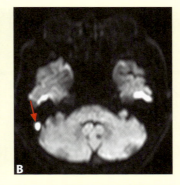
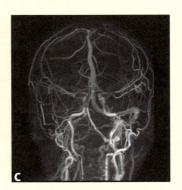
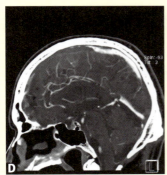
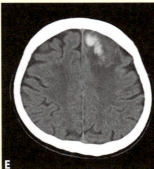

A：単純CT
B：DWI
C：MRV
D：CTV
E：単純CT

症例2

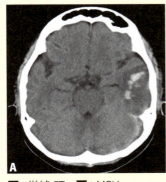
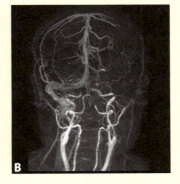

A：単純CT　B：MRV

49

症例1：64歳男性，朝ジムで運動中に意識消失し，その後間代性痙攣となったため救急搬送となった。単純CT（**A**）では不明瞭だが，DWI（**B**）で右S状静脈洞に高信号域を認める。MRV（**C**）では右横静脈洞〜S状静脈洞以遠の描出が不良で，静脈洞血栓症を疑う所見である（☞ **Pitfall**）。さらに，CTV（**D**）では上矢状静脈洞に途絶がみられ，単純CT（**E**）では左前頭葉に出血がみられ，静脈洞血栓症に伴う静脈性出血と考える。

症例2：51歳男性，午前中に後頸部痛を感じたが，そのまま仕事を続けた。18時過ぎに突然の頭痛，嘔吐，構音障害，軽度意識障害を生じ，救急搬送となった。単純CT（**A**）で左側頭葉に高血圧性出血では説明のつかない不自然な出血を認める。MRV（**B**）では左横静脈洞〜S状静脈洞の描出が不良で，静脈洞血栓症を疑う所見である。左静脈洞血栓症に伴う静脈性出血と考える。

撮像法選択のポイント

本症の診断のgold standardは脳動脈造影であるが，初期診断や経過観察はMRIで行う。急性期の血栓はT2強調画像でflow voidの消失を示すが，血栓自体はデオキシヘモグロビンが主体のことが多く，T2強調画像のみでは血栓の診断が困難なことが多い。FLAIRで血栓が高信号として描出されるので診断に有用である。またDWIでも高信号となり検出に有用である（☞**症例1**）。

一般的事項

静脈洞血栓症は，硬膜静脈洞（上矢状静脈洞，横静脈洞など）および，それらに還流する中枢側皮質静脈の血栓症によって生じる。原因としては，感染性，非感染性に分類される。感染性は髄膜炎や中耳炎の炎症が経静脈的に波及することで静脈血栓を形成する。非感染性としては悪性腫瘍，凝固異常症，外傷などがあるが，ほとんどの場合が原因不明である。血液検査としては，D-dimerの上昇がみられる。好発年齢は特になく，小児から高齢者まで発症しうる。

病態は，静脈洞閉塞→皮質静脈の逆流性静脈圧上昇，静脈うっ滞→静脈性血管性浮腫→静脈性梗塞，静脈性出血と多段階的に進行する。動脈性閉塞では動脈支配域に限局する障害のみだが，静脈性閉塞では還流域が広範にわたるため，出血，梗塞が広範囲に及び，予後はきわめて不良となる。多くの症例が，静脈性梗塞や静脈性出血をきたした時点で診断されるが，静脈性出血や静脈性梗塞をきたす前に本症を診断し，早期の抗血栓療法に結びつけることが必要である。

読影・診断のポイント

好発部位は，横静脈洞，上矢状静脈洞，内大脳静脈およびそれに還流する皮質・髄質静脈である。静脈洞閉塞の同定が本症の診断におけるキーポイントとなる。急性期の静脈洞内血栓はCTで高吸収を呈する。さらに造影CTや造影MRIでは，静脈洞内の血液プール造影効果がみられず，欠損像となる。T2*強調画像やSWIでは，静脈還流障害による皮質静脈内デオキシヘモグロビン濃度上昇を反映した太い線状の低信号域がみられる。静脈還流域に浮腫が生じると，T2強調画像で軽度高信号，ADC上昇を呈するが，さらに還流域にT2強調画像高信号，ADC低下をきたすと静脈性梗塞，静脈性出血を疑うこととなる。両側からの静脈還流が合流する上矢状静脈洞やGalen静脈洞，直静脈洞の閉塞では両側性に病変を形成する。本症とペアとなる病態として硬膜動静脈瘻があるが，その有無は必ず確認する（☞Memo）。静脈洞閉塞をきたしても側副路が発達した場合には，出血，梗塞を発症せず，慢性経過となる場合があるが，静脈内圧の上昇が長期的に持続すると，広範囲の慢性循環不全，グリオーシスをきたし，認知症の原因となる。

神経症候学的解説

血栓症自体の急性期症状は非特異的であり，神経学的な診断は困難とされている。初期症状として軽微な頭痛や痙攣を呈し，静脈内圧がさらに上昇すると，頭蓋内圧亢進症状，精神症状，意識障害などを生じうるが，症例により様々である。特に若年者で，急性発症の精神症状，人格変容を認める場合は本症を疑う必要がある。

◆Pitfall

MRVで静脈洞が描出されていない場合，本症を疑ってもよいが，その所見のみで静脈洞血栓症の診断はできないため，注意が必要である。

Memo　硬膜動静脈瘻（dural AVF）（図1）[1]

硬膜動静脈瘻は，その成因として静脈洞血栓症の治癒過程における新生血管の増生があり，静脈洞血栓症の慢性期に生じる後天的な合併症と考えられている。硬膜静脈壁に沿って異常な血管網を形成し，シャント量が多いと静脈洞内圧亢進により逆行性に皮質静脈へのうっ滞を生じ，静脈洞血栓症と同様の病態となる。脳動静脈奇形とは異なり，動静脈短絡部に明らかなnidusは形成されない。好発部位は，横静脈洞からS状静脈洞，海綿静脈洞，上矢状静脈洞である。T2強調画像では拡張した静脈にflow voidがみられ，MRAでは静脈洞内に動脈血流流入を反映した信号がみられる。症状としては，動静脈

短絡部近傍に血管雑音(bruit)が聴取される。

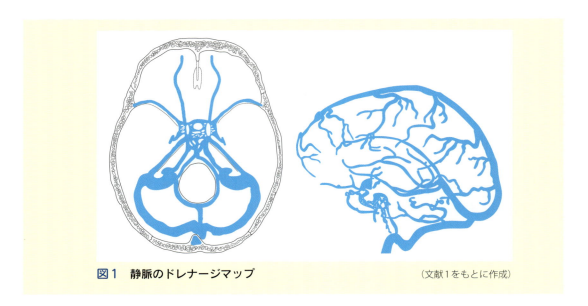

図1 静脈のドレナージマップ　　　　　　　　　　　　　　　　　　　　　　　（文献1をもとに作成）

文献

1) Lanfermann H, et al：Cranial Neuroimaging and Clinical Neuroanatomy：Atlas of MR Imaging and Computed Tomography. 4th ed. Thieme, 2019.

参考文献

▶内山史也，他：1.脳血管障害【二次性脳出血】静静脈洞血栓症．すぐ役立つ救急のCT・MRI．改訂第2版．井田正博，他編．学研メディカル秀潤社，2018, p42-3.
▶井田正博：ここまでわかる頭部救急のCT・MRI．メディカル・サイエンス・インターナショナル，2013.

2章 脳血管障害

6. 頸動脈海綿静脈洞瘻

◆CASE紹介

症例1

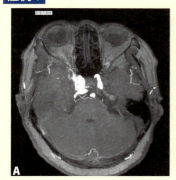 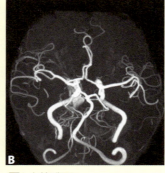 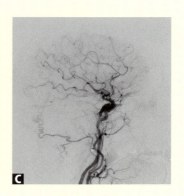

A：MRA元画像　**B**：MRA MIP像　**C**：血管造影

症例2

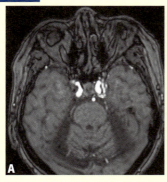 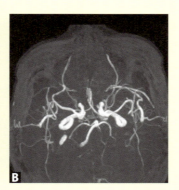

A：MRA元画像　**B**：MRA MIP像

症例1：70歳代女性，右眼の充血を主訴に他院眼科を受診し，頸動脈海綿静脈洞瘻（carotid cavernous fistula；CCF）の疑いで紹介受診となった。外傷歴なし。MRA元画像（**A**）およびMIP像（**B**）ともに，右内頸動脈周囲に滲み出し様のTOF信号がみられており，CCFを疑う所見である。血管造影（**C**）でも同様の所見である。

症例2：82歳女性，血管雑音，眼球結膜充血と浮腫を発症し，受診となった。MRA元画像（**A**）およびMIP像（**B**）ともに，左内頸動脈周囲に滲み出し様のTOF信号がみられており，CCFを疑う所見である。

撮像法選択のポイント

確定診断と治療の選択には脳動脈造影が必要であるが，初回検査はMRIで行う。細かい海綿静脈洞部のflow voidの観察にはthin sliceでの撮影が必要となる。T2強調画像とMRA（元画像も必要）で海綿静脈洞内や上眼静脈，錐体静脈へのTOF信号流入がないかを確認する。また，造影DSA-MRAも有用であり，撮影する場合もある。CTでの観察には造影剤を使用する必要がある。

一般的事項

CCFは，頸動脈と海綿静脈洞との間にシャント（短絡）を形成した病態である（図1）。頸動脈と海綿静脈洞にシャントが存在する直接型と，海綿静脈洞への硬膜枝による硬膜動静脈瘻を介してシャントが存在する間接型に分類される（☞**Memo**）。直接型の原因は，頭蓋底外傷による内頸動脈損傷や内頸動脈瘤の破裂がある。直接型はシャント量が多く，症状が重篤なことが多い。外傷性では，受傷直後から発症するものと数週間後に発症するものがある。直接型では自然治癒率が低く，コイル塞栓術などの血管内治療が必要となる。一方，間接型は原因不明の特発性硬膜動静脈瘻からのシャントであり，中年女性に多い。間接型のシャント量は，直接型に比較して少なく軽症例が多い。こちらは自然治癒率が高く，経過観察でよい場合が多い。

Memo　Barrow分類

A型：直接型
B型：内頸動脈硬膜枝のみの関与
C型：外頸動脈硬膜枝のみの関与
D型：内頸動脈，外頸動脈両者の硬膜枝の関与

読影・診断のポイント

拡張した還流静脈と，動脈血の海綿静脈洞への流入の検出が本症の診断におけるキーポイントとなる。拡張した還流静脈はT2強調画像で拡張した静脈のflow voidとして検出される。上眼静脈の拡張が特に見つけやすく，本症を疑うきっかけとなる重要な所見である。上眼静脈のほか，下錐体静脈も確認する必

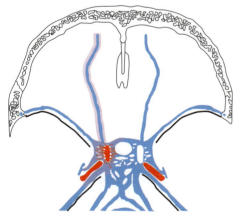

図1　CCFのシェーマ
赤色部分は内頸動脈，青色部分は海綿静脈洞およびその周辺の静脈。
内頸動脈と海綿静脈洞に短絡路を形成し，右上眼静脈が対側に比較して拡張している。

要がある。MRAではMIP像のみならず，元画像で海綿静脈洞部へのTOF信号の流入がないかをチェックする。さらにMRAでも上眼静脈や下錐体静脈の拡張がないかどうかを見る。

頭部外傷例においては頭蓋底骨折，頸動脈管損傷の有無を確認する。硬膜動静脈瘻が認められず，シャント量が多い場合には直接型と診断される。海綿静脈洞は隔壁により前方と後方からなる。前方はやや下方に向き，後方は上方に向いている。前方のシャントでは上眼静脈，後方のシャントでは下錐体静脈へ還流することが多いが，シャント量と随伴する静脈洞閉塞の分布によって逆流する静脈は異なる。

神経症候学的解説

臨床症状は静脈内圧の上昇による静脈還流障害によって起こる。病側の眼窩部を中心とした頭痛，眼球結膜の浮腫や充血，眼窩周囲〜側頭部での拍動性血管雑音，拍動性眼球突出，眼底所見で乳頭浮腫，外眼筋の腫大・麻痺による複視・視力障害を認める。シャントによる脳神経への動脈血流供給，拡張した還流静脈による機械的圧迫や脳神経からの静脈還流障害により，外転神経や動眼神経麻痺をきたす。重症例では視野障害，視力障害を伴う。

2章

脳血管障害

7. 脳動静脈奇形

◆CASE紹介

症例

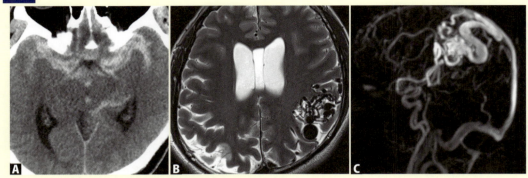

A：単純CT　B：T2強調画像　C：造影DSA-MRA

症例：40歳代男性，意識障害のため救急搬送となった．単純CTでは脳底槽を主体として，広範なくも膜下出血がみられる（A）．導入動脈（feeding artery）は，左中大脳動脈皮質枝でシャント血流はhigh flowを示す（B・C）．nidusは左頭頂葉中心後回領域表在性に主座がある．サイズは3.2cmで（2点），eloquent（中心後回）である（1点）．還流静脈は表在性が主体で（0点），Spetzler-Martin分類（☞Memo）では3点となる（2+1+0）．

撮像法選択のポイント

若年者や非高血圧性脳出血の原因として本症を鑑別する必要がある．頭部MRIを撮像する．

一般的事項

脳動静脈奇形（cerebral arteriovenous malformation；AVM）は，胎生期の血管形成過程で発生する先天奇形で，毛細血管が欠損し，脳動静脈間に短絡吻合を形成する．AVMは導入動脈，nidus，導出静脈（drainage vein）から構成される（図1）．動脈からの血流が脳実質への循環/栄養供給に寄与せず，そのまま静脈に直接短絡する．動脈からの圧較差を補正できずに静脈系に動脈圧が直接かかるため，nidusの拡張，還流静脈圧の上

昇，静脈径の拡張をきたす．AVMで問題となるのは，短絡による周囲脳実質の脳虚血症状と低形成，奇形血管からの出血である．出血は実質内のみならず，くも膜下腔，脳室内にも進展する．出血量は，高血圧性脳出血や脳動脈瘤破裂による出血ほど大量ではなく，機能的予後不良をきたす可能性はあるものの，出血自体が生命予後に関わることは少ない．少量の出血であれば無症状のこともある．

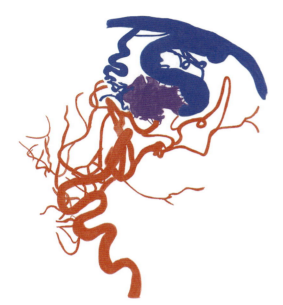

図1　AVMのシェーマ
赤：導入動脈，紫：nidus，青：導出静脈

読影・診断のポイント

　CTでは，血液濃度（上矢状静脈洞と同程度の吸収値）を呈する蜂の巣状のnidus構造と連続した，拡張した流出静脈が認められる．MRIではT2強調画像でnidus，流出静脈ともflow voidを呈する．nidus周囲にはグリオーシスを認めることもある．後天的に発育する腫瘍性病変とは異なり，正常組織を置換するように病変が存在するため，通常，mass effectはきたさない．MRAではnidusや還流静脈までTOF信号が流入するが，MRのz軸方向に対して複雑な走行のため，全走行が描出されることはない．造影MR DSAは動脈血流の短絡状態の評価に有用で，nidusが小さくても動脈相で早期の還流静脈描出が認められる．造影3D GRE T1強調画像では，血液プール造影効果により，AVMの全体を描出することができる．導入動脈には血行力学的な動脈瘤を併発することがあるため，丹念に動脈を追うことが重要である．硬膜に近接するAVMには，外頸動脈の分枝から供血されている場合がある．AVMのレポート記載では，Spetzler-Martin分類（☞**Memo**）に基づいて評価する．

Memo Spetzler-Martin分類

❶導入動脈, nidusの評価：nidusの大きさを小（～3cm）, 中（3～6cm）, 大（＞6cm）に分類し, それぞれ1, 2, 3点とスコア化する。

❷導出静脈：深在性還流（1点）か, 表在性還流（0点）かを評価する。

❸AVMの局在：機能的に重要（eloquent）（1点）であるか, 重要でないか（non-eloquent）（0点）を評価する。

※eloquent areaは, 運動野, 言語野（優位半球）, 感覚野, 視覚皮質, 基底核領域, 視床下部～視床, 内包, 小脳脚, 深部小脳核など。
※点数が小さいほど, 手術後の脱落症状は発現しにくいとされている。

参考文献

▶ 内山史也, 他：1. 脳血管障害【二次性脳出血】脳動静脈奇形. すぐ役立つ救急のCT・MRI. 改訂第2版. 井田正博, 他編. 学研メディカル秀潤社, 2018, p40-1.

2章 脳血管障害

8. 脳動脈瘤
（破裂，非破裂，切迫破裂）

◆CASE紹介

症例1

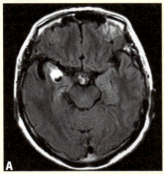 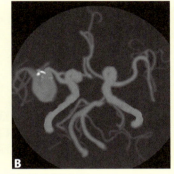 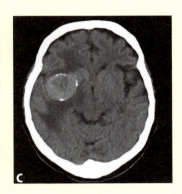

A：FLAIR　B：6年後のCTA　C：6年後の単純CT

症例2

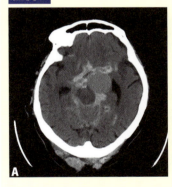 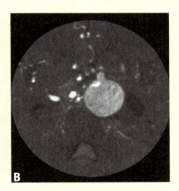

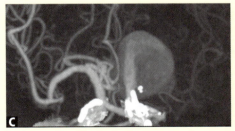 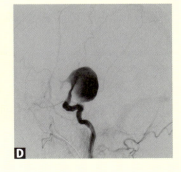

A：単純CT　B：CTA
C：CTA MIP像　D：血管造影

59

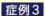

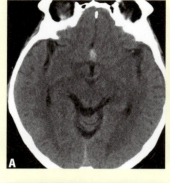
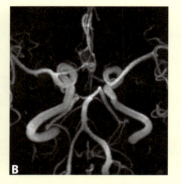
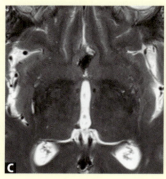
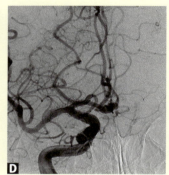

A：単純CT
B：MRA
C：T2強調画像
D：血管造影

症例1：70歳代女性，健診で偶然発見された脳動脈瘤．本人の治療希望がないため，自然経過観察されている．FLAIRで右中大脳動脈遠位に，内部不均一低信号が混在した動脈瘤を認める（A）．6年後のCTAで動脈瘤は著明に増大しており（B），単純CTでは内部吸収値は高く血栓化傾向が示唆される（C）．動脈瘤壁には石灰化を伴う．

症例2：60歳代女性，左内頸動脈－後交通動脈レベルに巨大動脈瘤を認める．単純CTでは，脳底槽に広範なくも膜下出血がみられ，動脈瘤破裂と考える（A）．CTAで瘤内に造影効果を認める（B・C）．血管造影では瘤内に血流が取られ，末梢の造影が遅延している（D）．

症例3：70歳代女性，軽度の頭痛と嘔気で発症，血圧は200mmHg以上であった．単純CT（A）で大脳縦裂に高吸収域がみられる．左前大脳動脈A1はやや低形成で（B），右前大脳動脈A1→前交通動脈分岐部に囊状動脈瘤が認められる（C・D）．少量の警告出血型と考える．

撮像法選択のポイント

未破裂動脈瘤の診断のgold standardは造影CTAである．CTは空間分解能も高く，あらゆる方向からの血管像の再構築が可能であるため，術前の精査として有用である．MRAも有用ではあるが，CTAに比較してややoversizeに描出されるため注意が必要である．破裂動脈瘤は選択的脳動脈造影（DSA）がgold standardである．

一般的事項

　脳動脈瘤は形態学的に囊状（saccular）と紡錘状（fusiform）に分類される。破裂をきたす動脈瘤のほとんどは，囊状動脈瘤で動脈瘤壁には中膜欠損がみられる。動脈瘤発生の原因は多岐にわたるが，分岐部の先天的な中膜欠損による器質的な脆弱性に加え，後天的な血行力学的ストレスによる分岐部の動脈壁の退行変性によって生じる。動脈硬化性変化や高血圧，喫煙，飲酒などが動脈瘤形成と増大の危険因子となる。

読影・診断のポイント

　動脈瘤は圧倒的に血管分岐部に多く，動脈瘤の好発部位を理解しておくことで，くも膜下出血の局在から破裂動脈瘤部位を推定することができる。CTAを行う場合と診断目的の血管造影を行う場合があり，施設によって診断プロトコールが異なる。両者ともに30g以上の含有量となるヨードを投与するため，同時に行うことは避けるべきである。単純CTでも，図1のように血腫の局在からある程度動脈瘤の推定は可能であるが，動脈瘤同定まで初回画像診断で行うのであれば，非侵襲・非造影下でのMRAを含めたMRIの撮像が有用である。

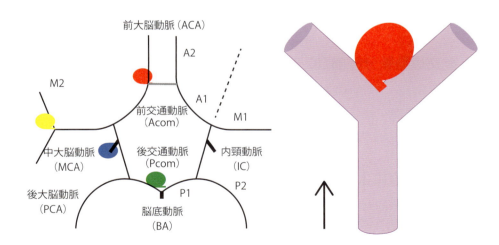

図1　破裂動脈瘤の部位とくも膜下出血の局在の関係
- 🔴：前交通動脈瘤：大脳縦裂，比較的両側対称性に脚間槽〜迂回槽
- 🔵：内頸動脈-後交通動脈分岐部動脈瘤：同側の鞍上槽〜迂回槽
- 🟡：中大脳動脈分岐部動脈瘤：同側のシルビウス裂
- 🟢：椎骨動脈先端部動脈瘤：橋前槽，比較的両側対称性に脚間槽〜迂回槽

神経症候学的解説（表1）[1]

表1　脳動脈瘤による局所神経症状

部位	病態	神経症状
内頸動脈-後交通動脈分岐部	動眼神経圧迫	同側の動眼神経麻痺，複視
	大脳脚圧迫による錐体路症状	対側の片麻痺
内頸動脈-海綿静脈洞部	破裂によるCCF（carotid-cavernous fistula）	眼窩部痛，眼球突出
	三叉神経圧迫	三叉神経障害
	鞍内進展，上部進展による下垂体圧迫	下垂体内分泌異常
内頸動脈-眼動脈分岐部	視神経圧迫	同側の視力障害
前交通動脈-前大脳動脈末梢	大脳縦裂血腫による錐体路症状，前頭葉症状	両側下肢麻痺，精神症状，無動
前交通動脈	視交叉圧迫	視交叉症候群
中大脳動脈分岐部	シルビウス裂の血腫	対側片麻痺，左側なら失語
脳底動脈先端部	動眼神経圧迫	同側の動眼神経麻痺，複視
	視交叉圧迫	視交叉症候群
	大脳脚圧迫による錐体路症状	対側の片麻痺
後下小脳動脈末梢動脈	延髄被蓋，小脳虫部圧迫	非回転性めまい

〔文献1より改変〕

① 内頸動脈-後交通動脈分岐部（IC-PC）動脈瘤による動眼神経麻痺

　IC-PC動脈瘤による急速発症の動眼神経麻痺は警告症状として重要である。動脈瘤径の増大による後方進展により同側の動眼神経を圧排し，動眼神経麻痺（眼瞼下垂，散瞳，外眼筋麻痺による複視）をきたす。症状としては散瞳が最も多く，自覚的には複視を訴える。

② 海綿静脈洞部動脈瘤による動眼神経麻痺

　海綿静脈洞部動脈瘤は，比較的大きな紡錘状動脈瘤を形成する。動脈瘤径の増大，三叉神経圧排により海綿静脈洞近傍を走行する神経症状をきたす（動眼神経麻痺，外転神経麻痺，Horner症候群）。内側に進展すると頻度は低いが，下垂体柄を圧迫して下垂体機能低下をきたすことがある。前方に進展すると上眼窩裂症候群をきたす。

③ 脳底動脈先端部動脈瘤による動眼神経麻痺

　前外方に突出すると動眼神経を圧排する。

◆Pitfall：漏斗状拡張（infundibular dilatation）

内頸動脈から分岐する後交通動脈などの起始部に生じやすいが，漏斗状拡張（infundibular dilatation）もしくは分岐部拡張（junctional dilatation）がしばしば認められ，動脈瘤との鑑別が必要となる。漏斗状拡張は，入口横径は3mm以内で入口部を底部に持つ三角錐形状を呈し，滑らかに分岐動脈に移行する。漏斗状拡張が破裂してもくも膜下出血をきたすことはないが，漏斗状拡張部位から，さらに動脈瘤が発生するという報告もある。

Memo① 巨大動脈瘤

　最大径が12〜25mmの動脈瘤を大型動脈瘤（large aneurysm），25mm以上の動脈瘤を巨大動脈瘤（giant aneurysm）と定義する。巨大動脈瘤は，内頸動脈海綿静脈洞部や後交通動脈起始部，中大脳動脈分岐部，脳底動脈末梢に多い。動脈瘤の増大の原因には，①持続的な血行力学的ストレス，②動脈瘤内の器質化や血栓形成による新生血管からのさらなる出血や潰瘍形成，③繰り返す壁内出血，が考慮される。動脈瘤が巨大化するとくも膜下出血を起こすだけでなく，mass effectによる脳神経圧排症状をきたしうる。急激な神経症状の増悪は，切迫破裂の所見のため注意を要する。

Memo② 感染性脳動脈瘤

　多くは亜急性心内膜炎に随伴して生じ，感染性心内膜炎の2％に起こるとされる。中大脳動脈末梢に生じ，紡錘状動脈瘤や小嚢状動脈瘤のことが多い。付随所見として細菌性塞栓による脳梗塞，脳膿瘍，動脈瘤破裂による出血がある。原因として，①血管内膜に細菌性塞栓が付着し，内膜側から血管壁破壊をきたすとする説，②血管外膜の栄養血管（vasa vasorum）で外膜に細菌性塞栓が付着し，外膜側から血管壁破壊が進むという説が言われている。若年者のくも膜下出血，脳出血の場合は，本疾患を考慮することが必要である。

文献

1）内山史也，他：1.脳血管障害 脳動脈瘤切迫破裂. すぐ役立つ救急のCT・MRI. 改訂第2版. 井田正博，他編. 学研メディカル秀潤社，2018，p44-5.

参考文献

▶内山史也，他：1.脳血管障害 くも膜下出血. すぐ役立つ救急のCT・MRI. 改訂第2版. 井田正博，他編. 学研メディカル秀潤社，2018，p24-7.

2章　脳血管障害

9. もやもや病

◆CASE紹介

症例

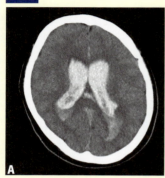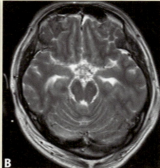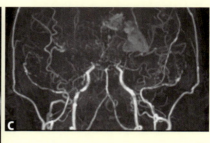

A：単純CT　B：T2強調画像　C：MRA

症例：40歳代男性，頭が割れるように痛く嘔吐し続けていたため，救急搬送となった。
単純CTで側脳室内に大量の血腫が貯留しており，脳室拡大がみられる（A）。脳底槽においてT2強調画像でもやもや新生血管と思われる微細な flow void を認める（B）。MRAでは両側内頸動脈終末部より先細り状に狭窄がみられ，その周囲にはもやもや新生血管がみられる（C）。もやもや病に伴う脳室内出血をきたした症例である。

撮像法選択のポイント

　診断において脳血管造影は必須であるが，診断基準を満たす所見がMRでもみられれば，診断基準として認められる。若年者における脳卒中症状では本症の可能性を考慮しMRIを行う。Willis動脈輪の閉塞ともやもや新生血管，側副血行路増生が重要所見であるので，これらを検出するMRAやT2強調画像が必須となる。

一般的事項

　もやもや病（moyamoya disease, Willis動脈輪閉塞症）は，両側内頸動脈終末部（眼動脈分岐部より遠位側）の慢性進行性狭窄であり，Willis動脈輪の動脈閉塞および側副路として脳底部に発達・形成される異常血管網（もやもや新生血管）を特徴とする疾患である。遺伝的背景に何らかの環境要因が作用して発症する多因子疾患と考えられてきた。

2011年に，*RNF213*遺伝子がもやもや病の感受性遺伝子であることが確認された．血管造影での異常血管網が，たばこの煙が"もやもや"と立ちのぼる様子に似ており（図1），東北大学のグループにより命名され，現在でも世界中で用いられている．もやもや病は約15％に家族歴がみられる．わが国に多く，小児から成人まで認められる．動脈閉塞による虚血症状や，脆弱なもやもや血管からの出血によって発症する．動脈輪閉塞は前方循環系，後方循環系いずれでも生じるが，前方循環系での頻度が高い．特に内頸動脈末梢から中大脳動脈M1起始部の頻度が高い．診断基準では両側閉塞と定義しているが，片側症例も多く存在する．

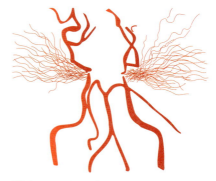

図1　もやもや病

読影・診断のポイント

脳動脈瘤破裂や外傷性では説明できないくも膜下出血，特に若年性のくも膜下出血や脳梗塞，皮質動脈末梢側における灰白質優位の虚血強度が弱い脳梗塞をみたら本症を疑う．

Willis動脈輪閉塞の所見として，内頸動脈遠位部の先細り状狭窄を認める．内頸動脈遠位部が狭窄し，鞍上槽から大脳谷槽の中大脳動脈M1が両側とも確認されなければ，もやもや病の可能性がある．中大脳動脈がみられない代わりに，大脳谷槽にもやもや新生血管のflow voidがみられる．これらは，閉塞断端から基底核や視床への穿通動脈レベルに形成される側副路である．閉塞した中大脳動脈末梢には，隣接する前大脳動脈や後大脳動脈から髄軟膜吻合（leptomeningeal anastomosis）を側副血流が発達する．頭蓋外から頭蓋内へ硬膜を介して側副路が発達する場合もある（transdural anastomosis）．主に，眼動脈→前/後篩骨動脈から前頭蓋底を介する側副路（ethmoidal moyamoya vessels），外頸動脈系（浅側頭動脈，中硬膜動脈）からの側副路（vault moyamoya vessels）がある．

神経症候学的解説

もやもや病の神経症状および発症様式は，小児と成人で異なる．初発症状により，臨床的には ①TIA型，②TIA頻発型（月2回以上の発作），③梗塞型，④出血型，⑤てんかん型，⑥頭痛型，⑦無症状型，⑧その他，に分類されている．

一般に，小児ではTIA型，梗塞型の虚血症状で発症する例が多く，激しく啼泣，運動，呼吸をこらえて一気に吹きかける（たとえばハーモニカを吹く），過換気などで意識消失発作，麻痺様の脱力発作を生じる．一方，成人では出血発症例が多く，くも膜下出血や実質内出血（脳室内出血単独もありうる）をきたす．

◆ Advice：CTで，もやもや病に気づけるかどうか

MRAのMIP像（図2A）で，もやもや血管増生や皮質動脈がみられない場合，本症を見逃すことはないが，頭部CT（図2B）のみでも本症を見逃さないことが重要である．非出血例・非梗塞例においても，大脳谷槽に中大脳動脈M1の輪郭が確認されない場合には本症を診断するきっかけとなるため，常にチェックする．

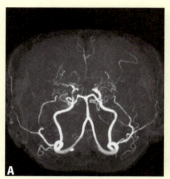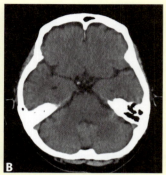

図2　もやもや病のMRAのMIP像（A）と頭部CT（B）

Memo　ivy sign

皮質動脈の末梢側に，血流速度の遅延した髄軟膜吻合（leptomeningeal anastomosis）が造影T1強調画像では血液プール造影効果として認められ，FLAIRでは高信号に描出される（FLAIR intra-arterial signal）．さらに，軟膜血管の血流遅滞により脳表に沿って高信号を呈する所見をivy signと呼ぶ．この所見は，灌流圧が低下し，循環予備能による代償性の血管拡張をきたした状態と考えられる．

参考文献

▶ 内山史也，他：1. 脳血管障害【二次性脳出血】もやもや病（Willis動脈輪閉塞症）．すぐ役立つ救急のCT・MRI．改訂第2版．井田正博，他編．学研メディカル秀潤社，2018, p36-7.
▶ Jin Q, et al：Neurol Med Chir (Tokyo). 2011；51(3)：195-200.
▶ 厚生労働省：もやもや病．概要，診断基準等．
[https://view.officeapps.live.com/op/view.aspx?src=https%3A%2F%2Fwww.mhlw.go.jp%2Ffile%2F06-Seisakujouhou-10900000-Kenkoukyoku%2F0000157774.docx&wdOrigin=BROWSELINK]（2025年2月閲覧）

2章 脳血管障害

10. 動脈解離

◆CASE紹介

症例1

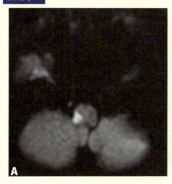
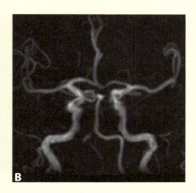
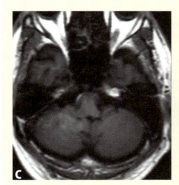
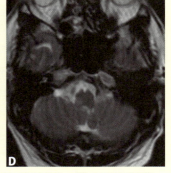

A：拡散強調画像　B：MRA　C：T1強調画像　D：T2強調画像

症例2

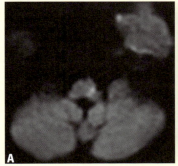
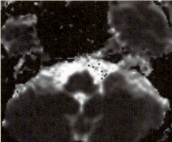
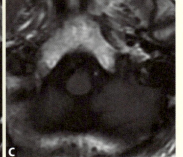

A：拡散強調画像　B：ADC map　C：T1強調画像

（次頁へ続く）

症例2（続き）

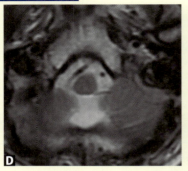 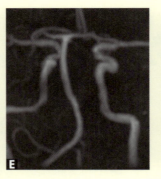 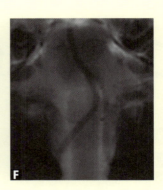

D：T2強調画像　**E**：MRA　**F**：BPAS

症例1：60歳代男性，夕方から後頭部痛，ふらつきと唾の飲み込みにくさが出現，さらに複視も出現したため救急搬送となった。
右延髄外側に拡散強調画像で高信号を認め（**A**），ADC mapでも低下を認めた。MRAでは右椎骨動脈の描出が不良で（**B**），T1強調画像（**C**）やT2強調画像（**D**）では同血管にflow void消失を示唆する所見を認める。右椎骨動脈解離による延髄外側梗塞の診断となった。

症例2：60歳代男性，頭痛・めまいと右手の温痛覚低下としびれ，左口角下垂が出現し救急搬送され，頭部MRIが撮像された。
左延髄外側に拡散強調画像で高信号を認め（**A**），ADC mapでは信号の低下を認める（**B**）。T2強調画像（**D**）でははっきりしないが，T1強調画像（**C**）で左椎骨動脈に一致して高信号を認め，flow void消失を示唆する所見である。MRAでは左椎骨動脈の描出は不良だが（**E**），BPAS（☞**撮像法選択のポイント**）では左椎骨動脈の外径は描出されており（**F**），左椎骨動脈解離による延髄外側梗塞の診断となった。

撮像法選択のポイント

MRAだけでなく，basi-parallel anatomical scanning（BPAS）法を併用することで血流だけでなく血管の外観も同時に評価できる[1]（☞**症例2**）。BPAS法で局所的な動脈外径の拡大がみられる場合，椎骨動脈解離の可能性が高い。

一般的事項

脳動脈は中膜が薄く，外弾性板を欠き外膜結合組織が疎であるため，内弾性板が断裂すると内・中膜にわたる全層性亀裂が起き，血管壁が破綻しやすい。亀裂が生じ，血液が動脈壁内に侵入することで動脈解離が発生する。後方循環（椎骨・脳底動脈）にはアテローム血栓性変化による狭窄・閉塞のほか，動脈解離による狭窄・閉塞が起きる[2, 3]。解

離腔の形式により真腔の狭窄や閉塞をきたしたり，解離腔の拡張による嚢状もしくは紡錘状動脈瘤を形成したりする。椎骨動脈解離は，その一部がくも膜下出血として発症し，残りは虚血症状〔典型的には延髄外側症候群（Wallenberg症候群）〕として発症する。誘因なく生じるものも多いが，頸部の軽微な外傷による発症が報告されている。基礎疾患としては，血管壁の脆弱性をきたす線維筋形成不全（fibromuscular dysplasia），Marfan症候群，Ehlers-Danlos症候群などの関与が知られている。

椎骨動脈解離の好発部位は椎骨動脈末梢で，特に大後頭孔レベル硬膜貫通部から頭蓋内V4近位側に頻度が高い。V4遠位側の解離や脳底動脈に解離が進展する頻度は低いとされる。

読影・診断のポイント

図1のように，解離後時間経過で画像所見が変化する。

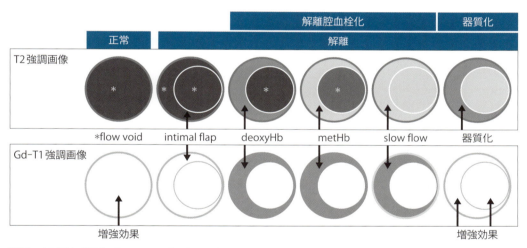

図1　解離後時間経過による画像所見の変化

① intimal flap（☞Memo①）の同定（急性期）

血管内腔にintimal flapが描出され，真腔と偽腔が分離される[4]。間接所見として，血管の拡張と広狭不整，狭窄（pearl and string sign）があるが，軽度の場合は診断が難しい。

② 解離腔血栓化

解離腔は血栓化するが，時間経過によってデオキシヘモグロビン→メトヘモグロビンと変化し，徐々にflowが低下して器質化する。T2強調画像では椎骨動脈内腔血栓化によるflow voidの消失が所見となるが，デオキシヘモグロビンやヘモジデリンは低信号を呈するため，flow voidの消失と識別できない。

③ 延髄梗塞

　延髄外側，内側ともに梗塞が生じうるが，外側梗塞のほうが椎骨動脈解離で生じやすく，若年成人で頻度が高い（☞ **Memo②**）。延髄梗塞の超急性期には拡散制限に乏しい症例が多く，発症直後から椎骨動脈解離をとらえられる造影3D グラジエントエコー（GRE）法T1強調画像の撮像およびT2強調画像でのintimal flap検出が診断に有用である。

④ くも膜下出血

　非くも膜下出血例では，内膜と中膜の間の解離が多いが，くも膜下出血例は中膜・外膜内の解離もしくは血管内腔から外膜に向かってtransmuralに解離することで生じる[5]。くも膜下出血の検出については，☞ **2章3**を参照されたい。

神経症候学的解説

　椎骨動脈解離は，脳梗塞の好発年齢と比較して若年男性に多い特徴がある。症状には，突然発症の頭痛，頸部痛，項部痛，めまいなどがある。段階的に亜急性経過をとる場合もある。

Memo①　intimal flap

　解離した内膜自体が血管内腔に描出され，内腔が分離される（double lumen sign）。GRE法を用いた造影T1強調画像が，最も明瞭に解離血管を描出できる。比較的急性期の解離では，明瞭に造影効果がみられる。内腔の血栓化の時期により描出の程度が異なることに留意が必要である。

Memo②　延髄外側症候群 vs. 延髄内側症候群

　延髄梗塞は外側と内側で責任血管，病態が異なる[6]（**表1**）。延髄外側梗塞により延髄外側症候群（Wallenberg症候群），延髄内側梗塞により延髄内側症候群（Dejerine症候群）を引き起こす。

　延髄外側梗塞は若年者の椎骨動脈解離によることが多く，後下小脳動脈から分岐する延髄短・長回旋動脈の閉塞による。椎骨動脈解離の好発年齢は40～50歳代に多く，比較的若年者がWallenberg症候群をきたした場合には本症を疑う。

　一方，延髄内側梗塞は高齢者のアテローム硬化性変化に起因することが多く，椎骨動脈V4から分岐する延髄傍正中動脈の閉塞によることが多い。症状としては顔面を除く対側の上下肢に麻痺を生じる。

表1　延髄外側梗塞と延髄内側梗塞の比較

	延髄外側梗塞	延髄内側梗塞
好発年齢	若年成人	高齢者
病態	椎骨動脈解離	アテローム硬化性変化
責任血管	後下小脳動脈から分岐する延髄短・長回旋動脈の閉塞	椎骨動脈V4から分岐する延髄傍正中動脈の閉塞
責任病巣と対応する神経症状	• 前庭神経核：回転性めまい，悪心・嘔吐 • 迷走神経背側核・孤束核：嚥下障害，嗄声，声帯麻痺，味覚障害 • 三叉神経脊髄路核：顔面の温痛覚障害 • 下小脳脚・脊髄小脳路：小脳運動失調 • 交感神経下行路：Horner症候群（眼瞼下垂，縮瞳，眼裂狭小，発汗低下） • 外側脊髄視床路：頸部以下の対側体幹の温痛覚障害	• 舌下神経線維：舌半側の麻痺，萎縮 • 皮質脊髄路：対側の上肢・下肢麻痺 • 内側毛帯：対側半身の触覚・深部感覚障害

文献

1) 塩田宏嗣, 他：日大医誌. 2010：69(2)：73-4.

2) Schwartz NE, et al：J Stroke Cerebrovasc Dis. 2009；18(6)：416-23.

3) Gottesman RF, et al：Neurologist. 2012；18(5)：245-54.

4) Uemura M, et al：J Neuroimaging. 2017；27(1)：29-32.

5) Shirani M, et al：Acta Neurochir (Wien). 2010；152(4)：699-702.

6) 宮元伸和, 他：脳卒中. 2007；29(5)：617-23.

2章 脳血管障害

11. 可逆性後頭葉白質脳症（PRES）と可逆性脳血管攣縮症候群（RCVS）

◆CASE紹介

症例1 可逆性後頭葉白質脳症（PRES）

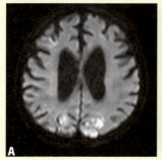
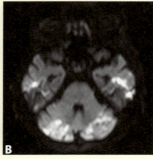
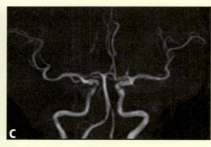

A・B：DWI　C：MRA

症例2 可逆性脳血管攣縮症候群（RCVS）

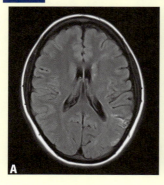
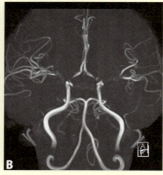

A：FLAIR　B：MRA

症例1：20歳代女性，4日前に自殺をほのめかすSNS投稿があり，友人が心配して警察に通報した。自宅でベッド脇に倒れ，失禁痕とアンモニア臭が著明であった。過量内服を契機とした可逆性後頭葉白質脳症（posterior reversible encephalopathy syndrome；PRES）が疑われた。
両側頭頂後頭葉，小脳にDWI（A・B）で高信号域がみられる。MRA（C）で，主幹動脈や皮質枝に明らかな狭窄や途絶を疑う所見は認めない。

症例2：20歳代女性，特に誘引なく雷鳴様頭痛と右上肢のしびれを自覚し，救急要請となった。FLAIR（A）では左側頭頂葉脳溝に沿った高信号域を認める。MRA（B）では両側中大脳動脈M1近位部に高度狭窄所見がみられ，脳血管攣縮が示唆される所見である。

撮像法選択のポイント

本症を疑う場合には，MRIが第一選択となる。急性期脳梗塞との鑑別が必要であるため，DWIだけを見るのではなくADC mapを観察し，拡散制限（ADC map低下，梗塞を示唆する）なのか，それとも拡散制限がない（ADC map上昇，血管性浮腫を示唆する）のかを判断する。

一般的事項

PRESは，急激な血圧上昇（200/100mmHg以上）や薬剤によって血管性浮腫を呈する急性脳症である。20～40歳代に好発し，女性に多い。高血圧性脳症や子癇，尿毒症，免疫抑制薬投与などによって脳血管内皮障害をきたし，血圧自己調節能（☞Memo①）の機能不全を引き起こすことが原因とされている。

細小動脈や毛細血管での代償性拡張が障害され，局所脳血流の増加（高灌流状態），うっ血状態となり，さらに血管壁透過性が亢進することで，血管性浮腫をきたす（breakthrough theory，hypertension/hypoperfusion theory）。病変の主体は血管性浮腫であるため，ほとんどが可逆的で予後良好だが，一部の症例で脳動脈攣縮をきたし，低灌流・脳虚血を呈することがある。脳虚血が重度であると細胞性浮腫を合併し，病変消退後もグリオーシス（gliosis）が残存することがある（hypoperfusion/vasoconstriction theory）。

一方，可逆性脳血管攣縮症候群（reversible cerebral vasoconstriction syndrome；RCVS）は，内頸動脈系や椎骨脳底動脈系の主幹部遠位側から皮質枝近位側に可逆性の脳動脈攣縮をきたし，頭痛や痙攣を伴う症候群である。若年成人女性に多く，予後は良好である。原因としては妊娠・産褥期，高カルシウム血症，薬剤性などが誘因となる。RCVSはCall-Fleming症候群や産褥血管症（post-partum angiopathy），偏頭痛性動脈炎（migraine angiitis）などと同一病態と考えられている。

PRESとRCVSは非常に類似した病態であるとされている（☞Memo②）。

読影・診断のポイント

PRESは，自己調節能の低い椎骨脳底動脈，後大脳動脈領域といった後方領域（後頭葉や頭頂葉，小脳）が好発部位であるが，基底核，視床，脳幹にも生じる。病変は左右対称性とは限らず，限局性からびまん性まで多彩である。血管性浮腫を反映し，T2強調画像やFLAIRで高信号，T1強調画像では軽度低信号を呈する。一見，急性期～亜急性の脳梗塞のように見えるが，病変分布が両側性で，一元的に脳動脈閉塞では説明できない（血管支配域に合致しない）ことや，ADC mapで上昇している点（T2 shine-through現象）が

鑑別点になる。

　大脳半球病変は前述の通り，頭頂後頭領域に好発するが，側頭葉にも高頻度に病変を認める。血管支配境界領域を挟んで，皮質〜深部白質にまで病変が分布する。高血圧や子痛，慢性腎不全に起因する症例では，高率に皮質病変をきたす。免疫抑制薬による脳症では，白質優位の病変となる。脳幹小脳病変は，橋に両側対称性に病変をきたす。自己免疫関連疾患では，小脳に病変を認めることが多い。病変の一部にADC低下領域を有する症例は，細胞性浮腫を反映し，非可逆的な組織障害になりうるため，拡散画像は障害組織の可逆性の判定に有用である。実質内に微量な点状出血，周囲にくも膜下出血を合併する症例があるが，高血圧が顕著な症例や凝固療法中の症例でみられる。

　一方，RCVSは突然の頭痛で発症するため，まずはくも膜下出血や脳実質内出血の除外診断を行う。CTでは原因不明で，持続性／再発性の頭痛を認める場合は本症を疑いMRIを撮像する。脳血管攣縮は症例2のように，前方循環系に多く主幹部遠位〜皮質枝近位側に認める。多発性，多分節状で12週間以内に正常化することが特徴である。完全閉塞をきたすことはなく，末梢の血流信号は描出される。FLAIRでは脳表に沿って高信号域を認めることがある。鑑別として家族性片麻痺性偏頭痛や三叉神経痛が挙がる。

神経症候学的解説

　PRESは痙攣を主症状として意識障害，視野・視力障害，片麻痺，失語，不随意運動，小脳失調など非特異的な症状をきたす。痙攣や意識障害を生じるものの，MRIの信号変化や病変分布に比較して，全身状態や神経症状は比較的軽度である。特に脳幹病変では，脳幹全体に高信号をきたすにもかかわらず，症状は軽度なことが多く，梗塞や脱髄病変，神経膠腫との鑑別となる。

　一方，RCVSにおける脳動脈攣縮は急激に起こると考えられ，突然発症の頭痛（雷鳴様頭痛）を特徴とする。脳動脈攣縮が持続している期間は，この頭痛は持続もしくは断続的に寛解，再発を繰り返す。皮質枝や穿通動脈レベルに梗塞を起こすと不全麻痺などの症状をきたす。頭痛は数日〜数週間持続するが，可逆的で一過性である。

Memo① 　血圧自己調節能

　脳動脈には，血圧変動に対して脳循環を一定に保つように細小動脈から毛細血管に自動調節能があり，血圧上昇に対して脳動脈は自動的に収縮するが，過度の急激な血圧上昇が起こると血管内皮細胞が障害され自動調節能が不全に陥る。

Memo② PRES vs. RCVS

PRESとRCVSの臨床像は非常に類似点が多い。血管攣縮がないか，もしくは軽度であればPRESに近く，適切な治療がなされずに血管攣縮が高度になれば，RCVSに近い病態となると考えられている[1]。RCVSはPRESに比べて梗塞に陥りやすく，後遺症を残しやすいことからもPRESの重症化型ないし重篤な亜型とも言える。またRCVSは，Willis動脈輪から比較的近位の動脈に攣縮をきたすため虚血性病変に陥りやすいのに対し，PRESの血管攣縮は比較的遠位に起こるため，虚血性病変に陥りにくいと指摘している報告もある[2]。

文献

1) Koga Y, et al：Rinsho Shinkeigaku. 2008；48(5)：355-8.
2) Singhal AB：Arch Neurol. 2004；61(3)：411-6.

2章 脳血管障害

12. 海綿状血管腫と静脈奇形

◆CASE紹介

症例1

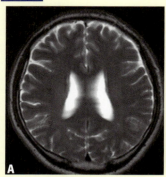
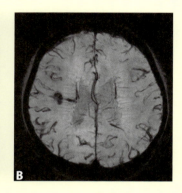

A：T2強調画像　B：SWI

症例2

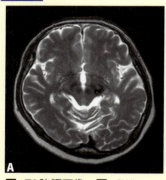
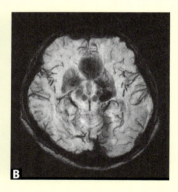

A：T2強調画像　B：SWI

症例1：60歳代男性，検診で発見された。右半卵円中心レベルの白質にT2強調画像（A）で淡い低信号域を認め，SWI（B）で結節状の低信号域と深部へ還流する静脈に沿った線状の低信号域を認める。海綿状血管腫と静脈奇形を疑う所見である。

症例2：60歳代男性，左視床〜中大脳脚にかけてT2強調画像（A）で中心部に淡い高信号域，辺縁には低信号域を認める。SWI（B）では全体として結節状の低信号域を呈している。海綿状血管腫を疑う所見である。

一般的事項

　海綿状血管腫（cavernous malformation）は類洞（拡張した毛細血管）の集簇からなる血管奇形で，流入動脈やnidus，流出静脈はない。大脳半球白質，中脳や橋深部，小脳半球に好発する。20〜30％は静脈奇形の上流側に合併する。ほとんどが無症状であり，画像診断で偶発的に発見される。内部出血や周囲浮腫，mass effectにより頭痛や痙攣発作，局所神経症状をきたす場合もある。

　大脳半球の髄質静脈血流は，浅層のものは表在還流し，深部のものは深部へと還流するが，これら髄質静脈に形成不全があると本来の還流に障害を生じ，逆方向に向かう静脈奇形（developmental venous anomaly）を形成する。つまり静脈奇形とは，多数の拡張した髄質静脈が1箇所に集合し，静脈形成不全部において反転して太い集合静脈（collecting vein）を形成する奇形である。

読影・診断のポイント

　海綿状血管腫は繰り返す出血や血栓化によって類洞が閉塞していることが多い。CTでは内部血栓や陳旧性出血を反映して軽度高吸収域を呈する。様々な時期の血腫や血栓を反映したT1強調画像での低信号と高信号（メトヘモグロビン）の混在やT2強調画像でのpopcorn like appearance（☞Memo①）を呈する。辺縁部にはT2強調画像でヘモジデリンによる低信号域を形成する。T2*強調画像や磁化率強調画像では磁化率効果に鋭敏なことを反映して，微小血管腫の検出に有用である。ただし，基底核や視床など深部穿通動脈領域の微小ヘモジデリン沈着は高血圧性動脈硬化による出血を示唆するので注意が必要である。

　静脈奇形もほとんどの症例が無症候性であり，MRIで偶発的に診断される。集合静脈に還流する髄質静脈の放射状形態が特徴的なumbrella様を呈する。表在還流型は前頭葉・頭頂葉に多く，深部還流型は脳室周囲に好発する。大きな静脈奇形の場合にはT2強調画像で脳実質を貫く集合静脈や拡張した多数の髄質静脈のflow voidを指摘できるが，集合静脈に連続する髄質静脈を含めた全体像の描出には，磁化率強調画像や造影MRA画像が必要である。大部分は小さく無症状であるが，一部に還流障害によるグリオーシスを伴うことがあり，T2強調画像やFLAIRで高信号を呈する。静脈内圧の上昇によりumbrella状髄質静脈の上流側に海綿状血管腫を合併することがある。

Memo ① popcorn like appearance

　T2強調画像で新旧の出血を反映した所見であり，ポップコーン様を呈する。ヘモジデリンやデオキシヘモグロビンが低信号域となり，メトヘモグロビンが高信号域となる。

13. アミロイドアンギオパチー

◆CASE紹介

症例1

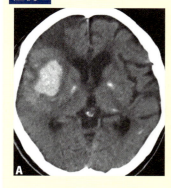
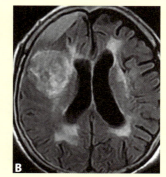
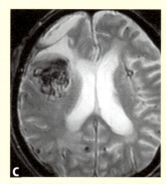
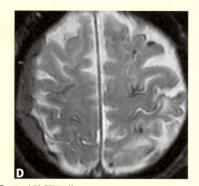

A：単純CT　B：FLAIR　C・D：T2*強調画像

症例2

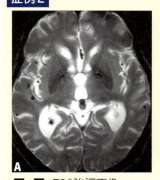
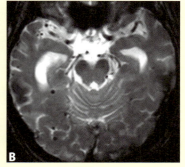

A・B：T2*強調画像　　　　　　　　　　（次頁へ続く）

症例2（続き）

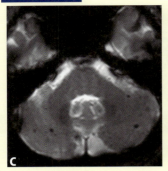 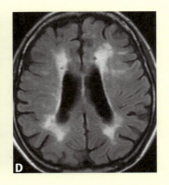

C：T2*強調画像　**D**：FLAIR

症例1：80歳代女性，脳梗塞や出血の既往があり，起床時より傾眠傾向であったため救急要請となった。単純CTで右前頭葉皮質下白質から白質に及び高吸収域を認め，出血の所見である（**A**）。出血の内部はFLAIRで不均一信号（**B**），T2*強調画像で著明な低信号を認める（**C**）。また，円蓋部では脳表にT2*強調画像で低信号域を認め，出血既往の脳表ヘモジデリン沈着（superficial siderosis）の所見である（**D**）。右硬膜下血腫も認める。

症例2：80歳代女性，半年くらいの経過で急速に進行する認知症があり，MRIを撮影した。T2*強調画像で大脳や小脳半球に多数の点状低信号域がみられ，出血後の変化である（**A**〜**C**）。短期間で側脳室周囲の深部白質にFLAIRで高信号域が出現し，脳アミロイドーシスに関連した白質脳症の所見である（**D**）。

撮像法選択のポイント

微小出血（ヘモジデリン）の検出は，T2*強調画像を含めた一般的シーケンスに加えて，磁化率強調画像（susceptibility-weighted image；SWI）を追加したり，1.5Tではなく3TでのT2*強調画像の撮像を行うことで，より明瞭となる。

一般的事項

中枢神経系のアミロイド沈着症である脳アミロイドーシスは，脳アミロイドアンギオパチー（cerebral amyloid angiopathy；CAA）とアルツハイマー病に大きく分類される。CAAはアミロイド沈着を基盤として，再発を繰り返す高齢者の皮質/皮質下出血，くも膜下出血やラクナ梗塞を引き起こす疾患である。また，CAAに関連した炎症や肉芽腫性血管炎により亜急性白質脳症を呈し，進行性認知機能障害や行動異常を起こす。

病理学的には皮質/皮質下白質，髄膜の中小血管壁に，アミロイド蛋白が沈着することで，中膜平滑筋の変性や消失，微小動脈瘤様血管拡張，フィブリノイド変性を引き起

こし，血管壁の破綻や出血を生じる。沈着するアミロイド蛋白の主成分として6種類（アミロイドβ蛋白，システイン，プリオン蛋白，ABri/ADan，トランスサイレチン，ゲルゾリン）があり，CAAはそれぞれの6病型に分類される。このうち，アミロイドβ（Aβ）の沈着型が最も多く，その中に孤発性と遺伝性があるが，孤発性Aβが最も多い。

CAAの確定診断には病理学的証明が必要となるが，非侵襲的なMRI所見も診断基準として利用される。Boston CAA groupによる診断基準（Boston診断基準[1]）（☞Memo①）では，臨床的に，①脳葉型，皮質/皮質下白質の多発性脳出血，②55歳以上，③他に脳出血の原因がない，の3項目を満たせば，probable CAAと診断される。

読影・診断のポイント

高齢者の非高血圧性出血のうち，多発性/再発性の皮質下出血・くも膜下出血を特徴とし，認知機能障害を伴う。繰り返している場合には診断は容易であるが，初回の単発性皮質下出血では高血圧性かCAAによる出血かどうかの鑑別が困難である。基底核や視床，脳幹にはアミロイド沈着，出血をきたすことはなく，大脳半球（頭頂葉・後頭葉＞前頭葉＞側頭葉）や小脳に生じる。出血は同一葉または他葉を含めて時間的・空間的に多発することが多く，時相が異なる複数の不整形な血腫を形成する。微小出血の既往を反映して，T2*強調画像やSWIでは皮質/皮質下白質に多発性のヘモジデリン沈着が認められる。

くも膜下腔の軟膜動脈の破綻や皮質下出血の脳表穿破が起きると，くも膜下出血となる。急性期くも膜下出血もしくはくも膜下出血の既往を反映して，脳表ヘモジデリン沈着（superficial siderosis）（☞Memo②）となる。急性期における少量のくも膜下出血の検出にはFLAIRが有用である。病歴に外傷のない高齢者における円蓋部のくも膜下出血では，脳アミロイドーシスを疑う必要がある。

脳アミロイドーシスに伴う白質脳症は主に，①U-fiberを含む皮質下を中心としたmass effectを伴う可逆性白質病変，②側脳室周囲の非可逆性の対称性白質病変，の2種類がある。①は炎症に伴う血管性浮腫と推察されている。

神経症候学的解説

病初期は無症状であるが，徐々に一過性神経障害（transient focal neurological episodes；TFNEまたはamyloid spells[2]）や認知機能低下[3]をきたすようになる。25％の症例では，脳出血発症前に認知機能低下をきたし，アルツハイマー病症状を呈する。脳出血を発症すると頭痛，意識障害や片麻痺，視野障害，失語などの高次脳機能障害[4]を呈する。くも膜下出血を併発すると髄膜刺激症状をきたす。一過性神経障害の段階で一過

性脳虚血発作（TIA）と診断され，抗血栓療法が開始されることがあるが，高率に脳出血やくも膜下出血をきたすため禁忌とされる。TFNEを呈し脳表ヘモジデリン沈着を認める症例では，留意が必要である[5]。

Memo① Boston 診断基準[1]

CAA関連脳出血の診断基準としてBoston診断基準（**表1**）[1]がある。わが国では高血圧性脳出血が多いため，Boston診断基準の除外項目である"他の原因病変"に高血圧症を含めた，より特異度の高い診断基準が"厚生労働省アミロイドーシスに関する調査研究班"[6]により作成されている。

表1　Boston 診断基準

確実 (definite CAA)	剖検にて以下の3点を示す • 脳葉型，皮質／皮質下出血 • CAA関連血管病変 • 他の原因病変の欠如
ほぼ確実 (probable CAA with supporting pathology)	臨床所見および病理組織が以下の3点を示す • 脳葉型，皮質／皮質下出血 • 標本内にCAA組織が存在 • 他の原因病変の欠如
臨床的にほぼ確実 (probable CAA)	臨床所見およびMRI／CT所見が以下の3点を示す • 脳葉型，皮質／皮質下に限局する多発性出血 • 年齢55歳以上 • 他の原因病変の欠如
疑い (possible CAA)	臨床所見およびMRI／CT所見が以下の3点を示す • 脳葉型，皮質／皮質下に限局する単発性出血 • 年齢55歳以上 • 他の原因病変の欠如

（文献1より改変）

Memo② 脳表ヘモジデリン沈着（superficial siderosis）

脳表ヘモジデリン沈着は1908年にHamillにより初めて報告され[7]，古典的には臨床症候として感音性難聴・小脳失調・脊髄症（歩行障害，排尿障害，しびれなど），認知機能障害などを呈する疾患である。原因疾患として脳アミロイドーシスのほか，脳動脈瘤（**図1**）・脳動静脈奇形，外傷，脳脊髄液減少症，硬膜異常症など多岐にわたるため，それらを検索する。CAA38例のうち23例（60.5％）で脳表ヘモジデリン沈着を認めたが，非CAA脳出血例22例のうち1例も脳表ヘモジデリン沈着を認めなかった，という報告が

あり，脳表ヘモジデリン沈着は脳アミロイドーシスの特徴のひとつとされる[8]。また，テント上優位に分布する脳表ヘモジデリン沈着は，脳アミロイドーシスのみならずアルツハイマー病の診断においても有用な可能性がある[8]。

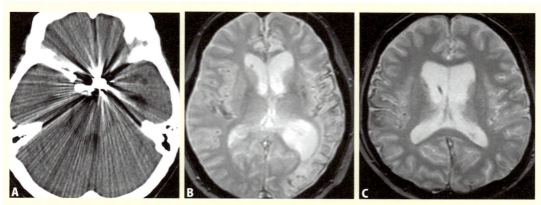

図1　内頸動脈瘤破裂によるくも膜下出血に対するコイル塞栓術後（参考症例）
A：2年後のCT　B・C：2年後のT2*強調画像
左内頸動脈瘤コイル塞栓術後（A），T2*強調画像で脳表に低信号域がみられ，くも膜下出血後の脳表ヘモジデリン沈着（superficial siderosis）の所見である（B・C）。

文献

1) Johnson KA, et al：Ann Neurol. 2007；62(3)：229-34.
2) Coates R, et al：Pract Neurol. 2015；15(2)：124-6.
3) Yamada M, et al：Stroke. 1996；27(7)：1155-62.
4) Yamada M：Neuropathology. 2000；20(1)：8-22.
5) Yamawaki T：Neurological Therapeutics. 2021；38(2)：86-91.
6) 厚生労働科学研究費補助金難治性疾患克服研究事業アミロイドーシスに関する調査研究班：アミロイドーシス診療ガイドライン2010.
7) Hamill RC：J Nerv Ment Dis. 1908；35(9)：594.
8) Linn J, et al：Neurology. 2010；74(17)：1346-50.

2章　脳血管障害

14. 脳血管障害の二次変性

◆CASE紹介

症例1

A・B：FLAIR

症例2

T2強調画像

症例3

T2強調画像

症例1：FLAIRで左中大脳動脈領域の広範な陳旧性血管障害がみられ，左中大脳脚，橋レベルの錐体路に沿って高信号域がみられる（**A**・**B**）。皮質脊髄路のWaller変性と考える。

症例2：脳幹出血後，右下オリーブ核にT2強調画像で異常信号がみられ，仮性肥大と考える。

症例3：脳幹梗塞後，両側中小脳脚にT2強調画像で異常信号がみられ，橋小脳路のWaller変性と考える。

一般的事項

　脳血管障害に伴う，主病変と関連する神経路および遠隔部位に順行性もしくは逆行性

の様々な二次性変化が起こり，MRIで信号変化をきたす。陳旧性梗塞の場合は主病巣が吸収されて不明瞭なこともあるので，二次変性が診断の決め手となることがある。

読影・診断のポイント

❶ 皮質脊髄路（錐体路）のWaller変性：神経細胞または軸索障害により順行性に髄鞘の変性をきたすもの。大脳皮質運動領野から内包後脚の障害では，皮質脊髄路を中心とする錐体路に変性が認められる。
❷ 中大脳動脈領域病変に伴う視床内側の二次変性
❸ 線条体梗塞に伴う黒質の二次変性
❹ 下オリーブ核仮性肥大：Guillain-Mollaretの三角（☞Memo）の経シナプス的変性。小脳歯状核病変は反対側オリーブ核に，橋背側中心被蓋路では同側に変性が生じる。
❺ 中小脳脚のWaller変性：橋小脳路は交差し，対側の中小脳脚を経由して対側小脳半球歯状核に入力するので，橋傍正中動脈領域病変では両側中小脳脚にWaller変性が生じる。

Memo　Guillain-Mollaretの三角（図1）

　小脳歯状核，赤核，下オリーブ核で形成される遠心性神経路。小脳歯状核から赤核へは，上小脳脚を経由した後に対側へと赤核交差を受ける経路を通る。赤核から下オリーブ核へは橋背側中心被蓋路を通る。小脳歯状核病変では反対側下オリーブ核に，橋背側中心被蓋路の病変では同側に変性が生じる（図2）。

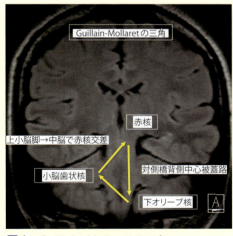

図1　Guillain-Mollaretの三角

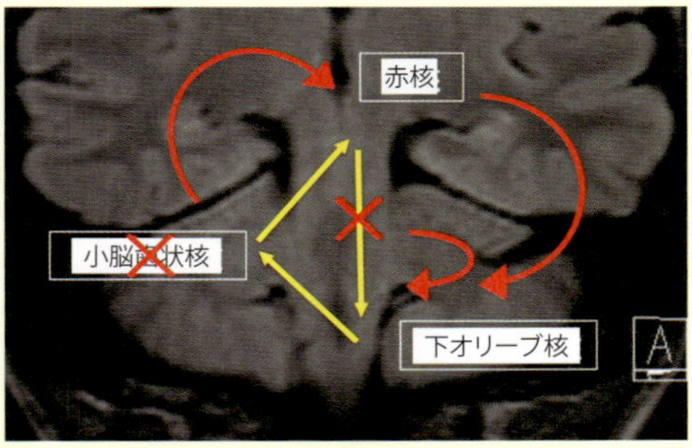

図2　障害部位と変性部位の関係

参考文献
▶ Ogawa T, et al：Radiology. 1997；204(3)：847-51.

3

頭部外傷

3章　頭部外傷

1. 頭部外傷の読影で 注意すべきこと

◆CASE紹介

症例1

A～C：単純CT

症例2

A・B：単純CT（軸位断）
C：単純CT（冠状断）
D：FLAIR（軸位断）

症例1：20歳代男性，単純CTで左側頭後頭部皮下に広範な皮下血腫がみられ受傷部位が疑われる（**A**）。大脳鎌周囲に硬膜下血腫および脳底槽にくも膜下出血を認める。脳溝や脳槽は狭小で不明瞭となっており，びまん性脳腫脹を疑う所見である（**B**）。両側減圧開頭術が施行されたが，両側大脳半球には多発する挫傷が出現している。硬膜下血腫も増加している（**C**）。

症例2：50歳代男性，単純CTで左円蓋部に脳実質よりやや低い濃度が主体（脳実質側は高吸収）の硬膜下血腫がみられ，左大脳半球を圧排している（**A**・**C**）。大脳鎌下で脳実質が右側へと偏位しており，大脳鎌下ヘルニアの所見である。左迂回槽も対側に比較して狭小となっており，下行性テント切痕ヘルニアの所見である（**B**・**C**）。FLAIRでは内部は比較的均一な高信号域を認める（**D**）。

撮像法選択のポイント

受傷直後の頭部外傷の診断には，CTが第一選択となる。頭蓋内の急性外傷性変化は，前頭葉底部や中頭蓋窩に好発するため，軸位断のみで診断せずに冠状断再構成での観察が有用である。また，頭部外傷の症例では頭蓋骨や顔面外傷を併発していることも多いため，骨関数処理を加えた軸位断や冠状断再構成画像で，隈なくチェックする。

一般的事項

頭部外傷は，銃創や鋭的外傷により生じる開放性頭部外傷と鈍的外傷により生じる閉鎖性（非開放性）頭部外傷に大別される。日常臨床では，大部分が閉鎖性頭部外傷である。典型的には，直達外力を受けることによる受傷部直下の外傷（coup injury）および，その対側の脳実質が頭蓋骨と衝突することで生じる外傷（contrecoup injury）による頭蓋内外傷性変化を生じるが，そこに急速加速や減速などの加速度変化による剪断力（shearing force）も加わることで，様々な外傷性変化が生じる（☞**Pitfall**）。頭蓋内に起こる外傷として，脳挫傷（☞**3章2**），外傷性くも膜下出血（☞**3章3**），硬膜外血腫（☞**3章4**），硬膜下血腫（☞**3章5**），びまん性軸索損傷（☞**3章6**）がある。これらにより続発する所見として，びまん性脳腫脹，脳ヘルニアがある。

読影・診断のポイント

頭部外傷の読影では，まずcoup injuryがどこなのかを見つける。受傷部は大抵の場合，皮下血腫を伴うため，皮下の"たんこぶ"を見つけるところから始める。coup sideは直下に，脳挫傷やくも膜下出血，硬膜下血腫のいずれも生じうる。さらに"たんこぶ"の中心部に頭蓋骨骨折がないかを骨条件で念入りに確認する。骨折がある場合は，硬膜外血腫の有無を確認する。contrecoup sideのみならず深部についても十分チェックす

る。なお，それぞれの病態については各々の項で詳細に解説する。

　予後不良所見として，びまん性脳腫脹や脳ヘルニアがある。びまん性脳腫脹は多くの場合，びまん性軸索損傷や血管障害などに伴い予後不良因子である。脳溝の狭小化，脳室や脳槽の狭小化，皮髄境界の不明瞭化などは，びまん性脳腫脹を疑う所見である。経時的に増悪するため，経過観察のCTでも注意深く観察することが必要である。脳ヘルニアは，片側の硬膜下血腫や硬膜外血腫などのmass effectを伴う血腫により圧排されることで生じる。正中構造の左右への偏位（midline shift）だけでなく，テント上下方向の偏位〔テント切痕ヘルニア：（☞症例2）〕があるため，軸位断のみでなく冠状断でも確認することが望ましい。

神経症候学的解説

◆Pitfall：intermediate contusion[1]

coup injuryおよびcontrecoup injury以外の深部におけるびまん性軸索損傷や穿通枝障害を，広範に含めてintermediate contusionと言う。基底核や視床などの深部穿通動脈領域は直達外力を受けづらいが，このような病態があることを念頭に置き，coup sideやcontrecoup sideのみでなく深部も観察することが必要である。

文献
1) 寺田一志：第7章 頭部外傷. 頭部画像診断のここが鑑別ポイント 改訂版. 土屋一洋, 他編. 羊土社, 2011, p246-65.

3章　頭部外傷

2. 脳挫傷

◆CASE 紹介

症例1

A：単純CT（軸位断）
B：単純CT（冠状断）
C：FLAIR
D：T2*強調画像

症例2

A：単純CT（軸位断）　**B**：FLAIR　**C**：SWI

症例1：70歳代男性，アルコール依存症。ふらついて歩けず，路上に座り込んでいるところを通行人が警察に通報した。後頭部に挫創がみられた。

単純CTで両側前頭蓋底領域，直回や眼窩回にかけて挫傷と思われる血腫を認める（**A**・**B**）。周囲には浮腫性変化と思われる低吸収域を認める。FLAIRやT2*強調画像では，血腫は低信号域として描出される（**C**・**D**）。FLAIRでは，くも膜下腔に高信号域を認めており，くも膜下出血と考えられる（**C**）。

症例2：80歳代男性，買い物に出かけていたところ，意識消失した。外傷機転は不明だが，路上で倒れているところを通行人に発見され，救急搬送となった。

単純CTで，右優位に両側前頭葉や右側頭葉などに多発する脳挫傷を認める（**A**）。FLAIRでは，中心部に低信号を伴う高信号領域として描出される（**B**）。SWIでは，磁化率変化を反映して広範に低信号域を認める（**C**）。

撮像法選択のポイント

　頭部外傷における画像診断は単純CTが第一選択だが，脳挫傷の好発部位である頭蓋底部の観察において，頭蓋骨によるアーチファクトのため微細な出血性脳挫傷を見逃す可能性がある。CT上，所見が不明瞭だが，神経症状がある場合などには積極的にMRIも行う。特に，T2*強調画像やSWIを撮影すれば微細な出血の検出も可能である。また，頭蓋底の観察は軸位断よりも冠状断のほうが行いやすく，冠状断の再構成を積極的に行う。

一般的事項

　脳挫傷は，直達外力による非可逆的脳実質損傷による実質破壊および出血が本態である。出血がほとんどなく，脳組織壊死による浮腫性変化が主体のものを脳挫傷と言い，挫傷内に出血が顕著なものを出血性脳挫傷（ある程度まとまった分布と量がある場合は外傷性脳内出血）と言う。**3章1**で述べたように，直達外力を受けた直下の挫傷（coup contusion）のみならず，対側の頭蓋骨との衝突でcontrecoup contusionを生じうる。前頭側頭部の挫傷は，前頭側頭部打撲・後頭頭頂部打撲のいずれでも生じうるのに対し，頭頂後頭葉の挫傷は後頭頭頂部打撲の直達外力で生じる場合がほとんどである。側頭葉の脳挫傷は対側側頭部打撲でも生じる。皮質に限局する軽微な脳挫傷をcortical contusionと言い，前頭部の剪断力に伴う挫傷をgliding contusionと呼ぶ。二次性に生じる挫傷として，Kernohan's notch（☞**Memo①**）のような脳ヘルニアに続発して起こるherniation contusionや，骨折に伴う骨片辺縁によるfracture contusionがある。また，coup injuryやcontrecoup injury以外の回転加速度による穿通枝破綻をきたした場合には，深部の血腫を伴うことがある（intermediate contusion）。

読影・診断のポイント

　脳挫傷の検出には，①皮下血腫の同定，②coup injury直下の脳実質のチェック，③好発部位（図1）のチェックを行う。

　皮下血腫は直達外力を受けた部位（coup injury）を反映していることが多いため，皮下血腫がないかどうか，まずは体表の高吸収領域を探す。皮下血腫がある場合には，その部位が受傷部位と判断し，その頭蓋骨直下の脳実質を念入りに観察して，脳挫傷がないかを確認する。前頭蓋底（直回，眼窩回，下前頭回），中頭蓋底（側頭葉先端部，内側，底部，外側）は脳実質外腔がtightであり，他領域に比べて挫傷の好発部位となる（図1）。そのため，coup injuryが前頭側頭部・後頭頭頂部，いずれの場合もチェックする必要がある。特に，前頭蓋底の脳挫傷を診断する際には，軸位断のみでなく冠状断の再構成も作成して隈なく観察することが肝要である。その他，脳ヘルニアや骨折がある場合には，続発性挫傷がないかもチェックする。

　脳挫傷では，急性期に出血を反映した高吸収病変を検出するが，経時的に低吸収病変が顕在化してくる（☞Memo②）。時間経過とともに浮腫が増悪することや，遅発性に出血をきたすことがあるため（☞Pitfall①），CTでの経過観察が重要である。慢性期には，局所に萎縮を伴って軟化巣となり，瘢痕化する。

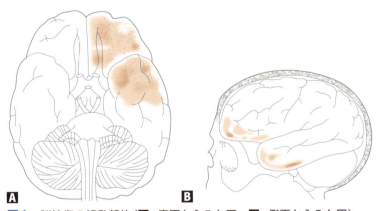

図1　脳挫傷の好発部位（A：底面からみた図，B：側面からみた図）

神経症候学的解説

◆Pitfall①：遅発性脳内血腫（出血性脳挫傷）

受傷直後には少量の外傷性くも膜下出血のみを認める症例でも，意識障害が進行する場合には遅発性出血の存在を考慮する。血管麻痺，血管調節機能破綻や血管透過性亢進などによる小出血，持続的血液漏出などが推測されている。その他，外傷に伴う微小塞栓により血管脆弱性が増悪するなどの説が

言われている。

◆Pitfall②：bilateral posterior temporal lobe contusions（両側後方側頭葉の挫傷）[1]

両側側頭葉後方に対称性に挫傷が生じることも報告されている。好発部位でないからといって挫傷ではない，と決めずに外傷歴の有無，病歴を詳細に問診して画像所見と照らし合わせることが重要である。

Memo① Kernohan's notch

　脳ヘルニアに伴い，脳実質が小脳テントなどに一過性に押しつけられることによる障害を指す。

Memo② salt-and-pepper sign

　低吸収の中に高吸収の入り交じった不均一な像を指し，出血性脳挫傷を反映した所見である。

文献
1) Geebels A, et al：Neurology. 2021；97(3)：142-3.

3章 頭部外傷

3. 外傷性くも膜下出血

◆CASE紹介

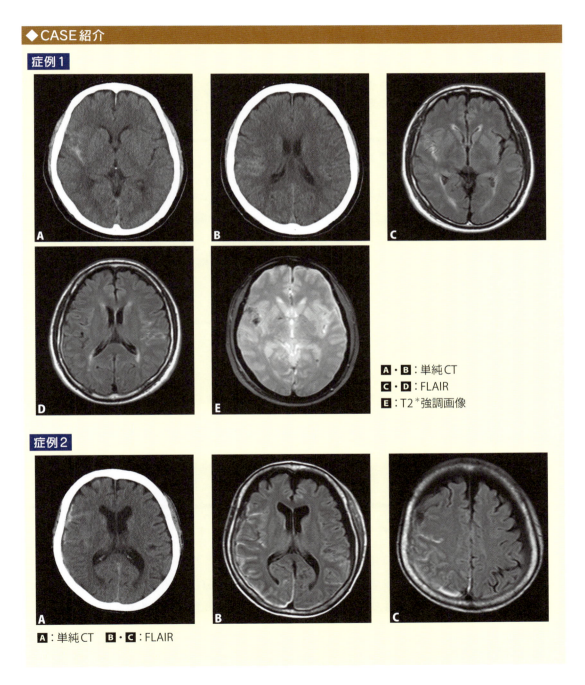

A・B：単純CT
C・D：FLAIR
E：T2*強調画像

A：単純CT　B・C：FLAIR

症例1：70歳代男性，19時頃，自転車走行中にマスクで眼鏡が曇り，前方が見えなくなり電柱と激突して右後方へと転倒し，アスファルトに後頭部をぶつけた。

単純CTで右シルビウス裂や弁蓋部の脳溝に沿って高吸収域を認める（**A**・**B**）。同様の分布でFLAIRでも高信号域を認める（**C**・**D**）。T2*強調画像では，右シルビウス裂に低信号域を認める（**E**）。外傷性くも膜下出血の所見である。

症例2：60歳代女性，息子と会うために道路で待っていたが，倒れるのを通行人が確認したため救急要請となった。

単純CTで右大脳半球脳溝や脳表に高吸収域を認める（**A**）。後方では脳溝は狭小であるが，くも膜下出血と断定できるほど明瞭な高吸収域ではない。同日に撮像されたFLAIRでは，CTで検出された領域よりも広範囲に高信号域を認める（**B**・**C**）。

撮像法選択のポイント

脳挫傷と同様に，第一選択は単純CTであり，急性期のくも膜下出血は高吸収を呈する。症例2のように血腫の吸収値が低い部分については，CT上は脳溝の不明瞭のみの所見となるためFLAIRが検出に有用である。また，受傷直後に意識障害がある外傷では，直後のCTで所見が乏しくても脳挫傷と同様に遅発性に出血する場合があるため，CTでの経過観察が必要である。

一般的事項

脳動脈瘤破裂や脳動脈解離で発症するくも膜下出血と異なり，外傷性くも膜下出血は，くも膜下腔を走行する架橋静脈の破綻や硬膜下血腫のくも膜下腔の穿通，脳挫傷のくも膜下腔への破綻が原因で生じる。脳挫傷や硬膜下血腫を伴うような外傷では多くの場合，外傷性くも膜下出血を伴っており，このような症例では神経症状が出現することが多い。

読影・診断のポイント

動脈瘤破裂で生じるような脳底槽の明瞭なくも膜下出血と異なり，脳溝や脳表に沿ったわずかなくも膜下出血のみのこともあるため，脳溝の描出に左右差がないか，不明瞭となっていないかを慎重に読影する。微量なくも膜下出血の場合にはFLAIRも検出に有用である。

◆Pitfall：外傷性くも膜下出血か？　脳動脈瘤破裂後の外傷か？

動脈瘤破裂によるくも膜下出血で，意識消失をきたし転倒することがしばしばある。病歴が外傷であると外傷性くも膜下出血と診断してしまいがちだが，背景に動脈瘤がないかは常に考慮しておく。皮下血腫など頭部表面の外傷，あるいは硬膜下血腫や脳挫傷の所見が乏しいにもかかわらず，脳底槽のくも膜下出血が多量にみられる場合などは動脈瘤破裂の可能性があるため，迷わずにCTAやMRIを撮像する。受傷機転が不明なときもMRI撮像の選択を躊躇する必要はない。特に亜急性期になると，くも膜下腔の血腫がメトヘモグロビンとなり，T1強調画像で高信号となるため，MRAの読影に支障をきたすので注意する。

3章 頭部外傷

4. 硬膜外血腫

◆CASE紹介

症例

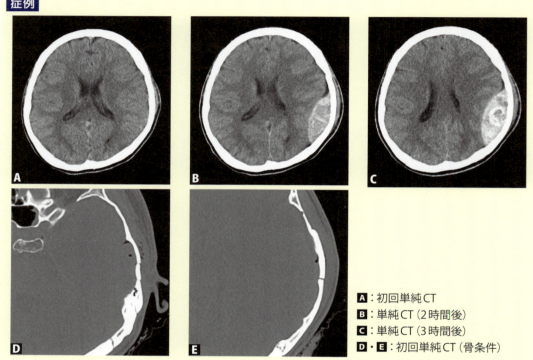

A：初回単純CT
B：単純CT（2時間後）
C：単純CT（3時間後）
D・E：初回単純CT（骨条件）

症例：20歳代男性，友人らと飲酒後，階段の踊り場で倒れているところを発見されて救急搬送となった。受傷機転は不明であった。

来院時の初回単純CTでは明らかな血腫は指摘できなかった（A）。その2時間後のフォローの単純CTでは凸レンズ型の高吸収血腫が出現し（B），その1時間後（初回から3時間後）には，さらに増大を認めた（C）。内部には活動性出血を疑わせる不均一像を認め，swirl sign（☞Memo①）と考えられる（C）。骨条件では左側頭骨に骨折がみられ，頭蓋内にはガスがみられるため，気脳症と考えられる（D・E）。

撮像法選択のポイント

硬膜外血腫は単純CTのみで十分に診断できる。骨条件の表示も加えて，同部の骨折の有無を必ず確認する。MRIは併存する異常（脳挫傷など）の検出に用いる。

一般的事項

硬膜外血腫は，直達外力により生じた頭蓋骨骨折に伴い血管（硬膜動脈）が損傷され，頭蓋骨内板と硬膜を剝がすように硬膜外腔に血腫が貯留する病態である。大部分は中硬膜動脈に生じるが，側頭部の骨が薄いことや内板の血管溝に埋まって固定されていることから，骨折による損傷を受けやすいとされている。硬膜外血腫は静脈洞よりも表層に局在し，静脈洞を挟んで血腫が正中を越えて対側やテント下〜上レベルへ進展することがある。受傷直後に短時間の意識消失があることが多いが，少し経つと改善し，数時間の意識清明期（lucid interval）が一定時間持続する。その後，動脈性出血による血腫増大をきたして頭痛や嘔吐，痙攣，意識障害，対側片麻痺，同側瞳孔散大が起こる。動脈性の硬膜外血腫では，血腫量の増大と脳実質圧排の程度で緊急開頭血腫除去術の適応になる。

読影・診断のポイント

典型的には頭蓋骨に接した凸レンズ状の高吸収域を呈するが，硬膜側が直線状もしくは三日月状を呈する場合もありうる。血腫内部の吸収値は活動性出血を反映して不均一となる（swirl sign）（☞**Memo①**）。血腫が大きくなると周囲に浮腫性変化を生じたり，脳ヘルニアを生じたりする。少量の場合には硬膜下血腫との鑑別が難しいが，頭蓋縫合部や硬膜分布との位置関係が有用な場合がある（☞**3章9**）。

神経症候学的解説

Memo① 　swirl sign

非造影CTにおける血腫内の不均一な吸収値のことである。凝固していない血液は凝固した血腫よりも低吸収を呈するため，低吸収域の混在は活動性出血が示唆される所見である。CTAを撮像すると，点状の増強域が血腫内にみられることがある。

Memo② benign anterior temporal epidural hematoma[1]（図1）

　中頭蓋窩前方の先端部に限局する血腫で，この領域は動脈性ではなく蝶形頭頂静脈洞（sphenoparietal sinus）の破綻による場合が多いため，経過観察で良好な経過をたどるとされている．同様の理由で，後頭骨骨折に伴って生じる硬膜外血腫もほとんどが静脈性であり，血腫は限局することが多い．小脳の圧排も軽度で，小脳症状をきたすことは少ないとされる．

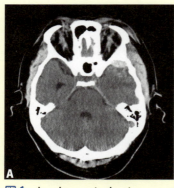 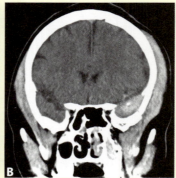

図1 benign anterior temporal epidural hematomaの参考症例
A：単純CT（軸位断）　**B**：単純CT（冠状断）
40歳代男性，飲酒後，コンビニ店内で顔面から出血しているところを発見され，救急搬送となった．単純CT（**A**・**B**）で左中頭蓋窩前方の先端部に限局する血腫がみられ，benign anterior temporal epidural hematomaの所見である．

文献
1) Gean AD. et al：Radiology. 2010；257(1)：212-8.

3章　頭部外傷

5.（慢性）硬膜下血腫

◆CASE紹介

症例1

A：単純CT
B：FLAIR
C：FLAIR（冠状断）
D：T1強調画像
E：T2*強調画像

症例2

A・B：単純CT

症例1：60歳代女性，2週間前は自立歩行していたが，1週間前から歩行困難で車椅子移動となり，2〜3日前からはトイレ歩行も困難となった。複数回の転倒歴がある。

単純CTで右円蓋部に沿って三日月状の血腫がみられる。血腫の内部は高吸収域と低吸収域が混在しており，不均一となっている（**A**）。血腫のmass effectにより右大脳半球の脳溝は狭小となっており，さらに正中構造が左へ偏位しており，大脳鎌下ヘルニアの所見である。FLAIR，T1強調画像でともに大部分は高信号域を呈しており，内部には凝血塊と思われる低信号領域を認める（**B**〜**D**）。この部分はT2*強調画像では低信号域を呈している（**E**）。慢性硬膜下血腫の所見である。

症例2：60歳代男性，ワーファリン内服中患者。路上で倒れて頭部から出血しているのを通行人が発見し，救急要請となった。

単純CTで左優位に硬膜下液貯留がみられ，左では背側に向かうにつれて高吸収のグラデーションがみられる（**A**）。内部の血液濃度の違いを反映している。頭蓋底では，粗大な脳挫傷や脳表の外傷性くも膜下出血を認める（**B**）。

撮像法選択のポイント

　同じ硬膜下血腫でも，急性硬膜下血腫の場合は硬膜外血腫と同様に頭部外傷の病歴が明らかであり，最初に単純CTが施行されることが多い。一方で，慢性硬膜下血腫は高齢者において脳萎縮によりもともと過伸展された架橋静脈が軽微な外傷（たとえば尻餅をついたなど）で破綻して生じることから，頭部外傷の精査というよりは何らかの中枢神経症状があって頭蓋内スクリーニング目的で画像検査が施行されるため，CTよりもMRIが施行されることが多い。慢性硬膜下血腫では内部の吸収値が脳実質と等濃度になって単純CTで見落とされることがあり，MRIのほうが診断に優れる。特に，FLAIRが慢性硬膜下血腫の診断には有用である。

一般的事項

　硬膜下血腫は，硬膜下腔に出血が起こる病態で，脳表の皮質静脈と硬膜静脈洞との間にある架橋静脈の損傷が原因である。実質内出血が硬膜下腔へ進展し，生じることもある。硬膜-くも膜間は結合織が乏しいため，血腫がこの間隙に沿って膜を剥がすように広がりやすい。

　慢性硬膜下血腫は，外傷後3週以降に，硬膜とくも膜の間に生じる緩徐進行性の血腫である。起因となる外傷エピソードが不明確な場合も多いが，詳細な病歴聴取が重要である。発生機序は，硬膜-くも膜間のdural border cell layer内を通過する架橋静脈の損傷による。これにより血腫を包みこむように内側と外側に，それぞれ被膜が反応性に形成される。時に複数の被膜を形成することがある。被膜形成が本疾患の特徴であり，急

性硬膜下血腫からの単なる移行ではなく，別の病態とされている．

危険因子としては，アルコール常飲，抗血栓薬の服用，血液透析，脳萎縮などが存在する．全年齢層で発症するが，高齢者に圧倒的に多くみられる．臨床症状としては，頭痛，片麻痺，意識障害，認知障害，精神症状，パーキンソン症候群が挙げられる．非高齢者では頭蓋内圧亢進による頭痛が多いが，高齢者では片麻痺の頻度が高くなる．本疾患に伴う認知症は，血腫除去術により改善する治療可能な認知症（treatable dementia）のひとつであるため適切に見きわめ，治療することが重要である．

読影・診断のポイント

厳密には異なる場合があるが，硬膜下血腫は三日月状の形状であり，硬膜外血腫の凸レンズ型血腫とは鑑別される（硬膜下血腫と硬膜外血腫の違いは☞3章9を参照）．

急性硬膜下血腫は，内部が比較的均一で高吸収を呈する．急性硬膜下血腫の観察にはsubdural window（☞Memo）が適する．硬膜下血腫をみたら，隣接する大脳半球の圧排や脳溝狭小化の程度，脳ヘルニアの有無を確認する．

慢性硬膜下血腫は被膜形成があり，内部に隔壁様の線状構造を認める（図1）．また，血腫の内部は複数の時相を反映して不均一となる．T1強調画像では，高信号と低信号の混在を認める．こちらも同様に，圧排や脳ヘルニアの程度を確認する．

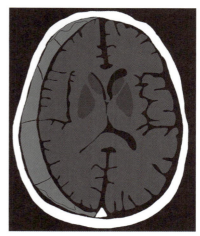

図1 慢性硬膜下血腫のシェーマ

図1では右硬膜下腔に複数の被膜や隔壁構造を伴う血腫貯留を示している．血腫内は出血時期により様々であるが，不均一となる．血腫により右大脳半球は圧排を受け，脳溝が狭小となっている．右側脳室も圧排を受け狭小化し，対側へ向かう脳ヘルニアもみられる．

神経症候学的解説

◆Pitfall：隠れる（？）硬膜下血腫

硬膜下血腫内部の濃度は刻一刻と変化する．内部吸収値が脳実質と等濃度である場合，境界が不明瞭となる（図2）．図2Aのような画像を初回で見た場合，見逃す可能性があるため注意が必要である．基本に忠実に，脳溝の左右差がないか（両側性の場合は両側とも見えないので注意），脳実質の輪郭はどこなのかをチェックする．

初回の単純CT（図2A）では，左優位に両側円蓋部に血腫がみられるため硬膜下血腫と考えられる．左硬膜下血腫は，12日後には一部に高吸収域が出現しており，凝血した血腫の所見である（図2B）．

26日後のCTでは，血腫内の濃度が両側ともに低下しており，脳実質との境界が明瞭となっている（図2C）。

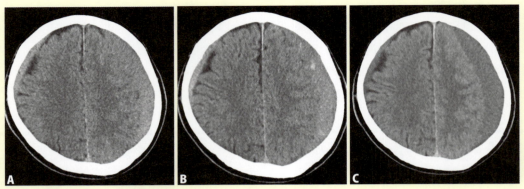

図2　参考症例（70歳代男性）の単純CT
A：初回　B：初回より12日後　C：初回より26日後

Memo　subdural window

　頭蓋骨直下の薄い硬膜下血腫は，骨のアーチファクトにより見逃す可能性があるため，subdural windowによる観察がよい。subdural windowとは，通常は90〜100のwindow幅で表示する頭部CT画像を，あえて150〜200と広めのwindow幅で表示することで骨のアーチファクトを低減し，骨に接する薄い硬膜下血腫を見逃さないようにする手法である。

参考文献
▶前原忠行，他：完全攻略 ちょっとハイレベルな頭部疾患のMRI診断．学研メディカル秀潤社，2008．

3章　頭部外傷

6. びまん性軸索損傷（DAI）

◆CASE紹介

症例1

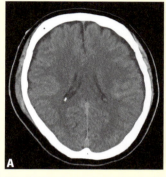
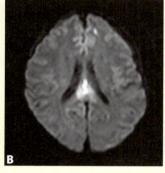
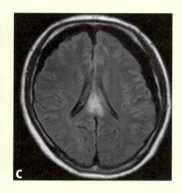

A：単純CT　B：拡散強調画像　C：FLAIR

症例2

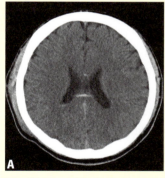
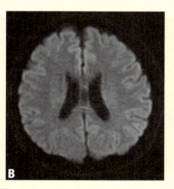
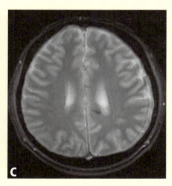

A：単純CT　B：拡散強調画像　C：T2*強調画像

症例3

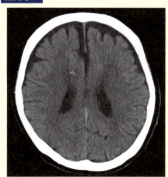

単純CT

症例1：40歳代男性，3tトラックの単独交通事故による外傷で意識障害となり救急搬送となった。

単純CT（**A**）では不明瞭だが，拡散強調画像（**B**）で脳梁から帯状回にかけて著明な高信号域を認め，FLAIR（**C**）でも高信号を呈している。びまん性軸索損傷の所見である。

症例2：20歳代男性，飲み会の帰りに車道に出てしまったところを時速30kmで運転中のタクシーに衝突され，2mほど飛ばされた。

単純CT（**A**）で脳梁に線状の高吸収域を認める。拡散強調画像（**B**）では，淡い高信号を呈している。その頭側の左傍脳室にはT2＊強調画像（**C**）で低信号域を認め，微小出血を疑う。びまん性軸索損傷の所見である。

症例3：70歳代男性，50ccバイクで単独交通事故を起こし，救急搬送となった。

単純CTで右傍脳室に線状の高吸収域を認め，びまん性軸索損傷の所見である。

撮像法選択のポイント

びまん性軸索損傷（diffuse axonal injury；DAI）における病変の検出には，非出血性病変は拡散強調画像，T2強調画像やFLAIR，出血性病変はT2＊強調画像や磁化率強調画像で観察する。CTでも微小出血の検出は可能だが，感度は高くなく，MRIでの観察が推奨される。CTで所見が乏しい割に意識障害が強い場合には，MRI撮像の検討が必要である。

一般的事項

DAIとは，回転性の加速や減速による外力が原因の剪断力（shearing force）によって生じた神経線維軸索や髄鞘の損傷，穿通血管の損傷である。びまん性とは，脳挫傷などの局所的損傷ではなく，広範囲の損傷を意味する。軸索損傷により遷延性の軸索機能障害をきたすが，典型的には外傷時の意識消失後に，そのまま昏睡状態となる。一般的に，脳挫傷などの他の局所的な損傷に比較して症状が重い。

軽度DAIは昏睡が1日以内で，長期にわたる神経障害や認知機能障害をきたさないものとされる。中等度DAIは昏睡が1日以上で，かつ脳幹損傷所見を伴わないもの，重度DAIは昏睡が1日以上で，かつ脳幹損傷所見を伴うものとされる。

読影・診断のポイント

脳梁，内包や大脳皮髄境界（前頭葉傍矢状部，側頭葉傍脳室部），脳幹（中脳背外側，橋上部），大脳基底核領域が好発部位となる。脳幹病変の有無は長期予後の指標として重要である。DAIにおける病変の検出は，非出血性病変と出血性病変にわけて考える。非出血性病変については，急性期は拡散強調画像高信号域（ADC map低下），亜急性期で

T2強調画像高信号，FLAIR高信号となる。出血性病変については，T2*強調画像や磁化率強調画像での観察が望ましい。

Memo　交連線維がDAIを受けやすい

　大脳白質が白く見えるのは有髄線維を多く含むためであり，これらの線維は多数の層や線維束を形成して複雑に走行している（図1）。以下の3つに大別される。
　①連合線維：同一大脳半球内の異なる皮質を連絡する
　②交連線維：正中線を交差して左右大脳半球を連絡する
　③投射線維：大脳皮質と他の中枢や脊髄とを連絡する
　いずれにも病変は生じうるが，頭蓋内に回転性外力が加わると両側大脳半球のねじれが生じることで，特に交連線維が損傷を受けやすい。交連線維は前交連，後交連，脳弓，海馬交連や脳梁を含む。

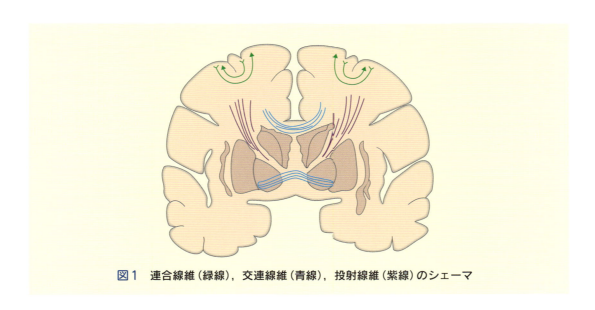

図1　連合線維（緑線），交連線維（青線），投射線維（紫線）のシェーマ

3章　頭部外傷

7. 脳脊髄液漏出症 （低髄液圧症候群）

◆CASE紹介

症例

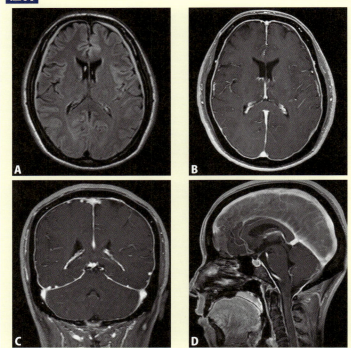

A：FLAIR
B：造影T1強調画像（軸位断）
C：造影T1強調画像（冠状断）
D：造影T1強調画像（矢状断）

症例：40歳代女性，頭痛および後頭部から頸部にかけての痛みを主訴に来院。坐位・立位で頭痛が悪化し，臥位で症状が治まるため，低髄液圧症候群の疑いでMRI撮像となった。
FLAIRで両側硬膜下腔に液貯留を認める（A）。造影T1強調画像でテント上／下に及ぶような硬膜のびまん性増強効果がみられる（B・C）。下垂体の腫大と濃染はみられるが，小脳扁桃の下垂はそれほど目立たない（D）。

撮像法選択のポイント

　画像診断の目的は，①低髄液圧症候群の診断と，②脳脊髄液（cerebrospinal fluid；

CSF）漏出の検出である。①には造影を含めた頭部・脊髄MRI，②には脊椎MRIや脳槽シンチグラフィが施行されることがある。

一般的事項

　低髄液圧症候群はCSFの減少が原因であり，起立時の頭痛の増悪，臥位による頭痛の改善，という特徴的な臨床症状を示す症候群である。急性期には低髄液圧（60mmH$_2$O以下）を呈することが多く，髄液漏出による髄液圧低下が主病態と考えられているが，髄液循環動態不均衡（髄液吸収亢進）などの要素も加わっている可能性がある。原因となる外傷がはっきりしている症例もあるが，臨床的に半数以上で髄液漏出が確認できず特発性とされる。症状が持続していても経過中に髄液圧が正常化する場合もある。症例によっては硬膜下血腫貯留による脳実質圧迫，脳ヘルニアをきたしてドレナージの適応となる。

読影・診断のポイント

　画像所見としては，造影T1強調画像で硬膜のびまん性肥厚を伴う増強効果が重要である〔「Monro-Kellieの法則」（☞**Memo**）に基づく〕。小脳テントや後頭蓋窩硬膜，脊柱管硬膜にも増強効果を認める（**図1**）。FLAIRでは，両側対称性に硬膜下液貯留（CSFよりは高信号）を認める。小脳テントや後頭蓋窩硬膜下液貯留がみられる点が慢性硬膜下血腫との鑑別になる。付随所見として，皮質静脈の拡張，小脳扁桃下垂，脳幹腹側の扁平化，下垂体腫大および鞍上槽の消失，視神経周囲くも膜下腔の開大，などがある。また，脊椎MRIでも脊柱管内の硬膜外静脈拡張，硬膜囊の虚脱，硬膜外液貯留などを認める。CTでは，脳溝狭小化と皮質静脈の拡張により，くも膜下腔に存在する血管が相対的に高吸収を呈し，くも膜下出血との鑑別が必要となる（pseudo SAH sign）。

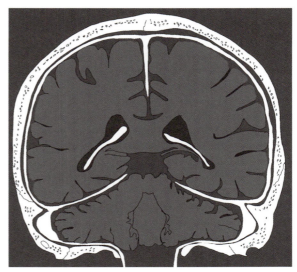

図1　低髄液圧症候群の造影T1強調画像冠状断のシェーマ
テント上，テント下（後頭蓋窩や脊柱管）に及ぶ，びまん性硬膜の肥厚と異常増強を示す。

神経症候学的解説

　臨床症状は起立性頭痛が最も頻度が高いが，そのほかの症状として悪心・嘔吐，神経症状（複視，聴力障害，視野欠損など），頸部痛，回転性めまい・耳鳴り，認知機能障害など多彩である[1]。頻度は少ないが，重篤な症例では意識障害を呈する。

Memo　Monro-Kellie の法則[2]

　頭蓋内と脊柱管内の容積は一定である，という仮定に基づき，この容積を構成する脳実質＋脳脊髄液＋血液（血管内腔）の容積は一定である，とするものである。

　脊髄液の減少による容積を代償するために頭蓋内・脊柱管内の血管が拡張し，広範囲な硬膜の造影効果をきたし，血管が豊富な下垂体も腫大する。また，硬膜下液体貯留が出現する。

文献

1) 菅原俊佑, 他 : 2. 救急を要する脳疾患. 低髄液圧症候群. すぐ役立つ 救急のCT・MRI. 改訂第2版. 井田正博, 他編著. 学研メディカル秀潤社, 2018, p60-1.
2) Mokri B : Neurology. 2001 ; 56(12) : 1746-8.

3章 頭部外傷

8. 脂肪塞栓症候群

◆CASE紹介

症例

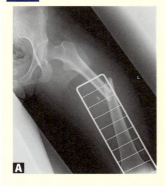
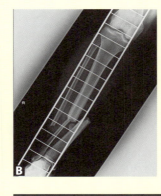
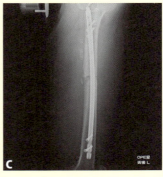
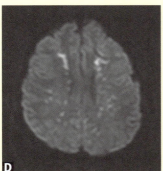
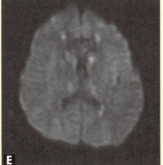
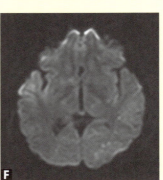

単純写真（**A**：左大腿，**B**：左下腿，**C**：髄内釘挿入後）　**D**〜**F**：拡散強調画像（手術翌日）

症例：20歳代女性，左大腿骨，脛骨，腓骨の多発骨折術後に意識障害が出現したためMRIを撮像した。左大腿・下腿の骨折（**A**・**B**）で髄内釘挿入後（**C**）。手術翌日の拡散強調画像（**D**〜**F**）で，両側深部白質や基底核，視床などに多発する点状の高信号域がみられ，脂肪塞栓症候群の特徴に合致する。

撮像法選択のポイント

拡散強調画像は初期でも検出に有用であるため撮像する。磁化率強調画像では点状の微細低信号をきたすため，こちらも有用である。

一般的事項

　脂肪塞栓症候群は，大腿骨や脛骨などの長管骨骨折後に生じる呼吸器・中枢神経・腎症状を呈する症候群である。一般には骨折後，12〜72時間の潜伏期を経てから生じる。

　発生機序としては，骨折骨髄由来の微小な脂肪滴が微小血管に塞栓することによるという説，血清脂質の溶解能に異常が発生し，血液内に脂肪滴の融合が生じることによるという説，毒性のある遊離脂肪酸発生による血管内皮への化学的傷害によるという説などが指摘されている[1,2]。

　中枢神経症状は80％に認められるが，症状は軽度見当識障害から昏睡に至るものや，痙攣や片麻痺など様々である。呼吸器症状はほぼすべての症例に生じ，呼吸困難，頻呼吸，低酸素血症をきたす。重症例では急性呼吸窮迫症候群（ARDS）となる。眼瞼結膜や口腔粘膜に出血斑をきたす症例もある。これらの中枢神経症状，呼吸器症状，出血斑が古典的三徴である。

　診断基準には，Gurd and Wilson's criteriaが用いられる。古典的三徴のうち2つ以上を満たすか，1つとその他のminor criteria（頻脈，発熱，黄疸，腎病変，網膜病変，Hb低下，血小板低下，血沈上昇，血中脂肪滴）のうち4つ以上を満たすことで診断される[3]。

読影・診断のポイント

　T2強調画像やFLAIRでは高信号を呈し，T1強調画像では低信号を呈する。T2*強調画像では，異常がないという報告[4]と，低信号を呈するという報告[5]がある。これは，微小出血を併発しているか，していないかの違いかもしれない。拡散強調画像では両側性に不均一な異常信号をきたすため，診断に有用である（☞**Memo**）。拡散強調画像異常信号は，脂肪塞栓による細胞傷害性浮腫を反映していると考えられ，その後のT2強調画像高信号域は血管性浮腫を反映したものと考える。T2強調画像で信号は可逆性であり消失するものがほとんどであるが，病変が残存するものは梗塞巣に陥ったと考えられ，症状残存があるかもしれない。

Memo　starfield pattern

　脂肪塞栓症候群では，背景が暗い大脳白質の領域に多数の点状の拡散強調画像高信号域を認めることが特徴である。これらは星のように見えることからstarfield patternと命名された[6]。

文献

1) Levy D：Clin Orthop Relat Res. 1990；(261)：281-6.

2) Batra P：J Thorac Imaging. 1987；2(3)：12-7.

3) Kwiatt ME, et al：Int J Crit Illn Inj Sci. 2013；3(1)：64-8.

4) Butteriss DJA, et al：AJNR Am J Neuroradiol. 2006；27(3)：620-3.

5) Yanagawa Y, et al：Am J Emerg Med. 2007；25(2)：217-8.

6) Parizel PM, et al：Stroke. 2001；32(12)：2942-4.

3章　頭部外傷

9. 硬膜下血腫 vs. 硬膜外血腫

◆CASE紹介

症例

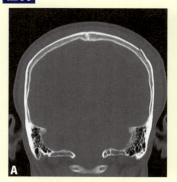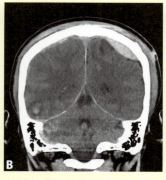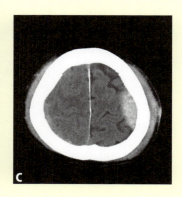

単純CT（**A**：骨条件・冠状断，**B**：冠状断，**C**：軸位断）

症例：60歳代男性，左硬膜外血腫＋右硬膜下血腫が合併した症例。
道路横断中に横道からそれて来たツーボックスカーと接触して左頭頂部を受傷した。左頭蓋冠に骨折線を認めており，骨折部に離開を認める（**A**）。骨折直下に凸レンズ型の血腫を認めるため，硬膜外血腫と考えられる（**B**・**C**）。contrecoup側の右高位円蓋部にも血腫がみられるが，こちらは硬膜下血腫と考えられる。右側頭葉には挫傷もみられる。

撮像法選択のポイント

　急性硬膜下血腫と硬膜外血腫はいずれも頭部外傷の病歴が明らかなため，最初に単純CTが選択される。合併する脳挫傷などの評価にはMRIが有用である。

一般的事項

　硬膜下血腫は硬膜下腔に出血が起こる病態で，脳表の皮質静脈と硬膜静脈洞との間にある架橋静脈の損傷が原因である。一方で硬膜外血腫は **3章4** で述べた通り，直達外力により生じた頭蓋骨骨折に伴い血管が損傷され，頭蓋骨内板と硬膜の間を剝がすように，硬膜外腔に血腫が貯留する病態である。

読影・診断のポイント

　硬膜下血腫は単独で生じることもあるが，多くは中等度以上の頭部外傷で発症するため脳挫傷を伴うことが多い。約半数で受傷直後より意識障害がみられる。衝撃により外力を受けたcoup側，反対のcontrecoup側，いずれにも生じる。後頭蓋窩に生じることは少ない。図1のシェーマのように頭蓋縫合部とは無関係に進展している。

　硬膜は，頭蓋骨内板側の骨膜性硬膜と狭義の硬膜である髄膜性硬膜が合わさり構成される。硬膜外血腫は，骨膜性硬膜を頭蓋骨から剥がすようにして増大していく。そのため，頭蓋縫合部を越えて進展することはなく，図1のシェーマのように縫合で血腫の辺縁が止まる。静脈洞は血腫よりも頭蓋内側へと偏位する。ただし，静脈洞損傷を伴う硬膜外血腫については縫合線を越えて進展し，特に矢状静脈洞損傷で正中をまたぐような血腫となるため注意が必要である。

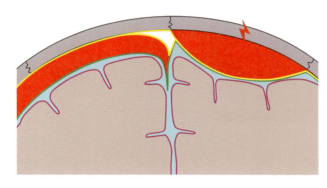

図1　硬膜下血腫と硬膜外血腫のシェーマ
　── 硬膜　── くも膜　── 軟膜
　■ くも膜下腔
左側の血腫が硬膜下血腫，右側の血腫が硬膜外血腫である。

Memo　硬膜下血腫と硬膜外血腫の違い（表1）

表1　硬膜下血腫と硬膜外血腫の違い

	硬膜下血腫	硬膜外血腫
局在	硬膜－くも膜間	頭蓋内板－骨膜性硬膜
出血源	架橋静脈	中硬膜動脈
縫合	越える	越えない
硬膜反転部	越えない	越える
症状	増悪する頭痛	意識清明期あり

3章 頭部外傷

10. 頭蓋骨骨折および鑑別すべき病態

◆CASE紹介

症例1

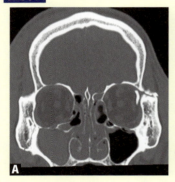
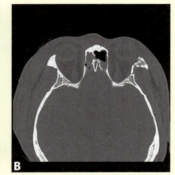

単純CT（A：冠状断，B：軸位断）

症例2

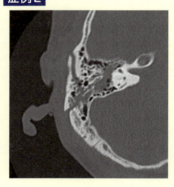

単純CT（側頭骨レベル）

症例1：40歳代男性，オートバイ走行中にトラックとぶつかり3〜5mほど飛ばされた．顔面を受傷し，救急搬送となった．

両側眼窩周囲の骨にずれがみられ，多発する骨折の所見である（A・B）．右篩骨洞に骨折を認め，頭蓋内側にはガスがみられるため気脳症が疑われる（B）．

症例2：40歳代男性，高エネルギー外傷で救急搬送となる．

単純CTでは，右側頭骨に横骨折・縦骨折の混在する骨折線を認め，右乳突洞内に液貯留がみられる．側頭骨骨折に伴う血腫貯留と考えられる．

撮像法選択のポイント

　頭部外傷精査目的の頭部CTでは，下顎骨まで撮像されることは少ないが，眼窩周囲や上顎洞レベル，側頭骨領域は撮像範囲に含まれる場合が多い．頭蓋内外傷に併発する顔面骨骨折を見逃さないためにも，thin sliceの骨条件の作成や，冠状断などの多断面再構成像（multiplanar reconstruction；MPR）の作成を行い，念入りに観察する必要がある．診療には多科（脳神経外科，眼科，耳鼻科，形成外科，歯科口腔外科など）が関わる領域であり，放射線科としては俯瞰的な読影が必要となる．

一般的事項

　頭蓋骨骨折を生じるほどの外力の頭部外傷を受ける場合，顔面外傷を併発していることもあるため，頭蓋骨の解剖のみならず，顔面骨の解剖について熟知する必要がある．図1のシェーマに示す通り，一般的に頭蓋骨と言われているものは神経頭蓋骨（以下，頭蓋骨）のことを言い，顔面骨と言われているものは顔面頭蓋骨（以下，顔面骨）と言う．

　機能として，頭蓋骨は脳保護，顔面骨は顔面形態保持や咬合などの機能維持がある．頭蓋骨は後頭骨，前頭骨，頭頂骨，側頭骨，蝶形骨の5種類7個（頭頂骨，側頭骨は両側），顔面骨は，鼻骨，篩骨，涙骨，頬骨，上顎骨，口蓋骨，鋤骨，下鼻甲介，下顎骨，舌骨の10種類を含む．頭蓋骨は数が少なく，どの骨が骨折しているか迷うことは少ないが，顔面骨は数が多く，縫合も複雑に入り組んでいるため，一見すると，どの骨が破壊されているのか迷う．特に，鼻骨，頬骨，上顎骨は顔面前方に突出しているために損傷を受けやすい．また，顔面骨折の診断には縫合の理解が重要である．中央部では①前頭鼻骨

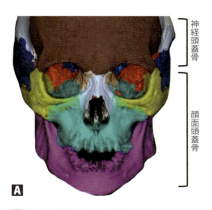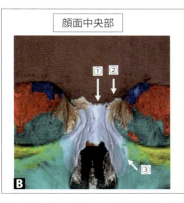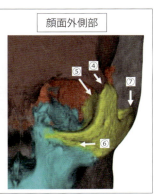

図1 頭蓋骨および顔面骨のシェーマ（**A**）と顔面中央部および顔面外側部の詳細（**B**）
●：前頭骨，●：頭頂骨，●：側頭骨，●：蝶形骨，●：鼻骨，●：篩骨・涙骨，●：頬骨，●：上顎骨・口蓋骨・鋤骨・下鼻甲介，●：下顎骨
①前頭鼻骨縫合，②前頭上顎縫合，③鼻骨上顎縫合，④前頭頬骨縫合，⑤蝶頬骨縫合，⑥頬骨上顎縫合，⑦頬骨側頭縫合

縫合，②前頭上顎縫合，③鼻骨上顎縫合があり，外側部では④前頭頬骨縫合，⑤蝶頬骨縫合，⑥頬骨上顎縫合，⑦頬骨側頭縫合がある．これらの縫合の離開は，後述するLe Fort骨折や三脚骨折の好発部位であり，重要である．

読影・診断のポイント

顔面骨骨折は，主に顔面中央部骨折〔顔面中央部中心〔Le Fort，鼻骨篩骨（naso-orbito-ethmoid；NOE）骨折〕，顔面中央部外側〔三脚骨折（zygomaticomaxillary complex；ZMC）〕〕，眼窩吹き抜け骨折（blowout fracture），視神経管骨折，側頭骨骨折，下顎骨骨折にわけられる．特に，中央部は複数の顔面骨や縫合が入り組んでいるため，顔面中央部骨折や眼窩吹き抜け骨折，視神経管骨折をオーバーラップする可能性があり（図2），念入りにCT thin slice像を確認する必要がある．

顔面中央部骨折のひとつであるLe Fort（"ルフォー"と読む）骨折は，タイプⅠ〜Ⅲまである（図2）．

タイプⅠは，上唇部に外力が加わることで上顎骨から口蓋/歯槽骨が遊離（floating palate）する骨折である．骨折線は鼻腔底〜梨状口外側，上顎洞前外側，蝶形骨翼状突起下部に及ぶ．

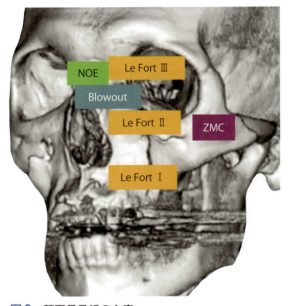

図2　顔面骨骨折の主座
ZMC（zygomaticomaxillary complex）：三脚骨折
NOE（naso-orbito-ethmoid）：鼻眼窩篩骨骨折
blowout fracture：眼窩吹き抜け骨折

タイプⅡは，鼻周囲に外力が加わることで上顎骨体部が遊離（floating maxilla）する骨折である．骨折線はピラミッド状に起こり（pyramidal fracture），鼻骨・涙骨〜上顎前頭突起，眼窩内側〜頬骨上顎縫合，上顎骨〜後方の翼状突起へと及ぶ．

タイプⅢは，眉間部や眼窩外側に外力が加わることで，頭蓋骨から顔面骨が離断する骨折である．骨折は鼻周囲の骨折と眼窩周囲の骨折にわけられる．鼻周囲の骨折はNOEとほぼ同義となる．眼窩周囲では，前頭頬骨・蝶頬骨縫合の離開，上顎後壁，翼状突起の骨折をきたす．

三脚骨折は，顔面中央部外側である頬骨隆起へ直接外力が加わることで生じる．頬骨周囲にある4つの縫合（前頭頬骨，蝶頬骨，頬骨上顎，頬骨側頭）が離開することで接合部骨折をきたす．この中で前頭頬骨・蝶頬骨縫合はLe FortタイプⅢ，頬骨上顎縫合はLe FortタイプⅡとのオーバーラップである．

眼窩吹き抜け骨折の機序は，前方から鈍的外力が加わることで眼窩縁から眼窩壁尖部方向へと直達外力〔buckling（conduction）theory〕が加わるという説と，眼窩内圧が上昇する（hydraulic theory）という説がある。いずれにしても外力もしくは内圧が，より脆弱な下壁や内側壁に及ぶことにより，底部型・内側型の吹き抜け骨折となる。底部型では，眼窩内脂肪織や外眼筋逸脱により，trapdoor signを呈する（**図3**）。

　側頭骨骨折は，錐体骨の長軸方向に骨折線が走る縦骨折（longitudinal fracture）と，短軸方向に走る横骨折（transverse fracture）にわかれる（**図4**）。縦骨折は側頭部への外力，横骨折は後頭部への外力により生じる。縦骨折では鼓膜損傷や耳小骨離断などの中耳障害をきたし，横骨折では半規管部に骨折が及ぶ。これらは側頭骨thin slice像でないと見逃すため，詳細な読影が必要である。

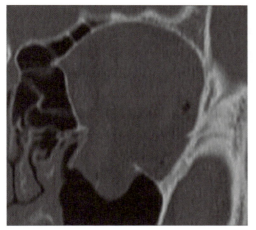 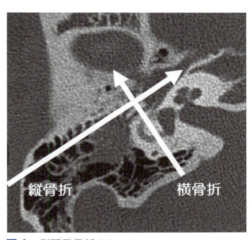

図3　参考症例①（CT冠状断像，trapdoor sign）
眼窩底部に吹き抜け骨折を認め，眼窩内容物が上顎洞側へと逸脱している。

図4　側頭骨骨折のシェーマ

画像から読み解く病変・病態

　Le Fort骨折の中では，修復も含めタイプⅢが最重症で治療困難となる。眼窩下神経障害は必発であるため，臨床的に重要である。三脚骨折は眼窩下神経麻痺，咬合不全，顎関節可動域制限をきたす。眼窩吹き抜け骨折は，複視や眼球運動障害をきたす。側頭骨の縦骨折は，中耳損傷による伝音難聴をきたし，横骨折では内耳障害によりめまいや平衡感覚障害を生じる。これらの臨床所見と画像所見を対比しながら診断にあたる。

Memo　Le Fort骨折の読影方法

　Le Fort骨折は複雑で難しいが，読影方法として，①まず翼状突起の骨折の有無チェック，②それぞれのタイプで最も折れやすいとされている，梨状口（タイプⅠ），眼窩下壁

（タイプⅡ）の骨折，頬骨前頭縫合（タイプⅢ）の離開の有無チェック，③それ以外の骨折の有無チェック，の順に行うと系統立っており，わかりやすい[1]（図5）。

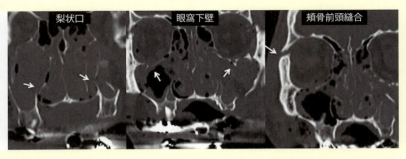

図5　参考症例②
翼状突起，梨状口，眼窩下壁の骨折，頬骨前頭縫合離開の例。この部位をまずはチェックする。

文献
1) Rhea JT, et al : AJR Am J Roentgenol. 2005 ; 184(5) : 1700-5.

4

炎症／感染症

4章 炎症／感染症

1. 脳膿瘍

◆CASE紹介

症例1

A：単純CT
B：拡散強調画像
C：FLAIR
D：造影T1強調画像

症例2

A：拡散強調画像
B：ADC map

（次頁へ続く）

症例2（続き）

C：FLAIR
D：造影T1強調画像

症例3

A：単純CT　B：拡散強調画像　C：ADC map　D：FLAIR　E：T2強調画像　F：造影T1強調画像

症例4

A：胸腰椎STIR　B：単純CT　C：拡散強調画像

（次頁へ続く）

4章　炎症／感染症

123

症例4（続き）

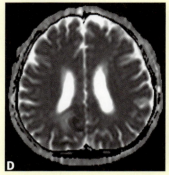 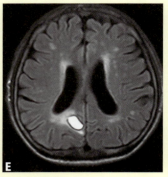 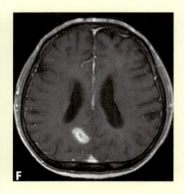

D：ADC map　**E**：FLAIR　**F**：造影T1強調画像

症例1：40歳代女性．夕方頃に息子に対して意味不明な言動があり，その後2分間痙攣がみられ救急要請となった．
左側頭葉皮質に単純CTで低吸収域を認め（**A**），脳表側を主体として拡散強調画像で著明な高信号を認めている（**B**）．FLAIRでは，さらに深部にまで浮腫性変化を疑う高信号域が進展している（**C**）．造影T1強調画像では，リング状増強効果を認める（**D**）．

症例2：70歳代男性．感冒後，ふらつきを感じ内科受診した．
左小脳半球に腫瘤状の著明な拡散制限域を認め（**A**・**B**），同部はFLAIRで不均一信号を呈している（**C**）．造影T1強調画像では，リング状増強効果を認める（**D**）．

症例3：80歳代男性．前日までは問題なかったが，隣家を間違えて訪問する，靴を履かずに外出する，配偶者に暴言を吐くなどの異常行動が出現し，救急要請となった．背景に糖尿病と高血圧症がある．
右小脳半球に単純CTで腫瘤状の低吸収域を認め（**A**），内部は均一に著明な拡散制限域を認める（**B**・**C**）．同部はFLAIRで不均一信号を呈している（**D**）．T2強調画像では，辺縁にやや厚い帯状の低信号域がみられる（**E**）．造影T1強調画像では，リング状増強効果を認める（**F**）．

症例4：60歳代男性．1カ月前から腰痛が出現し，胸腰椎STIRで下位胸椎に終板の破壊性変化を伴う高信号域を認め化膿性椎間板炎の診断となった（**A**）．菌血症もあり，精査にて感染性心内膜炎の診断となった．頭蓋内検索目的にMRIの撮影となった．
右頭頂葉内側に，単純CTで脳実質よりも吸収値の高い領域を認め（**B**），内部は著明な拡散制限を呈している（**C**・**D**）．FLAIRでも内部は高信号を認め，脳室上衣側にかけて浮腫性変化と思われる高信号域が広がっている（**E**）．造影T1強調画像では，リング状増強効果を認める（**F**）．脳膿瘍の所見である．

撮像法選択のポイント

　CTでは膿瘍内容により様々な吸収値となりうるが，不明瞭なことも多い．MRは脳膿瘍の診断に有用であり，可能であれば造影剤を併用して撮像する．拡散強調画像は，膿

瘍内容が著明な高信号かつADCの低下を呈するため必須である。また，脳炎やクロイツフェルト・ヤコブ病（Creutzfeldt-Jakob disease；CJD）など類似病変の早期診断にも役立つ。T2強調画像は，膿瘍の被膜の厚さを判断するのに有用である。時間的余裕があれば，磁化率強調画像（SWI）を追加撮像すると腫瘍との鑑別に有用である（☞Memo）。

一般的事項

脳膿瘍は，細菌感染に伴い組織壊死や被膜形成・膿貯留が脳実質内に局所的に生じた限局性の化膿性炎症状態である。組織学的には，膠原線維からなる被膜に包含される液状壊死組織や炎症物質からなる。脳炎から脳膿瘍を形成する過程は病理組織学的に，①脳炎→②壊死巣拡大，膿瘍形成→③新生血管増生，被膜形成，の3段階に分類される。脳炎期は3日まで，膿瘍形成は9日まで，被膜形成は14日ほどである。被膜形成期には，液化壊死をきたした中心部の周囲に被膜が形成される。感染から約2週間後に限局性膿瘍が完成する。原因菌として黄色ブドウ球菌，連鎖球菌，肺炎球菌などがあるが，抗菌薬投与の普及によってグラム陰性菌（大腸菌，インフルエンザ菌，緑膿菌など）の頻度も上昇している。多菌性のこともあり，しばしば原因となる病原体を同定することが困難な場合もある。

読影・診断のポイント

脳膿瘍の液化壊死内容は，粘稠度上昇を反映して拡散強調画像で著明な高信号，ADC低下を示し，脳膿瘍に特徴的な所見である[1,2]。膿瘍内は，粘稠度の異なる内容が分離して層状の液面形成を呈することもある。形成された被膜や周囲の新生血管を反映して，造影T1強調画像ではリング状増強効果（☞Advice）を認めることが多い[1]。また，被膜は線維化を反映してT2強調画像で低信号，T1強調画像で高信号となる。被膜の厚みは血流の関係で脳表側が白質側に比較して厚い場合が多い（mesial thinning）。被膜形成期より前でも，炎症細胞浸潤による血液脳関門（blood-brain barrier；BBB）の破綻や，血管新生により限局的に異常増強を伴う。被膜形成前の病変は拡散強調画像で高信号になるため，早期診断に有用とされる。病変周囲には強い血管性浮腫を認め，T2強調画像やFLAIRで高信号となる。周囲に娘結節を認める場合は，脳膿瘍を示唆する所見である。血行性感染の場合，病変は皮髄境界領域にみられることが多い。SWIでみられるdual rim sign（☞Memo）は脳膿瘍に特徴的であり，脳腫瘍との鑑別に有用である。内容物がくも膜下腔に破綻すると予後不良となるため，髄液腔に拡散制限域がないか確認する。また，皮質静脈や静脈洞に炎症が波及して静脈洞血栓症を併発することがあり，その点にも留意する。

神経症候学的解説

　典型的な症状は頭痛・発熱・痙攣であるが，多くの場合は非特異的で膿瘍の大きさや存在部位に依存する。感染経路は，①血行性（右→左シャントがある先天性心疾患，心臓弁置換術後，感染性心内膜炎，肺感染症，頸部血栓性静脈炎，その他の全身感染症），②頭蓋底などの隣接する領域の感染巣（副鼻腔炎，中耳炎，乳突蜂巣炎）からの直接波及，③頭蓋内の感染巣（髄膜炎，硬膜下膿瘍）からの二次的波及，④開放性頭部外傷や開頭手術後の細菌侵入，がある。糖尿病は重要な要因となる。

◆Advice：リング状増強効果を呈する病変の鑑別

脳膿瘍のほか，脳腫瘍〔glioblastoma（膠芽腫），転移性脳腫瘍〕，多発性硬化症が鑑別に挙がる。glioblastomaは壊死や嚢胞形成，厚い不整な壁を持ち，内部は不均一な増強部分や充実部分を伴う。辺縁にはflow voidがみられ，内部には様々な時相の腫瘍内出血を認めることがある。転移性脳腫瘍のうち，出血を伴わない大部分の腫瘍はT1強調画像で脳実質よりも軽度低信号を呈する。多発性硬化症は，脳室周囲白質に分布することが多く，リング状増強は活動期のBBB破綻による。リングは不完全なこともある（open ring sign）。

Memo　dual rim sign

　dual rim signもしくはdouble rim signは，SWIおよびT2強調画像における同心円状の辺縁の低および高信号のことであり，脳膿瘍のMRIの75％にみられるとされている。SWIで膿瘍は，造影される部位に一致して連続した低信号（free radical）と高信号（肉芽組織），すなわちdual rim signが認められるのに対して，glioblastomaでは造影される部位の内側に一致した不連続の低信号域（出血）が認められると報告されている[3]。SWIでは膿瘍で，より強い低信号帯を認める。病理学的には，肉芽組織が線維性被膜を覆い，それらが一体となって二重縁構造を呈するとされている。

文献
1）Rath TJ, et al：Neuroimaging Clin N Am. 2012；22（4）：585-607.
2）Xu XX, et al：Clin Radiol. 2014；69（9）：909-15.
3）Toh CH, et al：AJNR Am J Neuroradiol. 2012；33（8）：1534-8.

4章　炎症／感染症

2. 単純ヘルペス脳炎

◆CASE紹介

症例1

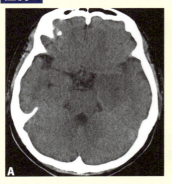
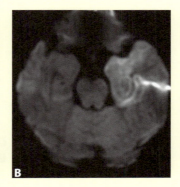
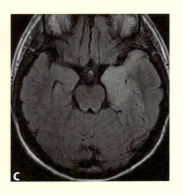
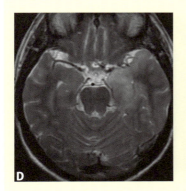
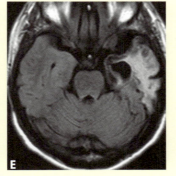
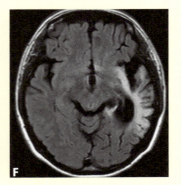
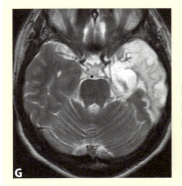

A：単純CT
B：拡散強調画像
C：FLAIR
D：T2強調画像
E・F：初回から6カ月後のFLAIR
G：初回から6カ月後のT2強調画像

症例2

A：FLAIR
B：FLAIR（冠状断）
C：T2強調画像
D：造影T1強調画像

症例3

A：単純CT，　**B**・**C**：拡散強調画像，　**D**：FLAIR，　**E**・**F**：造影T1強調画像

症例1：40歳代女性，夫との話が急に噛み合わなくなったため救急要請となった。車内で間代性痙攣が出現し，右上下肢の麻痺もみられた。

左海馬〜側頭葉内側に単純CTで低吸収域を認める（**A**）。拡散強調画像やFLAIR，T2強調画像では腫脹を伴う信号上昇を認め（**B〜D**），ヘルペス脳炎の所見と考える。半年後のMRIでは，左側頭葉尖部〜海馬領域を主体とした高度の萎縮と牽引性脳室拡大がみられる（**E〜G**）。

症例2：50歳代男性，5日前より頭痛と38℃の発熱を認めたためMRI撮影となった。意識障害や高次機能障害の所見は認めなかった。

左側頭葉内側に腫脹を伴うFLAIRおよびT2強調画像信号上昇を認め，ヘルペス脳炎の所見と考える（**A〜C**）。同領域に異常増強効果は指摘できない（**D**）。

症例3：70歳代男性，脱力と発熱で発症，高熱が持続したため精査となった。

右優位両側側頭葉内側や海馬，島回にかけて広範囲に単純CTで低吸収域を認め（**A**），拡散強調画像およびFLAIRで異常な信号上昇を認める（**B〜D**）。ヘルペス脳炎の所見と考える。右側頭葉内側〜底部にかけて髄膜の異常増強を認め，髄膜炎の併発と考える（**E・F**）。

撮像法選択のポイント

急性脳炎・脳症を疑う症例では，MRIが第一選択となる。病変の広がりには冠状断の追加も有用である。拡散強調画像は予後を反映すると言われており，必ず撮像する。造影は必須ではないが，出血や壊死範囲の推定には有用である。

一般的事項

急性脳炎は感染性と非感染性にわけられ，感染性の大部分はウイルスによる。非感染性には，急性散在性脳脊髄炎（acute disseminated encephalomyelitis；ADEM，☞**6章4**）が含まれる。単純ヘルペス脳炎は，単純ヘルペスウイルス1型（herpes simplex virus type 1；HSV-1）の感染によって生じる脳炎で，ウイルス性脳炎の中で最も頻度が高い。HSV-1は三叉神経節に潜伏感染し，時に口唇周囲や眼球周囲の皮膚に水疱を形成する。全身状態の低下や免疫抑制を契機に活動性が再燃し，三叉神経節から感覚線維に沿って伝播し，側頭葉内側部，前頭葉下部に進展し，島皮質や帯状回を含む大脳皮質に病変が進展する経口感染である[1]。すなわち大脳辺縁系に病変が進展しやすい。上気道感染により嗅神経経由で直達的もしくは血行性に頭蓋内に感染を引き起こす。通年性であらゆる年齢層に発生するが，乳児〜学童初期，20歳代〜40歳代の若年成人に好発する。単純ヘルペスウイルス2型（herpes simplex virus type 2；HSV-2）は，反復性髄膜炎（Mollaret meningitis）や産道感染による新生児無菌性髄膜脳炎の原因となることが多く，子宮内感染によりTORCH症候群として脳奇形などをきたす。HSV-1とHSV-2の割合は

2：1である。

読影・診断のポイント

単純ヘルペス脳炎は，側頭葉前半部の内側面から底部（海馬体，海馬傍回，梨状回，下側頭回，中側頭回）に好発する（図1）。外包で境界され，基底核は通常侵されない[2]。病変の主座は灰白質にあり，炎症細胞浸潤と出血性壊死性病変が主体である。片側性，時に両側性（いずれか片側が優位）である。皮質下白質や扁桃体にも病変が進展する。MRI所見は，T2強調画像，FLAIRで病初期から脳回の腫脹，T1強調画像で低信号がとらえられ，拡散強調画像では脳回に沿った高信号が出現する。ADC値が低下するものは重篤な症状を呈し，予後も不良である。一方，ADC値の低下がない場合は血管性浮腫を反映しており，早期治療により比較的良い予後が期待される[3]。これらの所見が顕在化するのは48時間以内である。造影効果は病初期には認めないが，亜急性期には皮質脳回様増強効果[4]（☞症例3）や斑状増強効果が出現することがある。経過中に病変内に出血をきたすこともある。慢性期には脳実質の軟化，萎縮，石灰化などが認められる。

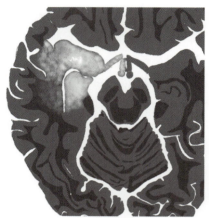

図1　単純ヘルペス脳炎のシェーマ
HSV-1による単純ヘルペス脳炎の病変の広がり

Senarによると拡散強調画像でADC値の低下を示すものは重篤な症状を呈し，予後も不良であるとされ，ADC値が上昇するものは血管性浮腫を主体として，早期治療で予後が期待されるとしている[3]。

辺縁系（☞Memo）を中心とする大脳皮質病変とは異なり，それよりも遅れて白質病変（前頭葉，側頭葉）が出現することがあるため知っておいたほうがよい。脳炎発症から数週～数カ月で現れ，急性期皮質病変とは異なる部位の白質に出現し，自然に消失すると言われている。

神経症候学的解説

臨床症状は非特異的で，発熱，髄膜刺激症状（頭痛，嘔吐，項部強直），意識障害，痙攣，異常行動，性格変化などがある。稀に，脳幹脳炎型では脳神経麻痺や運動失調を起こす。確定診断はポリメラーゼ連鎖反応（polymerase chain reaction；PCR）法による脳脊髄液中のHSV-DNAの検出である。治療は，抗ウイルス薬（アシクロビル）が著効する。発症早期に適切な治療が行われなければ7割が予後不良となり，生存例でも重篤な後遺

症を残すことが知られており，早期診断・早期治療開始が重要である。実際には検査結果判明まで数日を要するため，臨床症状，髄液一般検査所見から疑わしい場合には，アシクロビルの投与が開始される。

◆Advice：辺縁系脳炎の鑑別診断

側頭葉内側や辺縁系（☞Memo）にT2強調画像で高信号を示す疾患の鑑別診断として，自己免疫介在性脳炎，神経梅毒，脳腫瘍，神経Behçet病，橋本脳症が挙げられる。自己免疫介在性脳炎には複数の抗体が知られており，卵巣奇形腫に合併する抗NMDA抗体や1型糖尿病に合併する抗GAD抗体，視床下部・基底核病変に関連した抗VGKC抗体のほか，悪性腫瘍に合併する抗Hu抗体や抗Ma抗体，抗Ri抗体などがあるため，体幹部の病変検索や内科的疾患の併存がないか確認することが必要である。

非ヘルペス性辺縁系脳炎は出血を認めず，左右対称性であることが多い。ヘルペスに比較して浮腫やmass effectは少なく，造影効果はより乏しいとされる。経過はヘルペスよりも長く，数週～数カ月の病歴を示すことがある。

Memo　辺縁系の解剖

Papez回路は，海馬を中心とした神経ネットワークで，海馬・脳弓を経て，乳頭体・視床・帯状回を通って海馬に戻る経路である。健忘を起こす脳の部位のほとんどがPapez回路に含まれているため，健忘をきたした症例では，この回路を中心に病変を検索する。一方，扁桃体を中心としたYakovlev回路もある。この回路は，情動や感情に関係する神経ネットワークである。海馬と扁桃体は隣接し，互いに密接に関係しており，Papez回路とYakovlev回路が相互作用することで，感情的な記憶が蓄積されていくのではないかと考えられている。

文献

1）Damasio AR, et al：J Neurol Neurosurg Psychiatry. 1985；48（4）：297-301.

2）Demaerel P, et al：Neuroradiology. 1992；34（6）：490-3.

3）Sener RN：Comput Med Imaging Graph. 2001；25（5）：391-7.

4）Smirniotopoulos JG, et al：Radiographics. 2007；27（2）：525-51.

4章 炎症/感染症

3. 進行性多巣性白質脳症（PML）

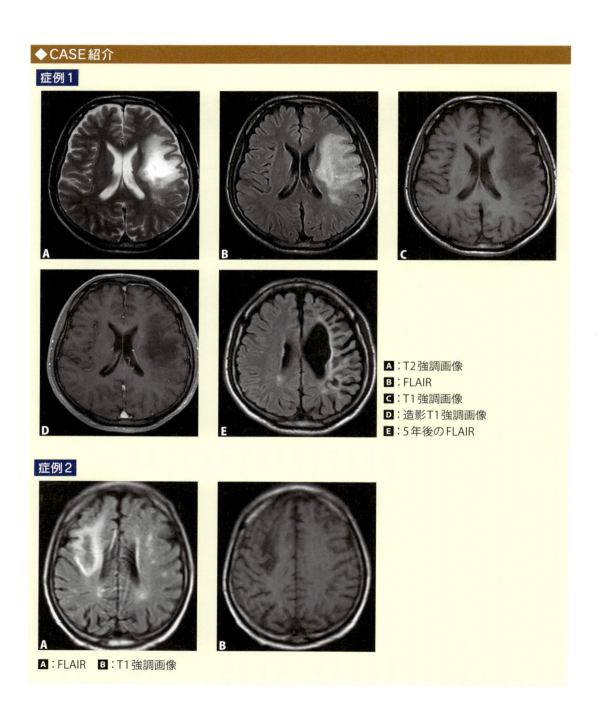

◆CASE紹介

症例1

A：T2強調画像
B：FLAIR
C：T1強調画像
D：造影T1強調画像
E：5年後のFLAIR

症例2

A：FLAIR　B：T1強調画像

症例1：40歳代男性，徐々に進行する失語を主訴に前医を受診した。皮質性運動性失語，右顔面神経麻痺を認め，頭部MRI撮像となった。ヒト免疫不全ウイルス（human immunodeficiency virus；HIV）陽性。

左前頭葉皮質下白質から深部白質にかけて，T2強調画像（**A**），FLAIR（**B**）で広範囲に高信号を呈する領域を認め，T1強調画像（**C**）では著明な低信号を呈している。造影T1強調画像（**D**）では増強効果はみられない。5年後のFLAIR（**E**）では左前頭葉に萎縮がみられ，脳室が牽引性に拡大している。

症例2：60歳代男性，左手の動きが悪くなり喋りにくさも出現したため，その2日後に外来受診し，MRIの撮影となった。

右前頭葉皮質下白質から深部白質にかけて，FLAIR（**A**）で縁取ったような高信号域と内部低信号域を認める。内部はT1強調画像（**B**）で低信号域を呈している。

撮像法選択のポイント

MRIが第一選択となる。病巣の検出には，FLAIRが最も感度が高いため必須である。T2強調画像では微小嚢胞病変や空洞を検出する。非造影のT1強調画像は特徴的なので省略しない。造影は必須ではないが，一部の病態で造影効果を伴うので考慮してもよい。

一般的事項

進行性多巣性白質脳症（progressive multifocal leukoencephalopathy；PML）は，JCウイルス（JCV）による日和見感染である。

JCVは，1971年にPadgettらがPMLの原因ウイルスとして分離・同定した[1]。成人の70％以上がJCVに無症候性に感染し，その後体内に潜伏するが，細胞性免疫低下が生じるとウイルスは増殖し，脳実質でオリゴデンドロサイトに感染して脱髄性脳炎を起こす。特にHIV陽性患者に好発し，CD4 < 50（/μL）で起こりやすいが，CD4 > 200や抗レトロウイルス療法（antiretroviral therapy；ART）中でも起こりうる。

HIV陽性患者以外に，モノクローナル抗体（ナタリズマブ）使用[2]や免疫抑制薬（リツキシマブ）使用[3]，血液疾患（リンパ腫・白血病）や悪性腫瘍，臓器移植，膠原病疾患など，多彩な基礎疾患をもとに発症する。予後は不良であるが，HIV例では強力な抗HIV療法により予後延長例もある。臓器移植後，PML発症までの期間は17カ月前後だが，腎移植ではより弱い免疫抑制により長くなる[4]。

PMLを発症した膠原病患者の中では，全身性エリテマトーデス（systemic lupus erythematosus；SLE）が最も多いと報告されている。ナタリズマブは多発性硬化症（multiple sclerosis；MS）やクローン病に対して使用されるが，PMLの発症リスクが高まるため留意が必要である。ナタリズマブ関連PMLの発症危険因子として，抗JCV抗体陽性，

2年以上のナタリズマブ投与歴，過去の免疫抑制薬使用歴がある．HIV関連PMLの治療にはARTが推奨されている．

非HIV関連PMLでは，可能な限り免疫抑制薬の減量を行う．いずれの治療でも免疫再構築症候群（immune reconstitution inflammatory syndrome；IRIS）（☞**Advice**）を発症する可能性がある．

読影・診断のポイント

典型的に，病変は血流が多い皮質下白質から生じ，深部白質，傍脳室白質へ進展する（**図1**）．皮質下白質U-fiberが侵されると（☞**Memo**）皮髄境界に沿った波状の形態（ホタテ貝様）を呈する．ほとんどが非対称である．進行とともに脳実質の萎縮をきたす．初期は斑状であるが，癒合して拡大傾向をとる．また，初期は皮質下に小さな病変のみを認めることもあり，梗塞との鑑別が難しい．MRIの信号強度は，脱髄を反映してT1強調画像で低信号であることが特徴的で，HIV脳症との鑑別点となる．原則として，古典的PMLには造影効果やmass effectはみられない．しかし，PMLの治療に伴いIRISが生じた場合には，血管周囲の細胞浸潤を反映した病変辺縁の増強効果や，血管性浮腫を反映したmass effectがみられる．MRスペクトロスコピー（magnetic resonance spectroscopy；MRS）では，choline（Cho）ピーク上昇とN-アセチルアスパラギン酸（N-acetyl aspartate；NAA）の低下，時にlactateピークを認める．

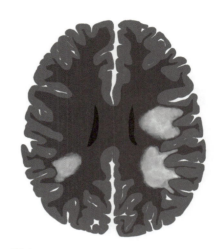

図1 PML病変のシェーマ
U-fiberで病変は境され，皮質下白質から深部白質に病変の主座がある．

ナタリズマブ関連PMLは，病初期に皮質下病変が多く，基底核病変を認めることもしばしばある．また，造影効果を認める場合がある[5]．punctate patternが特徴的所見であり，FLAIR，T2強調画像で辺縁整の点状病変および造影における点状増強を認める[6]．しばしばメインの脱髄病変の近傍に認め，天の川様に見えることからmilky way appearanceと表現される．拡散強調画像は急性期，活動性の脱髄病変の検出に有用であり，辺縁に高信号を認めることがある．

神経症候学的解説

症状は多様な脱髄パターンを反映するが，発生する部位により異なる局所神経症状を呈する．初発症状は部分的だが進行する．認知機能障害や片麻痺，構音障害の頻度が高

い。発熱や髄膜刺激症状は出現しない。亜急性経過で症状は進行し，自然経過では数カ月で失外套状態に至る。

◆Advice：PML-IRIS

IRISは，HIV患者の治療時における合併症として報告された。IRISは免疫再構築過程で病原体特異的な免疫反応の回復として起こるが，薬物毒性や新規日和見感染症としては説明できない現象である[7]。ナタリズマブ関連PMLでは，血漿交換などで除去し免疫再構築を行うと細胞性免疫が増強され，感染したJCVに対して攻撃，破壊することで急激な炎症が生じ，IRISが発症する。PMLの臨床症状が増悪（不全片麻痺，運動失調，認知機能障害）し，PML病巣に増強効果が認められる場合，ほとんどでPML-IRISが疑われる。

Memo　皮質下白質U-fiber主体の白質病変の鑑別疾患

- PML
- 可逆性後頭葉白質脳症（PRES）
- 痙攣重積型急性脳症
- 尿素回路異常症
- Kearns-Sayre症候群
- 慢性進行性外眼筋麻痺
- Wilson病
- L-2-ヒドロキシグルタル酸尿症

文献

1) Padgett BL, et al：Lancet. 1971；1(7712)：1257-60.

2) Clifford DB, et al：Lancet Neurol. 2010；9(4)：438-46.

3) Muto R, et al：Neuropathology. 2019；39(1)：58-63.

4) Bag AK, et al：AJNR Am J Neuroradiol. 2010；31(9)：1564-76.

5) Langer-Gould A, et al：N Engl J Med. 2005；353(4)：375-81.

6) Hodel J, et al：Neurology. 2016；86(16)：1516-23.

7) Shelburne SA, et al：J Antimicrob Chemother. 2006；57(2)：167-70.

4章　炎症/感染症

4. Bell麻痺/Ramsay Hunt症候群

◆CASE紹介

症例1

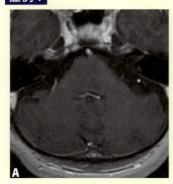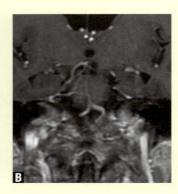

A：造影T1強調画像（軸位断）
B：造影T1強調画像（冠状断）

症例1：70歳代女性，左顔面神経麻痺が出現した．以前も同様のエピソードがあり，2回目の発症．左膝神経節を中心に異常増強効果を認める（A・B）．顔面神経炎に合致する所見である．

撮像法選択のポイント

顔面神経に増強を認めることが本症のポイントであるため，診断には造影は必須である．

一般的事項

　顔面神経麻痺は大きく末梢性と中枢性に分類され，前者では一側の顔面が均一に麻痺するのに対し，後者では上眼瞼から前額には麻痺を認めない．中枢性麻痺に比較して末梢性麻痺が圧倒的に多く，全体の90％以上を占める．中枢性麻痺の大部分は脳血管障害によるもので，顔面神経麻痺と同側片麻痺を伴うため，末梢性麻痺との鑑別は容易である．しかし，顔面神経核よりも下部の延髄病変で稀に顔面神経麻痺のみを認めることがあり，注意が必要である[1]．末梢性麻痺の原因として，Bell麻痺，Ramsay Hunt症候群（以下，Hunt症候群），外傷性麻痺，耳炎性麻痺の順に頻度が高い[1, 2]（図1）[1]．

① Bell麻痺

　Bell麻痺は，原因不明の特発性顔面神経麻痺の総称で，末梢性顔面神経麻痺では最も

頻度が高い。初めて報告したSir Charles Bellにちなんで名づけられた。病因として虚血説，自己免疫説，ウイルス感染説が提唱されてきたが，顔面神経膝神経節に単純ヘルペスウイルス1型（herpes simplex virus type 1；HSV-1）が潜伏感染していることから[3]，HSV-1が主病因とされている。臨床的には，明らかな原因を否定した除外診断で診断される。Bell麻痺に占める糖尿病患者の割合が多く，Bell麻痺と糖尿病との間に何らかの因果関係が存在する可能性が示唆されている[4]。

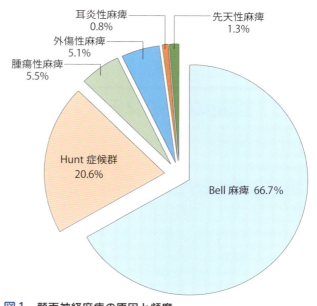

図1　顔面神経麻痺の原因と頻度
（江崎伸一, 他：顔面神経麻痺の診断. 耳鼻咽喉科・頭頸部外科. 医学書院. 2016;88(7):456-60より転載）

② Ramsay Hunt 症候群

Hunt症候群はJames Ramsay Huntにより提唱され，①末梢性顔面神経麻痺，②耳介帯状疱疹，③耳鳴・難聴・めまいなどのⅧ脳神経症状の三主徴を特徴とする。顔面神経の膝神経節に潜伏感染した水痘-帯状疱疹ウイルス（varicella-zoster virus；VZV）が，宿主の細胞性免疫能低下などを契機に再活性化して発症する。三徴がすべてそろったものを完全型Hunt症候群と称し，帯状疱疹かⅧ脳神経症状を欠くものを不全型Hunt症候群と称する。また，VZV再活性化に伴う顔面神経麻痺でありながら帯状疱疹，Ⅷ脳神経症状を呈しない無帯状疱疹ヘルペス（zoster sine herpete；ZSH）も存在する。Bell麻痺とZSHの臨床所見は類似するが，ZSHはBell麻痺より予後が悪く，注意が必要である（☞**Memo**）。

③ 腫瘍性麻痺

進行性，治療抵抗性，反復性顔面神経麻痺を呈するものは腫瘍性麻痺を疑う。顔面神経に発生する良性腫瘍は顔面神経鞘腫が多い。垂直部から発生する場合，顔面神経麻痺が初発として発症するが，神経管が骨融解して減荷が行われ，麻痺が反復したり変動したりするものも多い。そのほか，外耳・中耳・耳下腺などの悪性腫瘍が顔面神経を障害して麻痺をきたすこともある。

④ 耳炎性麻痺

顔面神経麻痺を起こしやすい中耳炎には，急性中耳炎，真珠腫性中耳炎，結核性中耳炎がある。急性中耳炎は幼小児に多く，細菌感染が病態として考えられている。また，

真珠腫性中耳炎は真珠腫の神経圧迫と感染が病態であるが，真珠腫による顔面神経麻痺の頻度は高くない[1]。頻度は低いが，結核性中耳炎でも結核菌による骨破壊，強い菌毒素による神経障害により顔面神経麻痺が生じる。

読影・診断のポイント

臨床的にBell麻痺・Hunt症候群と診断できれば，ルーチンでの全例の画像検査は不要である。Bell麻痺・Hunt症候群の急性期は，炎症や浮腫により血液神経関門（blood-nerve barrier；BNB）が破綻するため，顔面神経がガドリニウム造影剤により増強される[5]。進行性・治療抵抗性・反復性などの通常のBell麻痺としては，非典型的な経過を示す症例では腫瘍性麻痺を疑い，MRIを行う。また，外傷性麻痺を疑う場合は，CTで骨折の有無を確認する（図2）[6]。

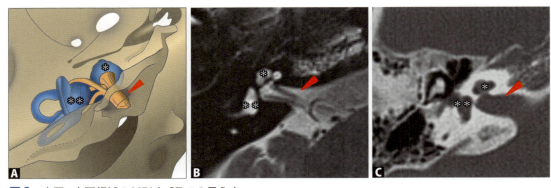

図2 中耳・内耳領域のMRIとCTでの見え方
A：中耳・内耳領域のシェーマ，**B**：T2強調画像，**C**：CT画像
＊：蝸牛および前庭，矢頭：顔面神経

（A：文献6をもとに作成）

神経症候学的解説

Hunt症候群の三徴候がすべてそろう完全型は約6割にすぎず，帯状疱疹や難聴・めまいを伴わない不全型Hunt症候群が存在する。村上らによると，325例のHunt症候群のうち，完全型は166例（51.1％）で，不全型は顔面神経麻痺と帯状疱疹のみの症例が117例（36.0％），帯状疱疹を欠き，顔面神経麻痺と難聴を合併した症例は5例（1.5％）であった[7]。また，帯状疱疹が耳介に発現したものは84％で，9％は耳介以外の顔面や頸部に発現した。難聴は，患側が健側より15dB以上閾値上昇を示した症例は42％，難聴を自覚したのは19％であった。耳鳴りやめまい感の自覚はそれぞれ22％，29％であった[7]。これらは，聴力検査の施行が帯状疱疹を欠く不全型Hunt症候群の診断に有用であるこ

とを示している。また，Hunt症候群には嗄声や嚥下障害などの舌咽-迷走神経麻痺を伴う症例がある。

Memo　Bell麻痺とHunt症候群[8]

　Bell麻痺とHunt症候群では自然経過に明らかな差があり，これは原因ウイルスの性質の違いによるものと考えられる。Bell麻痺は，10％程度の再発があるのに対して，Hunt症候群はほとんどの症例で再発しない。VZVは再活性化により強い免疫が獲得され，再度活性化されて麻痺を生ずることはないが，HSV-1の再活性化では免疫系の刺激が弱く，再発しやすいと考えられる。また，電気生理学的検査での評価の結果，Bell麻痺は発症10日目以内に障害のピークがあるのに対して，Hunt症候群は発症10～14日目にピークがある。

文献

1）江崎伸一, 他：顔面神経麻痺の診断. 耳鼻咽喉科・頭頸部外科. 医学書院. 2016；88（7）：456-60.

2）村上信五：日耳鼻会報. 2012；115（2）：118-21.

3）Furuta Y, et al：Acta Neuropathol. 1992；84（1）：39-44.

4）Yanagihara N, et al：Ann Otol Rhinol Laryngol Suppl. 1988；137：5-7.

5）Tien R, et al：AJNR Am J Neuroradiol. 1990；11（4）：735-41.

6）Drake RJ, 他：グレイ解剖学 原著第4版. エルゼビア・ジャパン, 2019.

7）村上信五, 他：日耳鼻会報. 1996；99（12）：1772-9, 813.

8）池園哲郎：耳鼻・頭頸外科. 2005；77（1）：29-33.

4章

炎症／感染症

5. AIDS (acquired immunodeficiency syndrome)

◆CASE紹介

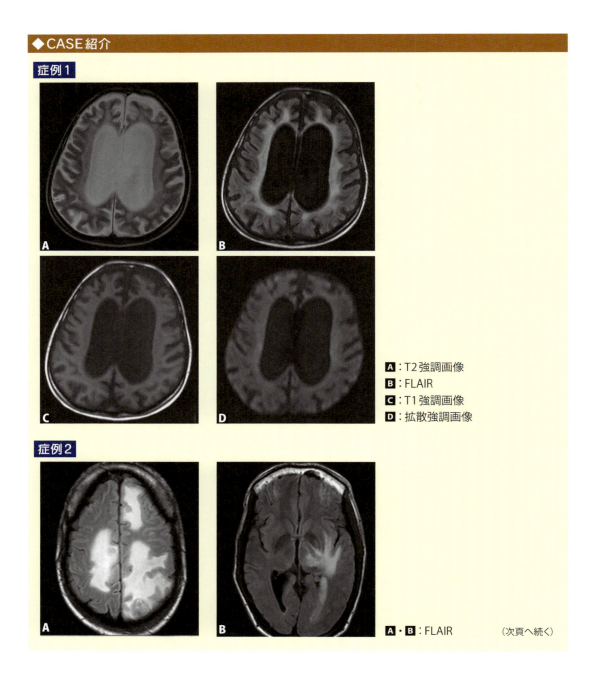

A：T2強調画像
B：FLAIR
C：T1強調画像
D：拡散強調画像

A・B：FLAIR　　（次頁へ続く）

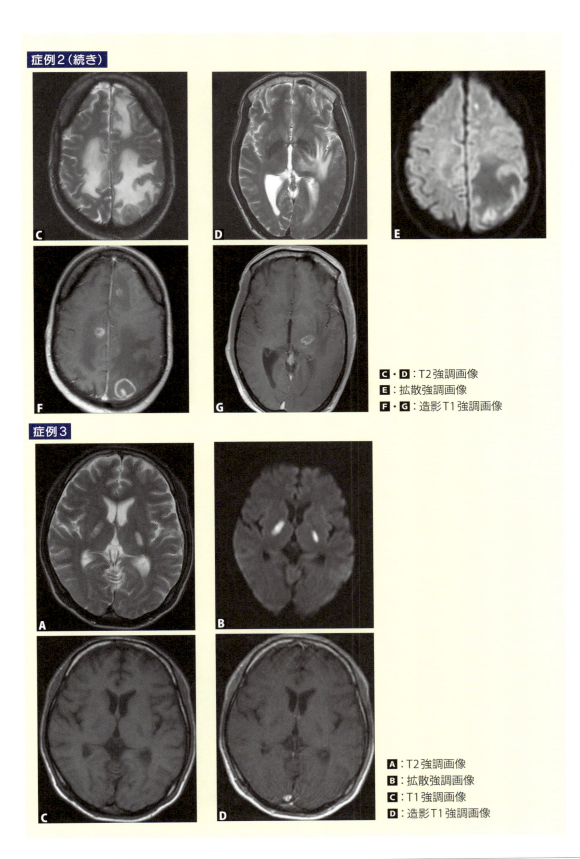

C・D：T2強調画像
E：拡散強調画像
F・G：造影T1強調画像

A：T2強調画像
B：拡散強調画像
C：T1強調画像
D：造影T1強調画像

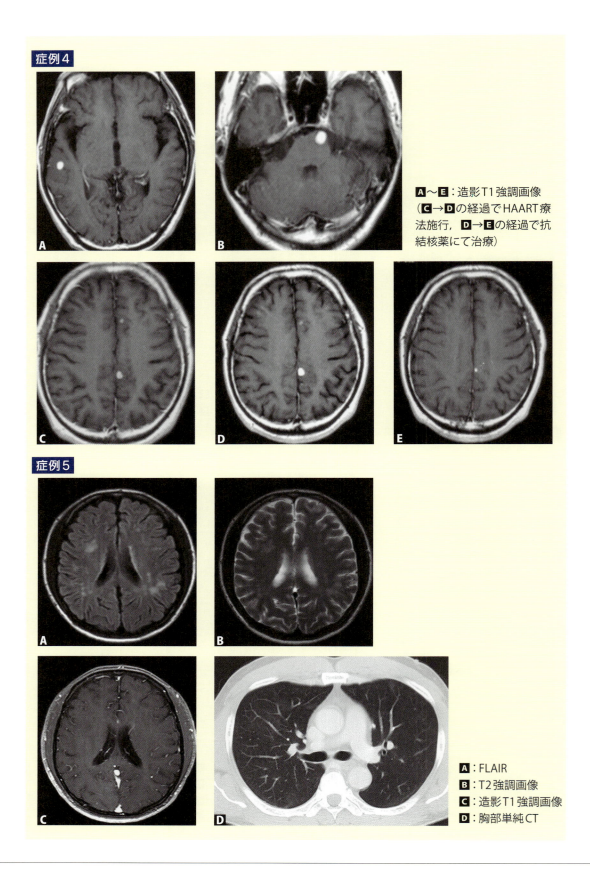

症例6

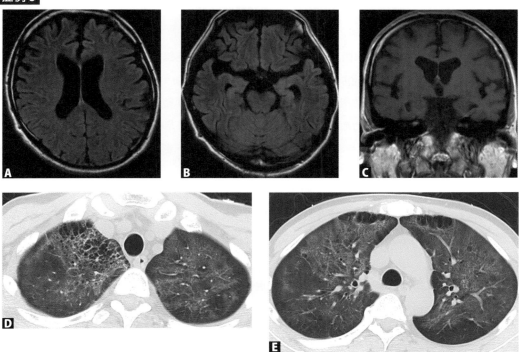

A・B：FLAIR（軸位断），C：T1強調画像（冠状断），D・E：胸部単純CT

症例1：40歳代女性，6年前に肺結核となり，その際にヒト免疫不全ウイルス（human immunodeficiency virus；HIV）陽性であり，後天性免疫不全症候群（acquired immunodeficiency syndrome；AIDS）が見つかった。今回うつ症状が出現したため，頭部MRIを撮像した。CD4は1個/μLと著明に低下していた。

両側大脳半球は著明に萎縮しており，両側側脳室は拡大を認める（A〜D）。T2強調画像（A），FLAIR（B）で，脳室周囲の深部白質に広範に高信号が広がっている。T1強調画像（C）や拡散強調画像（D）では，異常信号はみられない。HIV脳症を疑う所見である。

症例2：40歳代男性，同性愛者。右優位の失調運動が突然発症し，救急受診したところ，スクリーニング検査にてHIV陽性であり，CD4は6.3個/μLと低下していた。トキソプラズマIgG陽性で抗体濃度＞200と上昇を認めた。

両側前頭頭頂葉や左被殻周囲にFLAIR，T2強調画像で高信号の領域がみられる（A〜D）。皮質側に拡散強調画像で高信号（E），造影T1強調画像でリング状増強結節（F）を認め，左視床にも同様の病変を認める（G）。トキソプラズマ病変および，それら周囲の浮腫性変化と考えられる。

症例3：40歳代男性，構音障害・嚥下困難に加えて意識障害が出現し，頭部MRIが撮像された。その後の髄液採取にてCryptococcus neoformansが証明された。

両側被殻にT2強調画像（A）で棍棒様の信号上昇を認め，拡散強調画像（B）でも高信号を認める。T1強調画像・造影T1強調画像で異常増強効果はみられない（C・D）。髄液所見と併せて，偽嚢胞

(cryptococcal pseudocyst) の所見である。

症例4：40歳代男性，粟粒結核にて加療中のAIDS症例。経過で左下肢脱力を生じたため，頭部MRI撮像となる。

橋左側前方，右側頭葉，左後頭・頭頂葉内側に増強される小結節を認め，いずれも脳結核腫の所見である（**A**〜**C**）。HAART療法（highly active anti-retroviral therapy）後に免疫再構築症候群（☞ **Memo③**）により一時的に病変の増大（**D**）を認めたが，結核に対する治療後に縮小を認めた（**E**）。

症例5：30歳代男性，吐下血をきたし，ショックバイタルであり救急搬送となった。緊急内視鏡検査で止血を得たが異常な食道潰瘍を認めたことと，CTですりガラス影を認め，HIVスクリーニングを施行し，陽性となった。CD4は4.6個/μLであった。

FLAIR（**A**）およびT2強調画像（**B**）で，深部白質に年齢不相応な高信号を認め，HIVに関連した血管障害の所見である。造影T1強調画像（**C**）では，明らかな増強効果はみられない。胸部単純CT（**D**）では淡いすりガラス影がみられ，ニューモシスチス肺炎（pneumocystis pneumonia；PCP）の所見である。

症例6：50歳代男性，半年前から認知症の症状出現を家族に指摘されていた〔長谷川式認知症スケール（Hasegawa Dementia Scale-Revised；HDS-R）25/30〕。1週間前より倦怠感が出現し，1日4回程度の下痢が出現。その後も改善せず，入浴後より悪寒・戦慄がしたため救急受診となった。HIVスクリーニング検査で陽性であり，CD4は46個/μLと低下を認めた。CTにてすりガラス影を認め，気管支肺胞洗浄（broncho-alveolar lavage；BAL）にてPCPの診断となった。

FLAIRで年齢不相応に左右対称性に白質優位の脳萎縮がみられ，脳室の拡大や脳幹周囲や大脳谷槽などの脳槽拡大を認める（**A**〜**C**）。胸部単純CT（**D**・**E**）では，広範にすりガラス影を認め，嚢胞状構造も多数みられるなど，PCPの所見に合致する。嚢胞状部分については，HIVに伴うPCPに関連する嚢胞の可能性がある。

撮像法選択のポイント

AIDSではCTよりもMRIによる評価が主体となる。AIDSに関連する病態であるトキソプラズマ，クリプトコッカス，結核などの日和見感染症および悪性リンパ腫などでは，Gd造影が診断や病勢評価に重要な役割を果たす。関連する病態である膿瘍形成や悪性リンパ腫の診断には拡散強調画像が有用であり，特にADC mapでどれくらい拡散制限の程度が強いか，即ちADCがどれだけ低値になっているかが診断のポイントとなる。

一般的事項

HIVは主に，CD4陽性Tリンパ球とマクロファージ系細胞に感染するレトロウイルスで，これらを破壊して減少させ細胞性免疫不全となる。感染後は，以下の3つの臨床病

期を経過する。

❶感染後1～2週間の急性期（発熱や発疹，リンパ節腫脹などの感染症状を呈する）
❷無症候期（無症状だが，ウイルス増殖とCD4陽性Tリンパ球減少が進行する）
❸AIDS期（CD4陽性Tリンパ球数が200個/μLを下回る免疫不全状態）

　AIDSはHIV感染で生じ，重篤な全身性免疫不全による日和見感染症や悪性腫瘍〔カポジ肉腫，Epstein-Barrウイルス（Epstein-Barr virus；EBV）リンパ腫，浸潤性子宮頸癌〕を引き起こす。適切な治療が施されないと死亡するまでの期間は約2年とされているが，近年はHAART療法により生存率は上昇している[1]。わが国では，HIV感染者およびAIDS患者の年間新規報告数はいずれも右肩下がりに年々減少傾向である[1]（図1）。

　急性期以外はAIDS期になってから症状が出るため，放射線科医が読影で指摘するまで診断されない場合もあり，画像診断の役割は大きい。AIDS指標疾患（☞Memo❹）は多数の種類があるが，その中でも特に画像診断で遭遇しうる頻度の高い感染症・悪性腫瘍に注目して解説する。

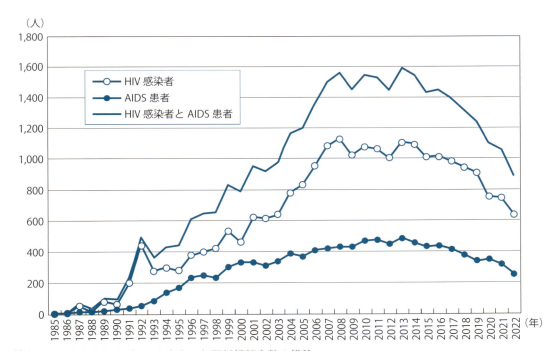

図1 HIV感染者およびAIDS患者の年間新規報告数の推移
〔厚生労働省エイズ動向委員会：令和4（2022）年エイズ発生動向より転載〕

読影・診断のポイント

　AIDSに関連する中枢神経疾患で知っておくべき病態は，HIV脳症，日和見感染症〔トキソプラズマ脳症，脳クリプトコッカス症，脳結核腫，サイトメガロウイルス脳炎，進行

性多巣性白質脳症（progressive multifocal leukoencephalopathy；PML）（詳細は，☞**4章 3**にゆずる）〕である（☞**Memo①**）。

　HIV脳症は，HIVそのものの病原性により生じるもので，日和見感染の分類には入らない。CD4は＜100個/μLで発症する。病理学的には多核巨細胞が血管周囲に多数出現し，多くの神経線維が走行する大脳白質に病変が強くみられる。末期になると大脳皮質・海馬・基底核の神経細胞脱落をきたす。MRIでは，T2強調画像やFLAIRで脳室周囲の深部白質や基底核などにかけてびまん性高信号を生じ，大脳半球が白質主体に萎縮することを特徴とする[2]。皮質下や皮質は白質に比して相対的に保たれる。HIV脳症は認知機能と大きく関係するが，画像上，典型的な白質病変がみられる前段階において，緩徐な認知機能低下を認めることも知っておくべきである（☞**神経症候学的解説**）。

　トキソプラズマ脳症は，cystの経口摂取で感染し，脳内にcystを形成する。また，免疫機能低下により脳内cystが活性化することで発症するとされる。CD4は＜100個/μLで発症する。HIV感染者以外の発症は非常に稀であるが，HIV感染者ではトキソプラズマ抗体陽性例の20％に脳病変を認めるとされる。画像上は，周囲に浮腫を伴う単発もしくは多発腫瘤として生じる（☞**Memo②**）。腫瘤を形成するため，悪性リンパ腫との鑑別が重要である。

　クリプトコッカスは，主に鳥類（主にハト）の糞から経気道性に肺（もしくは皮膚）から感染して病巣を形成するが，免疫不全状態では中枢神経系に播種して脳髄膜炎を起こす。髄軟膜小血管壁からくも膜下腔に侵入し，穿通枝の血管周囲から脳内へと進展する。CD4は＜100個/μLで発症する。クリプトコッカス脳病変は，①髄膜炎，②肉芽腫病変（cryptococcoma），③偽嚢胞（cryptococcal pseudocyst）に大別される。cryptococcomaは脳実質や軟膜・脈絡叢に生じ，T1強調画像で低信号，T2強調画像で高信号，造影で結節状あるいはリング状増強効果を認める。偽嚢胞は，基底核・中脳・視床などの穿通枝領域に好発する。偽嚢胞もT2強調画像で高信号，T1強調画像で低信号を示すが，肉芽腫病変は周囲に浮腫を生じるのに対し，偽嚢胞は浮腫を伴わない。血管周囲腔の開大との鑑別を要するが，偽嚢胞はクリプトコッカスの集合体とゼラチン様被膜でできた構造で，FLAIR高信号，拡散制限を呈する。なお，造影効果は伴わない[3]。

　中枢神経系結核としては，結核性髄膜炎が最多であり，結核腫，結核性脳膿瘍と続く。結核性髄膜炎は，脳底槽を中心にくも膜下腔や髄膜の異常増強を認め，FLAIRで炎症性滲出物の沈着により脳脊髄液の信号消失を認める。また，滲出物による水頭症や血管炎・脳梗塞をきたす。結核腫は，初期にT1強調画像で等信号，T2強調画像でやや高信号を示し，脳内・くも膜下腔内に多発する1cm以内の増強病変である。免疫不全が進行すると，辺縁部のみのリング状増強となる。結核性脳膿瘍は中心部が乾酪壊死ではなく膿瘍となり，T2強調画像で比較的均一な高信号，拡散強調画像での著明な高信号を示す。

　サイトメガロウイルス脳炎では脳室炎が最多であり，脳室壁に沿ったT2強調画像での

高信号域や線状の異常増強域が特徴である。画像上は非特異的所見のため，髄液中のサイトメガロウイルス所見と併せての診断となる。

原発性脳リンパ腫は，中枢神経系に限局して発生する悪性リンパ腫で，ほとんどがびまん性大細胞型B細胞リンパ腫（diffuse large B-cell lymphoma；DLBCL）である。潜伏感染しているEBVの免疫不全進行による再活性化が発症に関与する。CD4は＜50個/μLで発症する。AIDSに関連した脳内腫瘍病変として，トキソプラズマ脳症の次に多い。

神経症候学的解説

HIVが分泌する神経細胞毒性物質〔腫瘍壊死因子（tumor necrosis factor α；TNF α）〕により神経細胞が傷害され，認知症や協調運動障害，記憶障害，集中力低下などの神経症状，行動様式変容などの障害をきたす。HIV脳症は，脳室周囲白質や基底核が病変の主座であり，PMLのような巣症状は少ない。一方で，トキソプラズマ脳症は，頭痛や発熱，意識レベル低下に加えて，巣症状，痙攣などをきたす。巣症状は腫瘍の局在により様々である。原発性脳リンパ腫では，病変が大きくても意識障害が比較的軽度だが，トキソプラズマ脳症では小病変でも意識障害を伴うことがある。

近年，包括的概念としてHIV関連神経認知障害（HIV-associated neurocognitive disorders；HAND）が提唱され，進行度により無症候性認知障害（asymptomatic neurocognitive impairment；ANI），軽度認知障害（mild neurocognitive disorder；MND），HIV認知症（HIV-1 associated dementia；HAD）に分類される[2]。画像上，典型的な白質病変がみられるHADの前段階でも症状をきたしうるということを知っておく必要がある。

Memo① HIV脳症とPMLの鑑別

HIV脳症は左右対称性に脳室周囲の白質に限局するのに対し，PMLは左右非対称性かつ多発性で皮質直下まで病変があるのが最大の違いである。また，HIV脳症の脱髄巣はT1強調画像で低信号を示さないことが多いのに対し，PMLでは低信号を示す。

Memo② トキソプラズマ脳症の画像所見

基底核に好発するが，皮髄境界を主体として皮質・白質いずれにも生じうる。T1強調画像ではやや低い信号，T2強調画像では高信号を呈し，周囲には浮腫を伴う。拡散強調画像では高信号を呈さず，等信号のことが多い。結節状もしくはリング状増強を示し，大きなものでは2割でリング状結節内部にて偏在性に濃染される結節を認めることがあり，これをeccentric target sign[4]と言う（**図2**）。

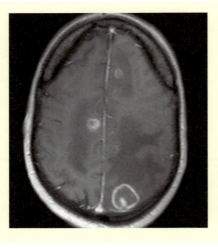

図2 症例2の造影T1強調画像
リング状増強病変を複数認め，左頭頂葉病変には偏在性に増強結節がみられ，eccentric target signの所見である。

参考症例

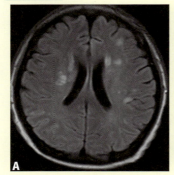 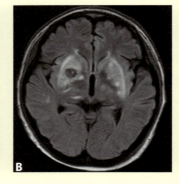 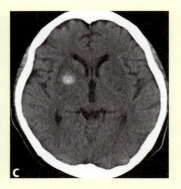

A・**B**：FLAIR，**C**：単純CT

参考症例：40歳代女性，急性白血病に対して同種造血幹細胞移植後，免疫抑制状態で感染症〔サイトメガロウイルス，トキソプラズマ脳症，メチシリン耐性コアグラーゼ陰性ブドウ球菌（methicillin-resistant coagulase negative *Staphylococci*；MRCNS）菌血症〕を併発した。
FLAIR（**A**・**B**）で基底核や深部白質に多発結節状病変を認め，高信号を呈している。単純CTで両側基底核の高信号は浮腫を反映している。右被殻には出血を伴っている（**C**）。

Memo③ 免疫再構築症候群（immune reconstitution inflammatory syndrome；IRIS）

　IRISは，HIV感染による高度免疫不全状態であったものが，抗HIV療法開始後の免疫能改善により隠れていた日和見感染症が顕在化して再燃したり，新たな日和見感染症が増悪したりする状態である。IRISとして報告されている疾患として，感染症では抗酸菌感染（結核，非結核性抗酸菌症），クリプトコッカス，PCP，トキソプラズマ脳症，ウイル

ス（ヘルペスや帯状疱疹，サイトメガロウイルス，PMLなど）や自己免疫疾患〔全身性エリテマトーデス（systemic lupus erythematosus；SLE），関節リウマチ〕，悪性腫瘍（カポジ肉腫，悪性リンパ腫），サルコイドーシスやCastleman病などの炎症性疾患がある。

Memo④ AIDS指標疾患（表1）[5]

　CD4数で発症する疾患の可能性がある程度予測できる。CD4数が比較的多いと肉芽腫性変化や空洞性変化など病変が限局する傾向があり，低下するにつれてリンパ節腫大，肺病変であれば浸潤影や粟粒性変化など，病変がびまん性に生じる。さらにCD4数が低下すると，反応は軽微もしくはなくなる。

　CD4が200個/μL以上のときには，帯状疱疹，結核，カポジ肉腫，200個/μL以下となると，PCP，クリプトコッカス脳症を生じ，さらに低下するとトキソプラズマ脳症，サイトメガロウイルス脳炎，非結核性抗酸菌症，悪性リンパ腫，HIV脳症などを発症する段階にくる。

文献

1) 岡崎　隆：臨画像. 2021；37(10)：1220-33.

2) 木村有喜男, 他：画像診断. 2022；42(12)：1094-5.

3) Andreula CF, et al：J Comput Assist Tomogr. 1993；17(3)：438-41.

4) Kumar GGS, et al：J Magn Reson Imaging. 2010；31(6)：1469-72.

5) 厚生労働省：9 後天性免疫不全症候群 感染症法に基づく医師及び獣医師の届出について. 指標疾患 (Indicator Disease).
　 [https://www.mhlw.go.jp/bunya/kenkou/kekkaku-kansenshou11/01-05-07.html]（2025年2月閲覧）

表1　23個のAIDS指標疾患

指標疾患	
カンジダ症（食道，気管，気管支，肺）	
クリプトコッカス症（肺以外）	
ニューモシスチス肺炎	
コクシジオイデス症	(1) 全身に播種したもの (2) 肺，頸部，肺門リンパ節以外の部位に起こったもの
ヒストプラズマ症	(1) 全身に播種したもの (2) 肺，頸部，肺門リンパ節以外の部位に起こったもの
クリプトスポリジウム症	1カ月以上続く下痢を伴ったもの
トキソプラズマ脳症	生後1カ月以後
イソスポラ症	1カ月以上続く下痢を伴ったもの
非結核性抗酸菌症	(1) 全身に播種したもの (2) 肺，皮膚，頸部，肺門リンパ節以外の部位に起こったもの
化膿性細菌感染症	13歳未満でヘモフィルス，連鎖球菌等の化膿性細菌により以下のいずれかが2年以内に，2つ以上多発あるいは繰り返して起こったもの (1) 敗血症 (2) 肺炎 (3) 髄膜炎 (4) 骨関節炎 (5) 中耳・皮膚粘膜以外の部位や深在臓器の膿瘍
活動性結核（肺結核または肺外結核）*	
サルモネラ菌血症	再発を繰り返すもので，チフス菌によるものを除く
サイトメガロウイルス感染症	生後1カ月以後で肝，脾，リンパ節以外
単純ヘルペスウイルス感染症	(1) 1カ月以上持続する粘膜，皮膚の潰瘍を呈するもの (2) 生後1カ月以後で気管支炎，肺炎，食道炎を併発するもの
進行性多巣性白質脳症	
カポジ肉腫	
原発性脳リンパ腫	
非ホジキンリンパ腫〔LSG分類による (1) 大細胞型，免疫芽球型 (2) Burkitt型〕	
浸潤性子宮頸癌*	
反復性肺炎	
リンパ性間質性肺炎／肺リンパ過形成：LIP／PLH complex（13歳未満）	
HIV脳症（認知症または亜急性脳炎）	
HIV消耗性症候群（全身衰弱またはスリム病）	

＊：活動性結核のうち肺結核および浸潤性子宮頸癌については，HIVによる免疫不全を示唆する所見がみられる者に限る。

（文献5より改変）

6. 髄膜炎

◆CASE紹介

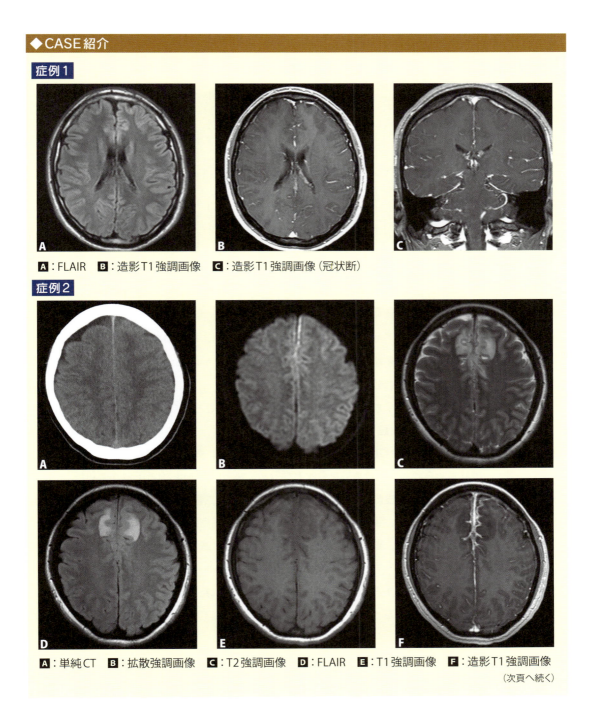

症例1
A：FLAIR　B：造影T1強調画像　C：造影T1強調画像（冠状断）

症例2
A：単純CT　B：拡散強調画像　C：T2強調画像　D：FLAIR　E：T1強調画像　F：造影T1強調画像

（次頁へ続く）

症例2（続き）

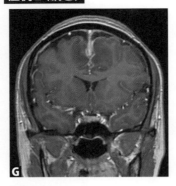

G：造影T1強調画像（冠状断）

症例3

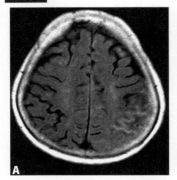 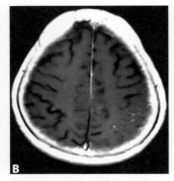 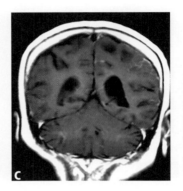

A：FLAIR　**B**：造影T1強調画像　**C**：造影T1強調画像（冠状断）

症例1：20歳代男性．起床時より拍動性頭痛があり，鎮痛薬で治らないため救急外来を受診し，MRIの撮像となった．髄液を採取し，PCRで水痘・帯状疱疹ウイルス（varicella zoster virus；VZV）が陽性であり，ウイルス性髄膜炎の診断となった．

FLAIRで両側大脳半球の皮質は，わずかであるが浮腫状に肥厚しており（**A**），造影T1強調画像で脳表の異常血管の拡張もみられる（**B**・**C**）．

症例2：50歳代女性．1週間前より頭痛が始まり，微熱が出現した．先行して感冒様症状がみられた．頭痛が増悪し，嘔吐もみられたため救急外来受診となった．髄液細胞数は78と上昇を認めた．

単純CT（**A**）で両側前頭部内側皮質周囲に濃度上昇域を認める．拡散強調画像（**B**）では脳表に沿って高信号域を認め，T2強調画像（**C**）やFLAIR（**D**）およびT1強調画像（**E**）では，脳表の高信号に加えて皮質にも異常信号を認める．造影T1強調画像（**F**・**G**）では，脳表に沿って異常増強効果を認める．

症例3：70歳代女性．既往にリウマチ疾患があり，以前よりみられた不随意運動の増悪と頭痛，めまいが出現したためにMRI撮像となった．髄液細胞数は52と上昇していた．脳生検が施行され，リウマチ性軟膜炎の診断となった．

FLAIR（**A**）では，左頭頂葉皮質に沿った高信号域を認める．造影T1強調画像（**B**・**C**）で，脳表に沿った異常増強効果を認める．

撮像法選択のポイント

FLAIRおよび造影T1強調画像が診断に有用である。造影T1強調画像では，スピンエコー（SE）法かグラジエントエコー（GRE）法かで，髄膜の造影のされ方が異なるため，どちらで撮影されているか常に注意を払う。また，造影FLAIRは造影T1強調画像と比較して，軟膜やくも膜下腔の微細な造影効果の描出に優れ，髄膜炎の診断に有用とされている[1]。造影FLAIRでは正常の皮質静脈が造影されないため，髄膜の異常造影効果が特異的となる。

一般的事項

髄膜炎は中枢神経系の炎症性疾患であり，硬膜，くも膜，軟膜により形成される髄膜の炎症により生じる。原因は感染性（細菌・ウイルス・結核・真菌）と非感染性〔悪性腫瘍や自己免疫疾患（膠原病やBehçet病），肥厚性硬膜炎（☞**Memo**），肉芽腫性疾患，薬剤性〕に大別される。感染性のうち，ウイルス性と細菌性は急性経過を示し，結核性と真菌性は亜急性から慢性経過を示す。

細菌性髄膜炎は，ほとんどが5歳未満の乳幼児であり，1歳未満が約半数を占める。起炎菌として，新生児では大腸菌，溶連菌，7歳以下ではインフルエンザ菌，成人では肺炎球菌が多い。成人で生じる場合は，無脾症，生活習慣病，抗がん剤による治療などが要因となる。感染経路として，細菌性は血行性感染のほかに中耳炎や副鼻腔炎からの炎症波及，脳外科手術後に起こりうる。病理学的には，好中球浸潤を主体としたクリーム状の化膿性滲出物がくも膜下腔に充満し，髄膜が肥厚する。治療には抗菌薬が投与される。ウイルス性髄膜炎はエンテロウイルス，コクサッキーウイルス，エコーウイルスが多い。ウイルスはしばしば同定困難な場合もあり，無菌性髄膜炎と診断せざるをえないことが多い。ウイルス性髄膜炎は，細菌性髄膜炎と比較して一般的に予後良好で軽症である。結核性髄膜炎は中枢神経の結核性病変で最も多く，そのほかにも脳炎，膿瘍，結核腫などが起こりうる。真菌性髄膜炎の中ではクリプトコッカス髄膜炎が最も頻度が高く，免疫能が正常でも起こるとされる。一方，アスペルギルス髄膜炎は免疫能が低下した患者に起こりやすく，血管侵襲性が高い。感染経路としては血行性のほか，副鼻腔炎からの直接進展の場合もあり，頭蓋底や眼窩尖部を経由することが多い。

膠原病では，特に関節リウマチ（rheumatoid arthritis；RA）に関連した自己抗体陽性慢性髄膜炎がリウマチ性髄膜炎（rheumatoid meningitis）として知られる（**症例3**）。剖検で硬膜にリウマチ結節が証明され初めて報告され，1979年にMarkensonらによってリウマチ性髄膜炎と呼ばれた[2]。RAの罹患期間が10年以上の報告が半数以上を占める。そのほかにも悪性腫瘍や肉芽腫性病変，薬剤性など，多彩な背景疾患で髄膜炎は生じうる。

読影・診断のポイント

　髄膜炎は臨床症状と髄液所見で診断されるため，画像所見の意義は髄膜炎として矛盾しないこと，病変の広がりの確認，合併症の有無の検索である。正常の髄膜において硬膜は血液脳関門を欠くため造影効果を示すが，軟膜やくも膜には造影効果を認めない。正常例における髄膜の増強の見え方はSE法かGRE法かで異なり（SE：途切れ途切れの造影効果，GRE：全周性に均一な造影効果），そのほか，造影剤の量，撮像タイミングやシーケンスなどに左右されるため，異常な髄膜の増強を診断するには，日常用いている装置や撮像法に普段から見慣れておくことが必要である。髄膜の異常増強効果は，pia-subarachnoid pattern（PS型）とdura-arachnoid pattern（DA型）（☞ **Advice**）にわけられ，さらに病変の広がりが限局性かびまん性か，が重要となる。

　細菌性髄膜炎では，髄膜の異常増強効果はPS型が多いが，PS＋DA型となる場合もある。静脈のうっ滞・拡張による脳溝内の静脈描出亢進，浮腫性変化をきたし，FLAIRでくも膜下腔の高信号（sulcal hyperintensity）[3]がみられる。ただしこれらは，くも膜下出血や髄膜播種，痙攣重積などでもみられ，特異的所見ではない。合併症として，脳膿瘍，硬膜下蓄膿，脳炎，化膿性脳室炎＋水頭症を併発する。血管への炎症波及による脳梗塞や静脈洞血栓症もある。

　一方，ウイルス性髄膜炎は多くの場合MRIでの所見に乏しく，画像診断のみでは評価が難しい。

　結核性髄膜炎は脳底槽を主座とすることが多く，血管への炎症波及にも注意が必要である。結核性肉芽腫は多発する造影結節として認められ，慢性期には石灰化してCTで高吸収となる。結核腫は脳内に乾酪巣を形成したもので，血流の多い皮髄境界や基底核に多くみられ，乾酪壊死部はT1強調画像で低信号，T2強調画像で高信号を呈し，辺縁はT2強調画像で軽度低信号を呈し，リング状増強効果を認める。

　クリプトコッカス髄膜炎は，結核性髄膜炎と同様に脳底槽を主座とすることが多く，病変が血管周囲腔に沿って進展し，基底核などで嚢胞様病変を形成するが[4]，その頻度は高くなく非特異的髄膜炎を呈することも多い。

　アスペルギルス髄膜炎は，T2強調画像で低信号としてみられる。副鼻腔からの炎症波及で眼窩尖部に病変がある場合，内頸動脈が近接するため仮性動脈瘤形成に注意が必要である。

神経症候学的解説

　細菌性髄膜炎は発熱，髄膜刺激症状（頭痛，項部硬直，Kernig sign，Brudzinski signなど）によって疑われる。髄液検査で，髄液初圧上昇と多核白血球優位の細胞数増加，糖

低下（髄液糖／血糖比≦0.4），蛋白質上昇を認める。ウイルス性髄膜炎も同様に発熱，髄膜刺激症状で疑われる。髄液検査では単核球を主体とした細胞数増加が特徴的である。結核性髄膜炎は髄膜刺激症状が出現する前に，食欲不振，倦怠感，発熱などの非特異的症状が数週間続くことが多い。また，せん妄や軽度意識障害，精神症状が現れることも多く，早期診断の手がかりとなる。髄液検査では髄液圧上昇，リンパ球優位の細胞数増加，糖低下，蛋白質上昇を認める。確定診断は髄液中の結核菌同定であるが，初回髄液の抗酸菌染色の陽性率は20〜30％である。

表1に各種髄膜炎と髄液所見を示す[5]。

表1 各種髄膜炎の髄液所見

項目	基準値（小児・成人）	細菌性髄膜炎	ウイルス性髄膜炎	結核性髄膜炎
初圧（mmCSF）	50〜180	＞180	＜180	＞180
多形核球比率（％）	0	≧80	0	＜50
蛋白（mg/dL）	≦45	100〜500	50〜100	＞50
糖（mg/dL）	45〜80	≦40	基準値内	≦40
髄液糖／血糖比	0.6	＜0.4	＞0.6	＜0.5

（文献5より改変）

◆Advice：DA型とPS型

髄膜の異常増強効果は，硬膜もしくは硬膜下腔に沿って増強効果がみられるDA型と，脳表（くも膜下腔）に沿って増強効果がみられるPS型がある（図1）。

DA型は，開頭術後，低髄液圧症候群，肥厚性硬膜炎（☞Memo），髄膜腫，硬膜転移，神経Behçet病，多発血管炎性肉芽腫症（granulomatosis with polyangiitis；GPA）でみられる。

PS型は，感染性髄膜炎，癌性髄膜炎／髄膜播種，亜急性期脳梗塞，くも膜下出血後（chemical meningitis），もやもや病（ivy sign），全身性エリテマトーデス（systemic lupus erythematosus；SLE），脳表の鉄沈着（superficial siderosis；SS），サルコイドーシス，ランゲルハンス細胞組織球症（Langerhans cell histiocytosis；LCH），Sturge-Weber症候群，痙攣重積後などでみられる。

癌性髄膜炎や亜急性期脳梗塞は臨床的にも遭遇する頻度が高く，特に感染性髄膜炎の鑑別として上位に挙がる。

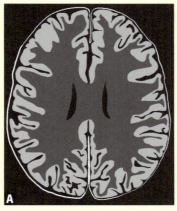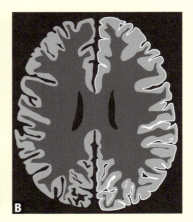

図1　DA型（A）とPS型（B）

癌性髄膜炎は乳癌，肺癌，悪性黒色腫において高頻度であり，脳表や脳室壁に沿って線状のPS型造影効果や結節を認める。亜急性期脳梗塞は，軟髄膜吻合（leptomeningeal anastomosis）による側副血行路発達や新生血管増生によりPS型の増強を認める。

Memo　肥厚性硬膜炎（図2, 3）

　DA型を呈する代表的な疾患である。肥厚性硬膜炎は，特発性もしくは二次性に発生する硬膜の壊死や線維化を特徴とする慢性炎症性疾患である。特発性は除外診断であり，二次性の原因には梅毒，結核，真菌，RA，GPA，外傷，混合性結合組織病，神経サルコイドーシス，IgG4関連疾患がある。60歳代に好発する。症状としては，片頭痛様の慢性頭痛が典型的であり，小脳失調症状や痙攣，視野異常をきたすこともある。画像診断はMRIが第一選択で，FLAIR，造影T1強調画像で硬膜の肥厚が明瞭に描出される。特に冠状断での観察で，前頭蓋窩や中頭蓋窩の肥厚や造影効果を診断しやすい[6]。画像所見は，脳脊髄液漏出症（低髄液圧症候群）（☞3章7）に類似する。

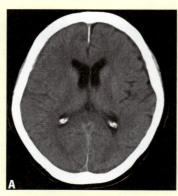
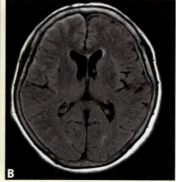
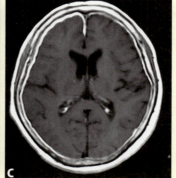
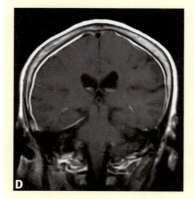

図2　参考症例①
A：単純CT
B：FLAIR
C・D：造影T1強調画像
60歳代女性，2週間前より後頭部痛がある。ロキソニン®で症状が改善しないため，画像検査となった。
単純CT（A）では，右前頭葉脳溝が不明瞭で，FLAIR（B）で脳溝に沿った高信号を認める。左では硬膜に沿った高信号域を認める。造影T1強調画像（C・D）では，硬膜に沿った異常増強を認め，DA型の造影効果と考えられる。

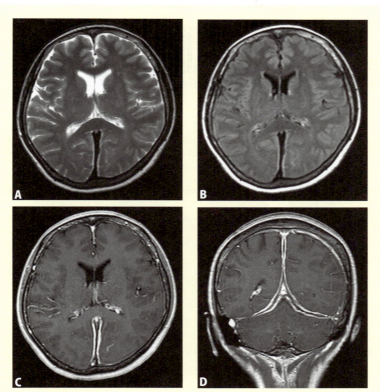

図3　参考症例②
A：T2強調画像
B：FLAIR
C・D：造影T1強調画像
50歳代女性，以前より硬膜肥厚を指摘されていたが，無症状で無治療経過であった．最近になり複視が出現したため外来受診し，画像検査となった．
T2強調画像（A），FLAIR（B）で後頭葉脳溝不明瞭，造影T1強調画像（C・D）では硬膜に沿った異常増強を認め，DA型の造影効果と考えられる．

文献

1) Lee EK, et al：KoreanJ Radiol. 2016；17(1)：127-41．
2) Markenson JA, et al：Ann Intern Med. 1979；90(5)：786-9．
3) Taoka T, et al：AJR Am J Roentgenol. 2001；176(2)：519-24．
4) Miszkiel KA, et al：Clin Radiol. 1996；51(12)：842-50．
5) Roos KL, et al：Handb Clin Neurol. 2010；96：37．
6) Kazem IA, et al：Radiographics. 2005；25(4)：1075-80．

4章　炎症／感染症

7. 硬膜下／硬膜外膿瘍

◆CASE紹介

症例1

A：拡散強調画像　**B**：ADC map　**C**：造影T1強調画像

症例2

A：単純CT　**B**：拡散強調画像　**C**：ADC map　**D**：T2強調画像　**E**：T1強調画像　**F**：FLAIR

（次頁へ続く）

症例2（続き）

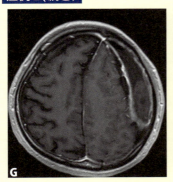
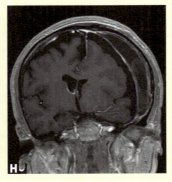

G：造影T1強調画像
H：造影T1強調画像（冠状断）

症例1：80歳代男性，硬膜下膿瘍症例。膠芽腫に対して右開頭腫瘍摘出術後。
右開頭部の頭蓋骨直下に沿って拡散強調画像（**A**）で高信号，ADC map（**B**）で低信号が主体の不均一な液貯留を認める。造影T1強調画像（**C**）では，辺縁に淡く増強効果を認める。

症例2：30歳代男性，硬膜外膿瘍症例。起床時より左側頭部の拍動性頭痛が出現した。以前より，くも膜嚢胞を指摘されていたため，破裂や出血などを考慮して画像検査となった。
単純CT（**A**）では，左円蓋部に石灰化を有する厚い被膜を持った液貯留を認める。拡散強調画像（**B**）では内部背側にやや淡い高信号，ADC map（**C**）ではやや低下を呈する領域があり，T2強調画像（**D**）では脳実質より淡い中等度信号，T1強調画像（**E**）では脳実質とほぼ等信号，FLAIR（**F**）では高信号を呈している。造影T1強調画像（**G**・**H**）では，被膜に沿って異常増強域がみられる。

撮像法選択のポイント

CTでは，アーチファクトにより診断が難しいため[1]，MRIが必要である。本症の診断には，拡散強調画像に加えて造影も必須である。

一般的事項

硬膜下膿瘍は，硬膜下腔（硬膜とくも膜の間）に炎症が波及して蓄膿をきたす疾患である。頭蓋内感染症の10〜30％を占め，半数は小児と若年成人で，やや男性に多い。原因としては，副鼻腔や中耳・乳突蜂巣からの直接的炎症波及（学童期〜成人）や，髄膜炎からの波及（乳幼児），開放性外傷や術後合併症がある。原因菌としては，脳膿瘍（☞4章1）と同様に黄色ブドウ球菌，連鎖球菌，肺炎球菌およびグラム陰性菌（大腸菌，インフルエンザ菌，緑膿菌など）が挙がる[2]。副鼻腔経由では黄色ブドウ球菌，連鎖球菌が多く，髄膜炎由来ではインフルエンザ菌，肺炎球菌が多い。開頭術後では，黄色ブドウ球菌と表皮ブドウ球菌が多い。

硬膜下腔には隔壁がないため，蓄膿は急速に円蓋部や大脳縦裂に沿って広がる。致死

率が高く，死亡率は10〜15％とされる。一方で，硬膜外腔（頭蓋内板と硬膜）に蓄膿した状態を硬膜外膿瘍と言い，レンズ型を呈し，しばしば正中構造を越えて両側性に分布する。硬膜下膿瘍に比して限局化し，頻度は低い。

治療は，穿頭や開頭による膿瘍ドレナージおよび洗浄，全身抗菌薬の投与，頭蓋内圧降下薬の投与である。硬膜下膿瘍の量が多く，脳実質の圧排や血栓性静脈炎を伴う症例，意識障害が強い症例では，積極的な開頭膿瘍除去術の適応となる。

読影・診断のポイント

硬膜下膿瘍の分布は，硬膜下血腫（☞**3章5**）と同様で，円蓋部や大脳縦裂に三日月型もしくはレンズ型の液体貯留を示す。テント上がほとんどである。病初期には蓄膿が薄いこともあり，CTではアーチファクトにより骨直下の病変は観察困難である[1]。

本症を疑う場合はMRが必要で，特に拡散強調画像に加えて造影も必須である。貯留液はT1強調画像で髄液よりも高信号，脳実質よりも低信号を呈し，T2強調画像およびFLAIRで高信号，拡散強調画像で著明な高信号を呈する[3]。造影MRIでは，蓄膿の辺縁に被膜を反映した増強効果がみられる。内部には時に隔壁があり，増強効果を認める。感染を併発した硬膜下血腫は鑑別に挙がるが，拡散強調画像での高信号や被膜の増強効果はいずれにもみられるため，画像のみでの鑑別は困難である。

硬膜外膿瘍は，経過が長い場合には石灰化を伴う厚い被膜を有し，異常増強効果を認めるが，外側縁の増強は認めないこともある。副鼻腔炎や中耳炎などの炎症波及である場合には，隣接する骨破壊像を認める。拡散強調画像では，内部の信号は硬膜下膿瘍に比較すると低い[3]。

神経症候学的解説

限局化する脳膿瘍に比較すると症状は重篤で，発熱，髄膜刺激症状の増悪に加えて，意識障害，痙攣発作，精神症状が生じる。脳膿瘍加療中に神経症状増悪をきたしたときには，膿瘍増大による化膿性脳室炎や硬膜下穿破による硬膜下膿瘍を考慮する。

文献
1) Sadhu VK, et al : AJNR Am J Neuroradiol. 1980 ; 1(1) : 39-44.
2) Greenlee JE : Curr Treat Options Neurol. 2003 ; 5(1) : 13-22.
3) Tsuchiya K, et al : Neuroradiology. 2003 ; 45(4) : 220-3.

5

変性疾患

5章 変性疾患

1. 正常の加齢変化

◆CASE紹介

症例1

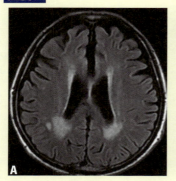 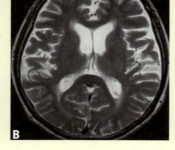 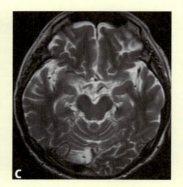

A：FLAIR　B・C：T2強調画像

症例2

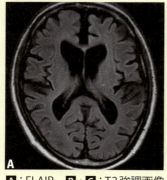 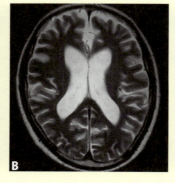 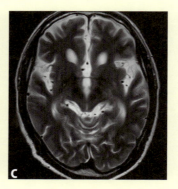

A：FLAIR　B・C：T2強調画像

症例1：80歳代男性，MMSE：24点，HDS-R：21点（3語再生や野菜の名前で失点）で，頭部MRIの撮像となった。側脳室周囲深部白質に，広範囲にFLAIRやT2強調画像で高信号域を認め（A・B），加齢による側脳室周囲病変（PVH）を疑う。海馬の容積は比較的保たれている（C）。

症例2：80歳代男性，パーキンソン症状が出たためMRI撮像となった。年齢相応のびまん性脳萎縮と脳室拡大がみられる（A〜C）。脳室周囲や白質病変は目立たない。

一般的事項

　脳は加齢に伴い，①萎縮，②無症候性白質病変を生じる．脳萎縮は通常60歳以降に出現し，全般性に脳の萎縮をきたす．加齢とともに萎縮は進行し，女性よりも男性に強くみられる傾向がある．脳萎縮は通常，びまん性に起こるため，顕著な左右非対称や限局性脳萎縮を見たら，病的変化の可能性を考慮する（☞**Advice**）．

　無症候性白質病変は，T2強調画像やFLAIRでの大脳白質の斑状～融合状の高信号病変であり，慢性的な虚血との関連から慢性虚血性変化，もしくは白質構造が粗な状態であるleukoaraiosisと言われる．危険因子として高血圧および加齢が関与するとされている．

　組織学的には，動脈硬化や細動脈硬化による慢性leukoaraiosisに関連した髄鞘および軸索の脱落による淡明化を主体に，血管周囲腔の開大や小梗塞の混在であると考えられている．脳室周囲病変のうちperiventricular rimは，上衣細胞の局所的な脱落と周囲間質液の増加が主体で，病的意義は乏しい．

　白質病変は，その分布パターンにより脳室周囲病変（periventricular hyperintensity；PVH）と深部皮質下白質病変（deep and subcortical white matter hyperintensity；DSWMH）にわけられる．PVHは遂行（計画を立て行動する）機能低下に関連し，DSWMHは認知機能低下に関連していると言われている．視覚的に分類できるため，広く普及しており，それぞれGrade 0～4の5段階にわけられる．Grade 1～3は"未病"状態だが，Grade 4ではびまん性白質病変を示すため，"未病"のうちに血圧管理や生活習慣管理を行うことが重要である．

読影・診断のポイント

　脳萎縮は画像上，脳室拡大や脳溝開大としてとらえることができる．脳室拡大は白質の萎縮，脳溝開大は皮質の萎縮を反映するが，加齢性変化では皮質より白質の萎縮が優位となるため，脳室拡大が目立ってくる．加齢による萎縮は前頭側頭葉において高頻度にみられ，特に側頭葉では先端部を中心に萎縮をきたしやすい．頭頂葉は軽度の萎縮をきたしうるが，後頭葉には萎縮をきたしにくい．基底核では尾状核で優位に萎縮をきたすが，被殻は保たれる．脳幹小脳部では，小脳虫部と小脳半球に軽度萎縮をきたすが，橋底部は萎縮をきたしにくいとされる．

　無症候性白質病変は年齢・臨床情報を考慮した上で，病変の分布や形状を観察して評価する．無症候性白質病変と陳旧性脳梗塞との鑑別点として，陳旧性脳梗塞はT2強調画像で著明な高信号，T1強調画像で低信号を示し，FLAIRでは信号上昇が目立たないのに対して，無症候性白質病変はT1強調画像での信号低下が目立たず，FLAIRで明瞭な高

信号を示す点が最も特徴的である（**表1**）。T2強調画像とT1強調画像の信号は血管周囲腔の開大と類似するが，血管周囲腔の開大はFLAIRで信号低下がみられる点が鑑別となる。また血管周囲腔の開大は，通常病変が3mm以下である。

表1　無症候性白質病変，血管周囲腔の開大，陳旧性脳梗塞の鑑別点

	T2強調画像	T1強調画像	FLAIR
無症候性白質病変	↑	→〜↓	↑↑
血管周囲腔の開大	↑	→〜↓	→〜↓
陳旧性脳梗塞	↑↑	↓	→〜↑

◆Advice：脳萎縮のリスク要因と鑑別疾患

脳萎縮を進行させる要因には加齢のみならず，アルコール多飲，神経性食欲不振症，代謝性疾患，腎不全，ステロイド投与などがあるため，背景疾患の把握も重要である。

前頭葉の萎縮では脳溝開大を伴わずにくも膜下腔が拡大し，硬膜下水腫との鑑別を要する場合がある。軟膜血管が走行する実質外腔はくも膜下腔であり，架橋静脈の偏位は硬膜下水腫による圧排を示し，脳萎縮によるくも膜下腔と硬膜下水腫の鑑別の指標となる。

5章　変性疾患

2. アルツハイマー病
（アルツハイマー型認知症）

◆CASE紹介

症例1

A：T1強調画像（冠状断）
B：Aより5年後のMRA元画像より冠状断を作成
C：Aより5年後のFLAIR
D：脳血流シンチグラフィ

症例2

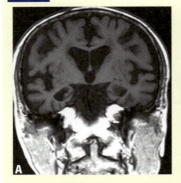 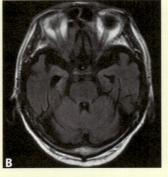 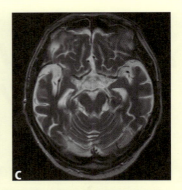

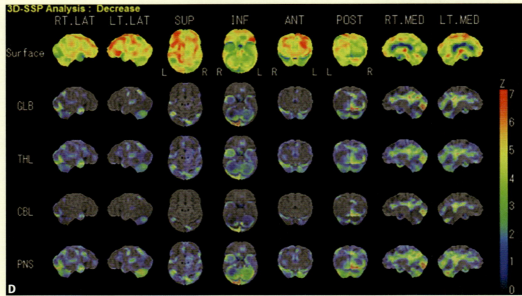

A：T1強調画像（冠状断）　B：T1強調画像（軸位断）　C：T2強調画像（軸位断）　D：脳血流シンチグラフィ

症例3

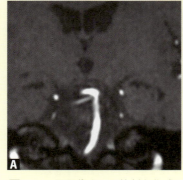 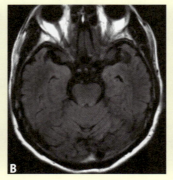 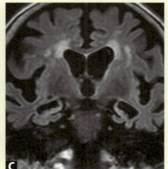

A：MRA元画像より冠状断を作成
B：FLAIR
C：A・Bより11年後のFLAIR（冠状断）

（次頁へ続く）

症例3（続き）

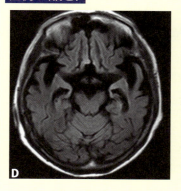
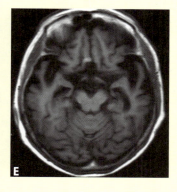

D：**A**・**B**より11年後のFLAIR（軸位断）
E：**A**・**B**より11年後のT1強調画像（軸位断）

症例1：70歳代女性，腎盂腎炎による敗血症性ショック離脱期に認知機能障害が顕在化し，この1～2年で認知機能低下が徐々に進行していた．海馬の萎縮が5年間で進行しており，側脳室下角の開大がみられる（**A**～**C**）．脳血流シンチグラフィでは，両側頭頂葉皮質や側頭頭頂連合野で右側優位に集積低下を認め，後部帯状回，楔前部は右側で集積低下を認める（**D**）．アルツハイマー病を疑う所見である．

症例2：90歳代男性，6年ほど前より，物忘れのため妻がスケジュールや持ち物の管理をしていた．海馬の萎縮および側脳室下角の開大がみられる（**A**～**C**）．脳血流シンチグラフィでは，右側頭頂葉皮質，左頭頂葉皮質に集積低下を認める．後部帯状回，楔前部では右側に集積低下がみられ，左側では後部帯状回に軽度集積低下がみられる（**D**）．アルツハイマー病を疑う所見である．

症例3：70歳代女性，認知機能低下のため近医クリニックより紹介となり，MRI撮像となった．海馬の萎縮が11年間で著明に進行しており，側脳室下角の開大がみられる（**A**～**E**）．アルツハイマー病を疑う所見である．

撮像法選択のポイント

変性性認知症の画像診断では萎縮の局在同定が重要であり，3D-T1強調画像および適切なスライス厚の再構成像の観察が必要となる．視覚的評価に加えて，VSRAD（voxel-based specific regional analysis system for Alzheimer's disease）解析（☞**Advice①**）も一助となるため確認する．全脳萎縮の客観的評価を行うため萎縮部位の拾い上げに有用であるが，VSRADの評価にはZ scoreのみならず萎縮の分布を確認して行う．

一般的事項

認知症は，記憶・判断・思考・情報処理能力・感情の豊かさ，および制御能力などが従来よりも低下した状態を指し，多種多様な臨床症状が様々な組み合わせで生じる．認知

症の原因として，アルツハイマー病（Alzheimer's disease；AD），レビー小体型認知症（dementia with Lewy bodies；DLB），前頭側頭葉変性症（frontotemporal lobar degeneration；FTLD），血管性認知症，外傷，HIV感染，プリオン病，CADASIL/CARASIL（☞**5章3 Memo②**），パーキンソン病，Huntington病など様々な疾患があるが，本項ではADについて概説し，次項（☞**5章3**）でそれ以外の主な認知症について概説する。

ADは認知症をきたす疾患の中でも頻度が高く，①老人斑〔アミロイドβ（Aβ）が沈着して形成される〕，②神経原線維変化（微小管結合蛋白のタウが原因で生じる），③神経細胞脱落，を特徴とする進行性の変性性認知症である。神経病理では，前頭葉・頭頂葉・側頭葉の全般性萎縮がみられ，大脳皮質連合野や海馬領域の神経細胞変性・脱落・組織の海綿状変化や反応性グリア増加がみられる。神経原線維変化は嗅内野から生じ，海馬→海馬傍回→扁桃体→側頭葉→前頭頭頂葉の順に進行する場合が多い。ダウン症候群では，40歳以上になると老人斑，神経原線維変化，神経細胞脱落を示すため，ADとの関連性が言われている[1]。

ADの診断基準を**表1**[2]に示す。

表1　ADの診断基準（DSM-5）

①認知症の診断基準に一致する
②少なくとも2つ以上の認知機能領域で障害が潜在性に発症し，緩徐に進行する
③ほぼ確実なAD（a，bどちらかを満たす） 　a. 家族歴もしくは遺伝子学的検査からADの原因遺伝子変異がある 　b. 以下3つがある 　　1. 記憶・学習低下および他の認知機能領域の1つ以上の低下 　　2. 着実に進行性で緩徐な認知機能低下で，進行が止まることがない 　　3. 混合性の原因がない（他の神経変性疾患や脳血管障害，他の神経疾患，精神疾患，全身疾患など）
④脳血管障害，他の神経変性疾患，物質の影響，その他の精神神経疾患，全身疾患では説明できない

（文献2をもとに作成）

読影・診断のポイント

認知症の画像診断では，特徴的な萎縮や信号変化の検出が重要である[3]。ADに特徴的な画像所見は，①海馬→海馬傍回→扁桃体の萎縮および嗅内皮質の容積減少，②側脳室下角の開大，③側頭・頭頂葉皮質萎縮である。しかし，早期では視覚的に診断困難であり，客観的・定量的評価に加えて脳血流シンチグラフィも必要となる。

若年発症例と異なり，高齢者のADは萎縮が側頭葉内側に限局する傾向があると報告されている[4]。しかし，嗜銀顆粒性認知症（☞**Memo①**）や神経原線維変化型老年期認知症（senile dementia of the neurofibrillary tangle type；SD-NFT）（☞**Memo②**）も同部の萎縮や類似した臨床所見を呈するため，鑑別が困難となる。ADでは側脳室下角の開大に伴い海馬が回転してくるが（☞**Advice②**），それがADと高齢者タウオパチーとの鑑

別点となる。進行例では深部〜皮質下白質に広範な信号変化を呈するが，非特異的所見である。また，血管性認知症の有無の確認は必要だが，ADに脳梗塞を合併していることもあるため，注意が必要である。多発性の微小出血を合併することもある。

　ADの典型的な脳血流パターンでは，病初期から後部帯状回・楔前部の血流低下，ついで頭頂連合野（中心溝後部一次体性感覚野を除いた頭頂葉）の血流低下を認める。進行するに従い，血流低下域は側頭葉や前頭葉にも広がっていく。病状が進行しても中心溝周囲の一次感覚運動野の血流は保たれ，それは重要な所見となる。他の疾患との鑑別として，基底核・視床・後頭葉・小脳の血流も保たれている。若年発症例では，早期の海馬近傍萎縮を指摘することが難しいため，脳血流シンチグラフィ（図1）を積極的に施行する必要がある。

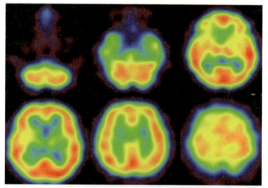

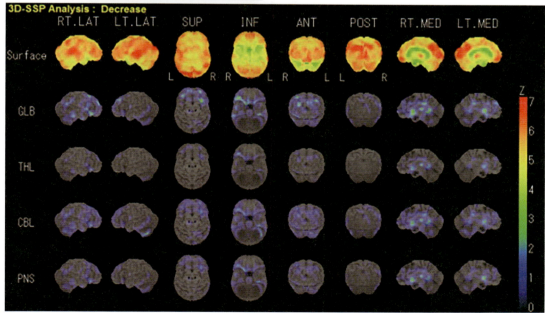

図1　脳血流シンチグラフィ（正常例）
60歳代女性，軽度認知機能障害の疑いで脳血流シンチグラフィの施行となった。脳血流は保たれており，有意な血流低下領域は指摘できない。

神経症候学的解説

　ADは初期から記憶障害が目立ち，中期には空間失認や失行症状が出現し，後期になると人格変化や前頭葉症状が生じる。終末期には意欲や自発性の低下，無動となり，さらに進行して寝たきりとなる。そのほか，抽象的思考の障害，判断力低下や見当識・言語・情動障害や徘徊，妄想なども認められる。

◆Advice①：VSRAD

VSRADは，専用解析ソフトで脳全体と海馬・海馬傍回および扁桃体の萎縮の程度を一定値へ変換した後，健常人のデータベースと照合・解析して定量数値化する方法である。萎縮の程度は0以上の数値で表し，海馬の萎縮が脳全体の萎縮よりも強いほど数値が高くなる。数値が低く萎縮がほとんどない場合でも，ADは否定できないため注意が必要である。若年発症のADでは，内側側頭部の萎縮よりも後部帯状回～楔前部および頭頂側頭葉皮質の萎縮が優位な所見となる場合がある。

◆Advice②：海馬の角度（図2）

AD患者では，海馬の萎縮と側脳室下角の容積（図2B＊）の拡大に伴い，冠状断像で海馬の長軸が回転して急峻な角度となる[5]。嗜銀顆粒性認知症（☞Memo①）やSD-NFT（☞Memo②）では，側脳室下角開大がADに比較して弱く，海馬の回転が起こりにくいことが鑑別点となる[6]。

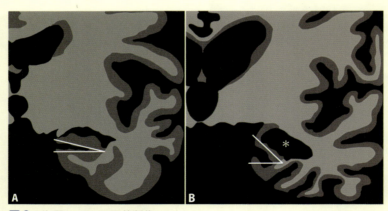

図2　海馬レベルの冠状断像
　A：健常例　B：アルツハイマー病症例
　＊：側脳室下角の容積

Memo①　鑑別疾患：嗜銀顆粒性認知症

　嗜銀顆粒の沈着を病理学的特徴とした変性性認知症で，緩徐に進行する記憶障害や情動・行動障害を呈する。ADよりも高齢者に多い。病変は迂回回から始まり，扁桃体・海

馬を含めた辺縁系や側頭葉前方，前頭基底部，前帯状回に進展する。辺縁系や側頭葉前方の非対称性萎縮を認める場合，ADとの鑑別に挙がる。実臨床では認知度が低く，ADと診断されている場合が多いが，ADよりも内側・腹側に萎縮が生じることや，側頭葉内側や前面に萎縮が限局すること，側脳室下角の拡大が弱く，海馬の回転が起こりにくいことなどがADとの鑑別点になる。迂回回は側頭葉内側構造のうち，最も内側・吻側（前側）にあり，側頭葉・扁桃体移行部の脳回である。VSRADでは，初期よりZ scoreが高値となるため，数値だけでなく形態的にも評価が必要である。

Memo② 鑑別疾患：SD-NFT

　海馬，海馬傍回に神経原線維変化が生じるが，老人斑（アミロイドβ）を欠く神経変性疾患である。海馬領域は加齢とともに神経原線維変化が出現しやすい領域であり，SD-NFTは脳の老化過程が加速された病態と考えられている。嗅内野，海馬・海馬傍回，扁桃体を含めた側頭葉内側の限局した萎縮を呈する。SD-NFTも嗜銀顆粒性認知症と同様に側脳室下角の拡大が弱く，海馬の回転が起こりにくい。

文献

1) Roth GM, et al：AJNR Am J Neuroradiol. 1996；17(7)：1283-9.

2) McKhann GM, et al：Alzheimers Dement. 2011；7(3)：263-9.

3) Harper L, et al：J Neurol Neurosurg Psychiatry. 2014；85(6)：692-8.

4) Whitwell JL, et al：Lancet Neurol. 2012；11(10)：868-77.

5) Hayashi T, et al：Magn Reson Med Sci. 2009；8(1)：33-8.

6) Sakurai K, et al：J Alzheimers Dis. 2021；81(3)：1093-102.

5章　変性疾患

3. アルツハイマー病（アルツハイマー型認知症）以外の認知症

◆ CASE 紹介

症例1

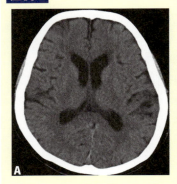

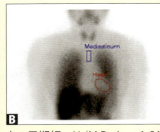
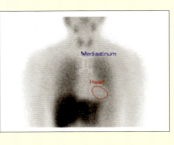

左：早期相　H/M Ratio = 1.91
右：後期相　H/M Ratio = 1.47

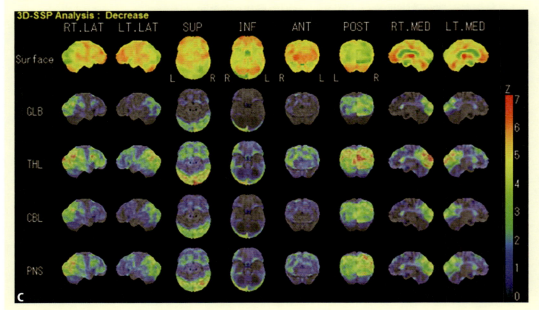

A：頭部CT
B：MIBG心筋シンチグラフィ
C：脳血流シンチグラフィ

症例2

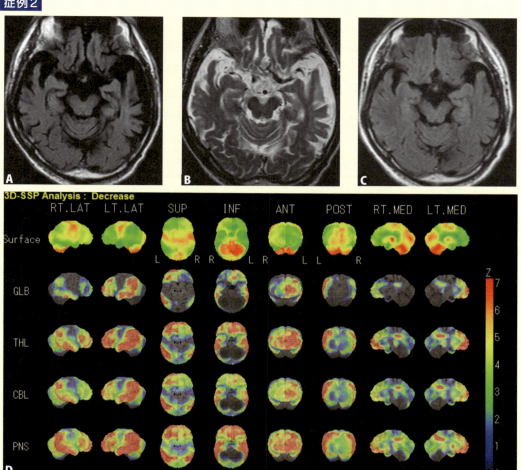

🅐：T1強調画像（軸位断）　🅑：T2強調画像（軸位断）　🅒：以前のT1強調画像（軸位断）　🅓：脳血流シンチグラフィ

症例1：68歳女性，手足の震えや歩行・動作緩慢などのパーキンソン症状が出現し，さらに幻視が出現したため受診。頭部CT上は明らかな形態異常や器質的病変はみられない（🅐）。心筋へのMIBG集積は，早期・後期ともに低下しており，洗い出し亢進を認める（🅑）。脳血流シンチグラフィでは，両側頭頂後頭（特に内側）領域皮質の著明な集積低下がみられる（🅒）。レビー小体型認知症（dementia with Lewy bodies；DLB）が疑われる所見である。

症例2：73歳男性，2～3年前より銀行のATMが使えなくなり，言葉が出づらく認知機能低下がみられてきたため受診。MRIでは両側前頭側頭葉の萎縮がみられ，シルビウス裂や脳溝の拡大がみられる（🅐・🅑）。以前のMRI（🅒）と対比すると著明に進行している。脳血流シンチグラフィでは，左側優位に前方・後方連合野を含めた広範な両側前頭・側頭・頭頂皮質の集積低下が認められ，一次感覚運動野，後頭皮質，小脳半球の集積のみが保たれている（🅓）。脳血流シンチグラフィのみでは高度進行した認知症の集積分布であるが，形態診断と合わせて前頭側頭葉変性症（frontotemporal lobar degeneration；FTLD）に矛盾しない所見である。

撮像法選択のポイント

認知症の鑑別診断は萎縮の局在同定が重要であるため，3D-T1強調画像および適切なスライス厚の再構成画像が必要な点はアルツハイマー病とほぼ同様である。ただし，MRIやCTはあくまで萎縮の局在という形態診断であるため，鑑別診断を進めるためにはMIBGシンチグラフィや脳血流シンチグラフィといった機能画像による診断が重要である。

一般的事項

本項では，アルツハイマー病（Alzheimer's dementia；AD）以外に，日常よく遭遇する認知症疾患であるDLBおよびFTLDを取り上げて概説する。

DLBは，注意や覚醒レベルの変動による認知機能の動揺，反復性幻視体験，パーキンソニズムを主症状とする認知症性疾患である。DLBは，主要構成成分がαシヌクレインであるレビー小体の広範な存在が特徴的である。診断には，社会的あるいは職業的機能や通常の日常活動に支障をきたす程度の，進行性の認知機能低下を意味する認知症であることが必須である。また，①認知機能障害（注意・遂行機能・視空間認知低下やその変動），②行動・心理障害〔幻視，レム睡眠行動障害（rapid eye movement sleep behavior disorder；RBD），うつ，不安，過眠，幻視以外の幻覚，妄想，無気力〕，③自律神経不全（起立性低血圧，失神，嗅覚鈍麻，便秘，尿失禁），④パーキンソニズム（運動緩慢，筋強剛，静止時振戦，姿勢保持障害）の4つの要素の有無や抗精神病薬過敏症，転倒の繰り返し，一過性の無反応のエピソードなど，ADよりもDLBに特徴的な症状を見出すことが重要である。DLBは，認知症がパーキンソニズムの前か，同時に出現したときに診断されるべきである。DLBの診断基準を**表1**[1]に示す。

FTLDはPick病を原型とし，著明な行動異常，精神症状，言語障害を特徴とするエピソード記憶障害のない認知症疾患である。大脳前方（前頭葉・側頭葉）に限局性変性を示す神経変性疾患で，ADに比べ若年で発症することが多い。経過中に行動障害や認知機能障害以外に，パーキンソニズムや運動ニューロン症状をはじめとする運動障害を認めうる。

FTLDは臨床症状に基づき，①行動障害型前頭側頭型認知症（behavioral variant frontotemporal dementia；bvFTD），②進行性非流暢性失語（progressive non-fluent aphasia；PNFA），③意味性認知症（semantic dementia；SD）の3型に大きく分類される。PNFAおよびSDは，進行した際に行動障害が出現する。病型によって背景病理の頻度が異なり，bvFTDはTDP-43（TAR DNA-binding protein of 43kDa）とタウがそれぞれ45%ずつを占め，PNFAはタウ，SDはTDP-43の占める比率が高い。bvFTDの診断基準を**表2**[2]に示す。

表1　DLBの診断基準（fourth consensus report of the DLB consortium）

● probable DLB：2つ以上の中核的特徴の存在，もしくは1つの中核的特徴かつ1つ以上の指標的バイオマーカーの存在
● possible DLB：1つの中核的特徴の存在があるが，指標的バイオマーカーを伴わない，もしくは1つ以上の指標的バイオマーカーがあるが中核的特徴が存在しない

① 中核的特徴
  • 注意や明晰さの著明な変化を伴う認知変動
  • 繰り返し出現する構築された具体的な幻視
  • 認知機能の低下に先行することもあるレム睡眠行動異常
  • 特発性パーキンソニズム症状1つ以上（運動緩慢，静止時振戦，筋強剛）

② 支持的特徴
  抗精神病薬に対する重篤な過敏性，姿勢の不安定性，繰り返す転倒，失神または一過性の無反応状態エピソード，高度な自律機能障害，過眠，嗅覚鈍麻，幻視以外の幻覚，体系化された妄想，不安，うつ

③ 指標的バイオマーカー
  • 基底核のドパミントランスポーター：取り込み低下
  • MIBG心筋シンチグラフィ：取り込み低下
  • 睡眠ポリグラフ検査でのレム睡眠の確認（筋緊張低下を伴わない）

④ 支持的バイオマーカー
  • 側頭葉内側が比較的保たれる
  • SPECT／PET：後頭葉の活性低下を伴う全般性取り込み低下
  • 脳波：後頭部の著明な徐波

（文献1より改変）

表2　bvFTDの診断基準

① bvFTDの診断基準を満たすために，進行性行動異常と認知機能障害の両方またはいずれか一方を認める，もしくは病歴から確認できる必要がある

② possible bvFTD：以下のうち3項目以上を認める
  • 早期の脱抑制行動（社会的不適切行動，礼儀やマナーの欠如，衝撃的で無分別や無頓着な行動）
  • 早期の無関心または無気力
  • 共感や感情移入の欠如（他者の要求や感情に対する反応欠如，社会的興味や他者との交流または人間的温かさ低下や喪失）
  • 固執・常同性（単純動作の反復，強迫的または儀式的行動，常同言語）
  • 口唇傾向と食習慣変化（食事嗜好変化，過食・飲酒・喫煙行動増加，口唇的探究または異食症）
  • 神経心理学的検査（遂行課題障害，エピソード記憶の相対的保持，視空間技能の相対的保持）

③ probable bvFTD
  • possible bvFTD基準を満たす
  • 介護者記録や臨床的認知症尺度に基づき，有意な機能的低下を呈する
  • bvFTDに一致する画像所見（前頭葉・側頭葉前部の萎縮，PET／SPECTでの代謝・血流低下）

④ 確実なFTLD病理を有するbvFTD（possible bvFTDかprobable bvFTD）の基準を満たし，かつ生検／剖検で組織学的にFTLDの証明もしくは既知の病的変異があることが必要である

（文献2より改変）

読影・診断のポイント

　DLBは形態的特徴に乏しく，内側側頭葉が比較的保たれている場合が多い。びまん性脳萎縮も軽度であり，ADと異なり側脳室下角の拡大もみられない。両側後頭葉萎縮がみ

5章

変性疾患

175

られることもある。脳血流シンチグラフィでは，後頭葉を含む全般性脳血流低下が特徴である。MIBG心筋シンチグラフィでは取り込み低下を認める。

　FTLDは，前頭側頭葉に限局した萎縮を示し，blade-knife様の脳回萎縮をきたすことが特徴的である。進行すると，前頭側頭葉皮質下白質にFLAIR，T2強調画像で高信号を示す。白質容積も減少し，側脳室は前角優位に強い拡大を示すようになる。bvFTDは前頭前野，PNFAは左優位のシルビウス裂周囲，SDは側頭極および中・下側頭回などの限局性萎縮が特徴的である。萎縮部位をシェーマで示す（図1）。

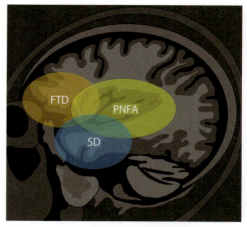

図1　各病態における主たる萎縮部位

神経症候学的解説

　DLBは，初期には持続的で著明な記憶障害を認めない場合もあるが，進行とともに注意・遂行機能，視空間認知テストの障害がみられるようになる。FTLDは，人格変化・行動異常・言語機能異常に特徴がある。bvFTDは，早期からの行動障害，脱抑制徴候，感情障害，言語障害を特徴とし，緩徐進行を示す。PNFAは，話そうとする言語の意味はわかるが，言語を流暢につくる能力に欠ける。SDは，原発性の進行性失語のうち流暢な失語を持つが，意味性失語を示す。

Memo①　血管性認知症（vascular dementia；VaD）

　脳血管障害を基盤とした認知症であり，軽度血管性認知障害・多発梗塞性認知症・ラクナ梗塞・出血性病変・Binswanger病など，複数の病態を含んでいる。急性発症や階段状の症状増悪，記銘力低下，自発性意欲低下，感情失禁，無関心など多彩な症状がみられるが，判断・理解力や人格は保たれる傾向にある。このように強弱のある認知症であるため，「まだら認知症」とも呼ばれ，VaDに特徴的である。VaDを画像所見のみで診断することは難しいが，複数の皮質梗塞や基底核の多発ラクナ梗塞，側脳室周囲白質の広範なleukoaraiosisでは認知症をきたしやすい。限局した梗塞でも角回，視床，前脳基底部，前大脳動脈や後大脳動脈領域ではVaDをきたしやすい。ADを高頻度に合併するため[3]，単一病態でクリアカットに説明できないことも多い。

　次にVaDの症例を紹介する（図2）。

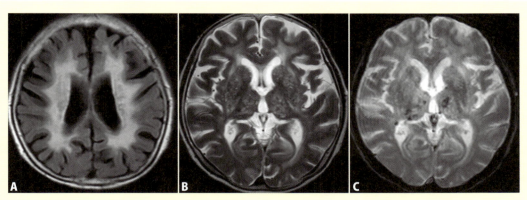

図2　VaD症例のMRI
Ⓐ：FLAIR　Ⓑ：T2強調画像　Ⓒ：T2*強調画像
79歳女性，VaD。MMSE：19点，HDS-R：13点。軽度のパーキンソニズムや錐体路徴候，認知機能低下がみられた。MRIでは，両側大脳半球白質の広範な慢性虚血性変化と，深部穿通動脈領域の多発ラクナ梗塞や多発微小出血を認め（Ⓐ～Ⓒ），VaDの所見に合致する。

Memo②　CADASIL／CARASIL

　皮質下梗塞と白質脳症を伴う常染色体優性脳動脈症（cerebral autosomal dominant arteriopathy with subcortical infarcts and leukoencephalopathy；CADASIL）は若年期より前兆を伴う片頭痛を呈し，大脳白質病変が徐々に進行し，中年期から脳卒中危険因子がなくても皮質下白質にラクナ梗塞を繰り返し発症し，VaDに至る疾患である。平均発症年齢は40～50歳で性差はなく，うつ病との関連が報告されている。*NOTCH3*遺伝子変異を認め，病理学的には脳小血管の平滑筋変性と電子顕微鏡でのオスミウム濃染顆粒（GOM）蓄積を特徴とし，遺伝子診断または病理診断で確定診断となる。びまん性白質病変および基底核や視床に多発するラクナ梗塞を認める。CADASILに特徴的な分布として，前側頭極と外包の高信号が報告されている[4]。

　一方，禿頭と変形性脊椎症を伴う常染色体劣性遺伝性白質脳症（cerebral autosomal recessive arteriopathy with subcortical infarcts and leukoencephalopathy；CARASIL）は日本でのみ報告されている疾患で，臨床的には認知症以外に禿頭と腰痛を呈する。原因遺伝子は*HtrA1*遺伝子である。画像のみでは，CADASILとCARASILの区別は困難である。

文献
1) McKeith IG, et al：Neurology. 2017；89(1)：88-100.
2) Rascovsky K, et al：Brain. 2011；134(Pt 9)：2456-77.
3) Heiss WD, et al：BMC Med. 2016；14(1)：174.
4) Singhal S, et al：AJNR Am J Neuroradiol. 2005；26(10)：2481-7.

4. 特発性正常圧水頭症

◆CASE紹介

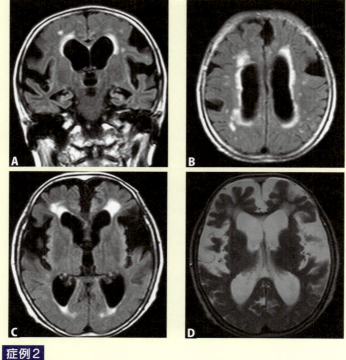

A：FLAIR（冠状断）
B・**C**：FLAIR（軸位断）
D：T2強調画像（軸位断）

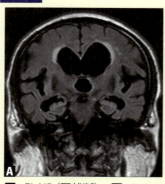
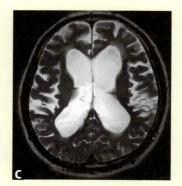

A：FLAIR（冠状断）　**B**：FLAIR（軸位断）　**C**：T2強調画像（軸位断）

症例1：80歳代女性，小刻み歩行や不随意運動などのパーキンソニズム，認知機能障害や歩行障害，頻回の尿失禁のためMRI撮像となった。タップテスト（25mL排液）で歩行状態に改善がみられ，正

常圧水頭症（normal pressure hydrocephalus；NPH）が疑われた。高位円蓋部脳溝の狭小とシルビウス裂の不均衡な拡大がみられ，DESH（disproportionately enlarged subarachnoid space hydrocephalus）の所見である（**A**）。NPHの診断となった。脳室周囲には，慢性虚血性変化を疑うFLAIRでの高信号域やT2強調画像での高信号域が広がっている（**B**〜**D**）。

症例2：80歳代男性，4年前より歩行が遅くなり転倒を契機に施行した画像検査で水頭症を疑われ，フォローしていた。タップテストを施行したが，症状の改善は乏しかった。高位円蓋部脳溝の狭小とシルビウス裂の不均衡な拡大がみられ，DESHの所見である（**A**〜**C**）。NPHが疑われる。

撮像法選択のポイント

後交連を通る冠状断像の左右の脳梁がなす角度（脳梁角）が，鋭角（90°未満）であることが特徴のひとつであるため，冠状断像の角度はAC-PC line（前交連と後交連を結ぶ線）に垂直な面で測定するのが望ましい。海馬に垂直な断面では過大評価してしまうため，撮像条件（あるいは再構成条件）には配慮すべきである。冠状断のみならず，横断像でも十分な診断能を有するため，ルーチン検査での拾い上げは可能である。

一般的事項

NPHは，脳室拡大を認めるが髄液圧は正常範囲内で，歩行障害・認知障害・尿失禁の三徴を主体とした症状を呈する症候群である。シャント術で症状改善が得られる病態として，HakimとAdamsが1965年に最初に報告した[1]。

NPHは先行疾患や原因が不明の特発性NPH（idiopathic NPH；iNPH）と，くも膜下出血後や髄膜炎などに続発する二次性NPH（secondary NPH；sNPH）にわけられる。sNPHは，脳室外のくも膜下腔レベルでの髄液循環吸収障害に起因する交通性水頭症とされているが，iNPHは髄液循環障害の機序が明らかになっていない。本項ではiNPHのみについて言及する。

iNPHは緩徐に発症進行し，類似した病態も多く，多様な病態で起こりうるため，鑑別は必ずしも容易ではない。iNPHには，明確な診断のために診断基準ガイドラインがある。ガイドラインによると，60歳以上の発症で，歩行障害・認知障害・尿失禁のうち1つ以上の症状があり，明らかな先行疾患がなく，脳室拡大〔Evans index＞0.3（☞**Memo①**）〕があり，髄液圧が正常範囲であれば，possible iNPH，その中で基本的に髄液排除に反応したものがprobable iNPH，シャント術に反応したものがdefinite iNPHとされる。possible iNPHでもDESH（☞**Memo②**）を認めた場合，シャント術の有効率が80％に及ぶとの報告がある[2]。また，診断の確定およびシャント術に対する反応性を含めて髄液排除試験（CSFタップテスト）が推奨されている。タップテスト後に脳循環が改善する

例では，シャント術反応性が高いとする報告がある[3]。

読影・診断のポイント

　iNPHの画像診断において，脳室拡大〔Evans index＞0.3（☞Memo①）〕は必須である。加えて，くも膜下腔がシルビウス裂以下で拡大する一方，高位円蓋部では狭小化したり一部の脳溝が孤立したりして卵形に拡大する。この所見は，くも膜下腔の不均衡な拡大を伴う水頭症〔DESH（☞Memo②）〕と言われ，本症に特徴的な所見であり，診断の決め手となる場合が多い。AC-PC lineに垂直な冠状断にて脳梁角が急峻（90°未満）であることも特徴的である。その他の所見として，中脳水道および第三脳室，第四脳室のflow void増強や流速・流量上昇を認めることがあるが，本疾患に特異的ではない。脳槽シンチグラフィは，塩化インジウム（^{111}In）を髄腔内に投与したあと，頭部の前後左右平面像を48〜72時間後に撮像する。持続性脳室逆流，円蓋部分布遅延およびクリアランス遅延といった所見を認める。脳血流シンチグラフィでは，シルビウス裂周囲，前頭葉後部・内側部の血流低下，高位円蓋部の血流上昇を認める。特異性は高くないが，他疾患との鑑別の一助にはなる。

神経症候学的解説

　iNPHは，すべての症例において古典的三徴がそろうわけではない。歩行障害は左右変動が大きく，開脚で歩幅減少，歩行速度の低下が特徴とされ，パーキンソニズムに類似する。認知症は人格障害ではなく，見当識障害や記銘力低下が主体となる。

Memo①　Evans index（図1）

　Evans indexとは，両側側脳室前角間の最大幅（D1）／同一断面の頭蓋内腔幅（D2）であり，iNPHでは0.3を超えるのが特徴である。一方で，加齢性変化をきたした健常高齢者でも0.3を超える例が存在するため，特異度は高くないとされている[4]。

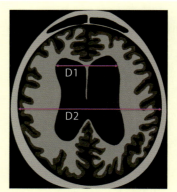

図1　Evans index
Evans index＝D1／D2

180

Memo② DESH

　DESHは，シルビウス裂以下のくも膜下腔は拡大（図2＊）する一方で，高位円蓋部のくも膜下腔が狭小化（図2黄丸部）したり，一部の脳溝が孤立したりして卵形に拡大する所見で，iNPHに特徴的である。脳室拡大に先行するという報告もある[5]。MRIで脳室拡大とDESHを示すも，無症候性である症例（asymptomatic ventriculomegaly with features of iNPH on MRI；AVIM）が60歳以上の約1％で認められたという報告がある[6]。AVIMは，その後4～8年の追跡で25％に認知症や歩行障害を呈するようになったため，iNPHの前臨床段階である可能性が示唆されている。画像上，脳室拡大とDESHがあれば，iNPHの前段階である可能性を考慮する必要がある。

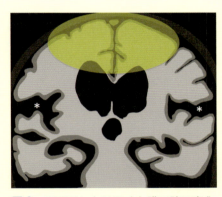

図2　DESHにおけるくも膜下腔の変化

文献

1) Hakim S, et al：J Neurol Sci. 1965；2(4)：307-27.
2) Hashimoto M, et al：Cerebrospinal Fluid Res. 2010；7：18.
3) Tanaka A, et al：Neurosurgery. 1997；40(6)：1161-5；discussion 1165-7.
4) Sasaki M, et al：Neuroradiology. 2008；50(2)：117-22.
5) Kato T, et al：Rinsho Shinkeigaku. 2010；50(11)：963-5.
6) Iseki C, et al：J Neurol Sci. 2009；277(1-2)：54-7.

5章 変性疾患

5. パーキンソン病

◆CASE紹介

症例1

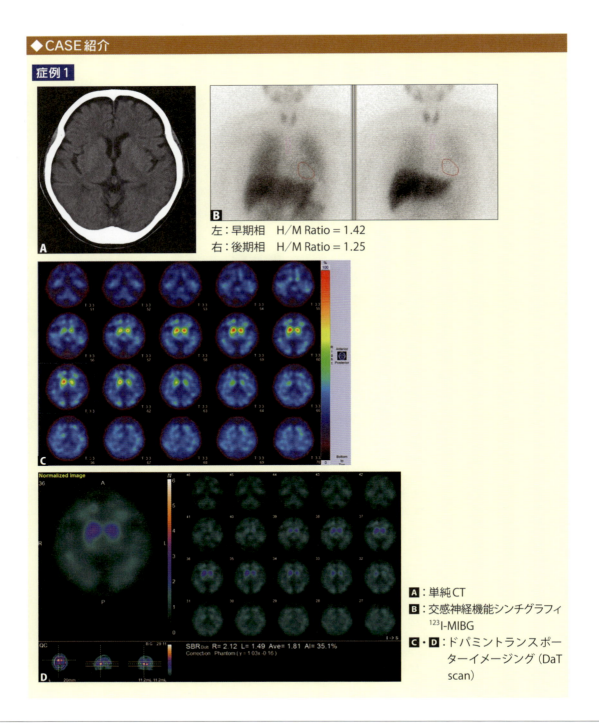

左：早期相　H/M Ratio = 1.42
右：後期相　H/M Ratio = 1.25

A：単純CT
B：交感神経機能シンチグラフィ
　　^{123}I-MIBG
C・D：ドパミントランスポーターイメージング（DaT scan）

症例2

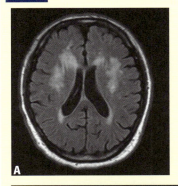
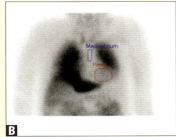
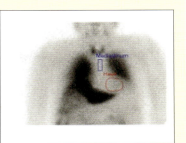

左：早期相　H/M Ratio = 1.57
右：後期相　H/M Ratio = 1.29

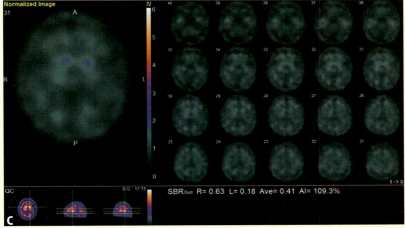

A：FLAIR　**B**：交感神経機能シンチグラフィ ^{123}I-MIBG　**C**：DaT scan

症例3

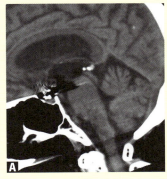

A：FLAIR（矢状断）
B：交感神経機能シンチグラフィ ^{123}I-MIBG

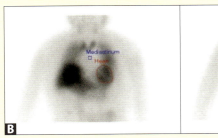
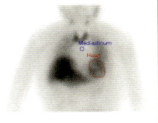

左：早期相　H/M Ratio = 3.15
右：後期相　H/M Ratio = 3.10

（次頁へ続く）

症例3（続き）

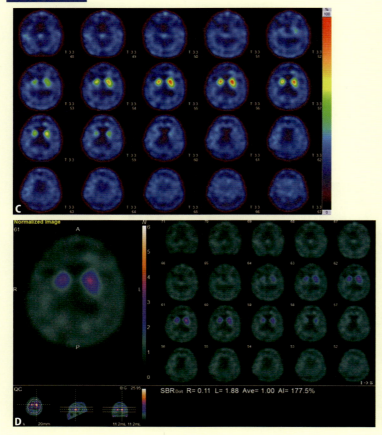

C・D：DaT scan

症例1：70歳代女性，右手の震え，小股になり足をひきずる，小字症，頻尿などで発症した．パーキンソン病（Parkinson's disease；PD）Hoehn-Yahr 重症度分類1度の診断となる．単純CT（A）では，明らかな器質的異常はみられない．^{123}I-MIBGシンチグラフィ（B）では，心臓/上縦隔の集積比（以下，H/M比）が早期相：1.42，遅延相：1.25と，取り込み低下を認める．DaT scan（C・D）では，線条体への集積は左優位に両側ともに低下しており，高度のドパミントランスポーター（dopamine transporter；DaT）障害が疑われる所見である．特異的結合比（specific binding ratio；SBR）は右で2.12，左で1.49と低下を認め，striatal dopaminergic deficitの所見である．

症例2：70歳代男性，手のしびれや浮遊感で発症した．FLAIR（A）で，深部白質に慢性虚血性変化を認める．^{123}I-MIBGシンチグラフィ（B）では，H/M比が早期相：1.57，遅延相：1.29と取り込み低下を認める．DaT scan（C）では，線条体への集積は両側ともにほぼ認められず，高度のDaT障害が疑われる．SBRは右で0.63，左で0.18と著明な低下を認め，striatal dopaminergic deficitの所見である．

症例3：70歳代男性，2年前より動作緩慢，手の震えが出現し書字が難しくなってきた．眼球運動には上下転制限がみられた．FLAIR（A）で，中脳被蓋の萎縮がみられる．^{123}I-MIBGシンチグラフィ

（**B**）では，H/M比が早期相：3.15，遅延相：3.10と保たれている。DaT scan（**C**・**D**）では，SBRは右で0.11，左で1.00と低下を認め，striatal dopaminergic deficitの所見である。

撮像法選択のポイント

PDは，MRIなどの形態画像検査で特異的所見を認めない。したがって，形態診断においてPD以外のパーキンソン症候群を除外することが重要となる。PDの診断には，DaT SPECTである^{123}I-ioflupane（FP-CIT, DaT scan）や^{123}I-MIBG心筋シンチグラフィが有用である。なお，DaT scanでは，選択的セロトニン再取り込み阻害薬（SSRI，線条体集積比上昇）や三環系抗うつ薬（線条体集積比低下），^{123}I-MIBGシンチグラフィでは，レセルピンや三環系抗うつ薬など，中止が望ましい薬剤があるため，可能な限り休薬期間を設ける。

一般的事項

PDは，中年期以降に振戦や歩行障害で発症することが多い。重症度や薬剤への反応性，進行速度は症例により様々だが，徐々に進行する神経変性疾患である。一方，パーキンソン症候群は，パーキンソニズムを呈する疾患でPD以外のものを指し，変性疾患や血管性/薬剤性のほかに正常圧水頭症も含まれる。薬剤性の場合は薬剤の中止で改善する場合が多いため，画像検査で正確に診断する必要がある。

読影・診断のポイント

前述の通り，PDは形態的特徴が乏しいため，診断にはDaT scanや^{123}I-MIBG心筋シンチグラフィなどの核医学検査が主体となる。DaT SPECTは黒質線条体ドパミン神経終末の機能を画像化するもので，黒質ドパミン神経変性を主体とするPDと本態性振戦や心因性・薬剤性パーキンソニズムを鑑別する際に有用である。DaT scanの定量評価として，前頭葉や後頭葉を非特異的集積部位として参照した，線条体におけるSBRの算出がある。また，視覚的所見ではstriatal dopaminergic deficit（☞**Memo①**）の有無を確認する。PDのDaT scanイメージは，左右差を伴う線条体の集積低下であり*，典型的にはドット状の集積を示す。病初期から運動症状優位側の対側に集積低下が目立ち，尾状核の集積は比較的保たれることが多い。

＊：国際パーキンソン病・運動障害疾患学会（International Parkinson and Movement Disorder Society；MDS）が提唱するPDの臨床診断基準において，DaT scanで黒質線条体系の集積低下を認めない場合，PDは除外される。しかし一部の症例では，経時的にDaT scanで集積低下を認める場合があり，必要に応じてフォローアップを行う。

^{123}I-MIBG心筋シンチグラフィは，末梢交感神経終末の機能低下を検出し，交感神経機能イメージングとして用いられる。判定には，H/M比とMIBGクリアランスの定量的評価法である心筋洗い出し率（washout rate）を用いる。H/M比の正常域は，MIBG投与15分後の早期相で2.20±0.16，投与3時間後の後期相で2.16±0.22とされているが，装置により計算されるH/M比は異なるため，各医療機関でカットオフ値を設定するのが望ましい[1]。早期相は交感神経終末の密度を反映し，後期相はノルエピネフリントランスポーター障害による再取り込みを反映する。レビー小体型認知症（DLB）は後期相から低下する。心不全や糖尿病，内服薬で検査結果に影響があるため注意が必要である。

DaT scanでは，本態性振戦や血管性/薬剤性パーキンソニズムを除外できる。PD，DLB，進行性核上性麻痺（PSP），多系統萎縮症（MSA）も集積の程度からある程度診断が可能だが，初学者には難しい。PDおよびDLBは^{123}I-MIBGシンチグラフィで低下を認めるため（**表1**），PSP，MSAの除外ができる。このようにDaT scanと^{123}I-MIBGシンチグラフィの組み合わせで，ある程度鑑別を絞り込むことが可能である（**表1**）。

表1　パーキンソニズムをきたす疾患の鑑別

パーキンソン症候群	^{123}I-ioflupane (DaT scan)	^{123}I-MIBG
パーキンソン病（PD）	↓	↓
レビー小体型認知症（DLB）	↓	↓
進行性核上性麻痺（PSP）	↓	→
多系統萎縮症（MSA）	↓	→
血管性/薬剤性パーキンソニズム	→	→

画像から読み解く病変・病態＆神経症候学的解説

PDでは黒質ドパミン神経変性に伴い，安静時振戦，固縮，無動，姿勢反射障害といった運動症状や嗅覚低下，便秘といった非運動症状が現れる。病理学的には，黒質緻密部（substantia nigra pars compacta，ドパミン神経核）や青斑核（locus ceruleus，ノルアドレナリン神経核）の神経メラニン含有神経細胞の脱落が特徴的だが，従来のMRIでは，それらを信号変化として検出することはできなかった。しかし，近年導入された神経メラニン画像（neuromelanin imaging；NMI）（☞**Memo②**）においては，正常例では黒質緻密部や青斑核に高信号を示すが，PDでは低信号化することが示された。

◆Advice①:その他のパーキンソニズムをきたす疾患との鑑別について

中脳および橋被蓋部の萎縮を呈するPSPや,T2強調画像で橋底部に十字状高信号を呈するMSAはPDと形態的に鑑別しうる。しかし,PSPやMSAは表1の通り,PDと同様に[123]I-ioflupaneの集積低下が認められるため,DaT scanでの鑑別は難しい。また,黒質線条体領域の多発梗塞でもパーキンソニズムを呈しうる。これ自体がDaT scanにおける集積低下の原因にもなるため,MRIやCTなどの形態画像と併せて読影することが望ましい。

◆Advice②:DaT scanの評価

DaT scan SPECT画像は,黒質線条体ドパミン神経終末の機能を画像化するもので,ドパミン神経の変性・脱落を伴うPDを含むパーキンソン症候群の早期診断や,DLBの診断に有用である。ただし,画像評価は見慣れていないと難しいため,正常例やPD以外のパーキンソン症候群,認知症などでの集積と対比する。初めは"絵合わせ"に近くなってしまうが,日本メジフィジックスのホームページに掲載されている図[2]を参考にするのがよい。

以下に参考症例(自験例:DaT scan正常)を示す(図1)。

70歳代女性,MSA-C(小脳性運動失調が主体)疑い。DaT scanでは線条体への集積は両側ともに保たれており,左右差は明らかではない。積極的にDaT障害を示唆する所見ではない。脳血流シンチグラフィでは集積低下部位がみられる。

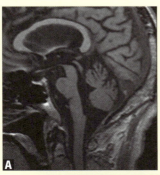

図1　参考症例①の画像
　　　(自験例:DaT scan正常)
A:FLAIR(矢状断)
B:DaT scan

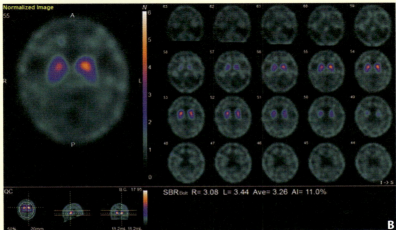

(次頁へ続く)

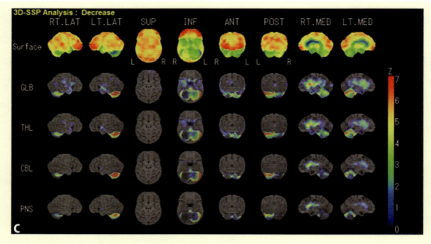

図1 参考症例①の画像（自験例：DaT scan 正常）（続き）
C：脳血流シンチグラフィ

Memo① striatal dopaminergic deficit

注意すべき点として，線条体での集積は加齢に伴い健常者でも減少傾向にあることが挙げられる。そのため，読影の際には，被験者の年齢に応じた基準値と比較する必要がある。

Memo② 神経メラニン画像（NMI）（図2, 3）

3T MRI fast spin echo 法によるT1強調画像であり，黒質緻密部や青斑核の神経細胞を含有する神経メラニンを描出可能な撮像法である。NMIによるPDとMSA-P（パーキンソニズムが主体），PSPの鑑別能は，^{123}I-MIBG心筋シンチグラフィと同程度またはそれ以上だったと報告されている。

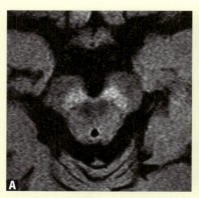 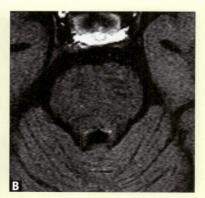

図2 参考症例②のNMI画像（70歳代，正常例）
黒質緻密部（**A**），青斑核（**B**）の高信号域は保たれている。

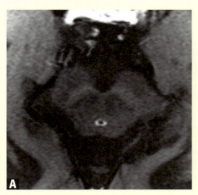 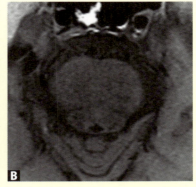

図3　参考症例③のNMI画像（80歳代，Hoehn-Yahr重症度分類5度のPD症例）
黒質緻密部（A）では正常例に比較して信号が低下しており，青斑核（B）では，ほぼ不明瞭となっている。

文献
1) 織茂智之：Cognition Dementia. 2008；7(4)：337-44.
2) 日本メジフィジックス：ダットスキャン読影のポイント（基本編）.
　［https://www.nmp.co.jp/member/datscan/inpre/page03.html］（2025年2月閲覧）

6

脱髄および類縁疾患

6章 脱髄および類縁疾患

1. 多発性硬化症

◆CASE紹介

症例1

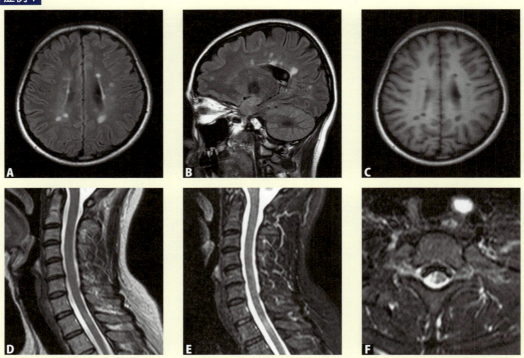

A：FLAIR　B：FLAIR（矢状断）　C：T1強調画像　D：頸椎T2強調画像（矢状断）　E：頸椎STIR（矢状断）　F：頸椎STIR（軸位断，Th1レベル）

症例2

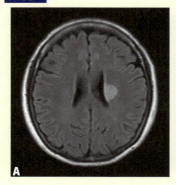
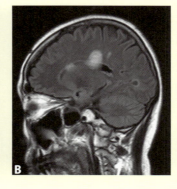

A：FLAIR
B：FLAIR（矢状断）

（次頁へ続く）

症例2（続き）

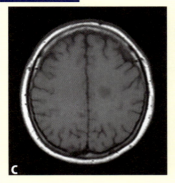
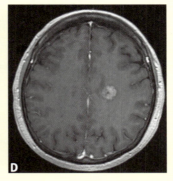

C：T1強調画像
D：造影T1強調画像

症例1：40歳代女性，FLAIRで両側側脳室周囲に垂直方向に伸びる高信号域がみられ，ovoid lesionと思われる（**A**・**B**）。T1強調画像では著明に低信号を呈しており，T1 black holeと考える（**C**）。椎体レベルでTh1高位にT2強調画像，STIRで高信号域を認める。病変は，矢状断では長軸方向に1椎体に及び（**D**・**E**），軸位断で右側主体（**F**）である。多発性硬化症（multiple sclerosis；MS）を疑う所見である。

症例2：50歳代女性，FLAIRで左側脳室上衣に接する半球状の高信号域を認める（**A**・**B**）。腫瘤状を呈し，tumefactive MSと言える。T1強調画像では著明に低信号を呈しており，T1 black holeと考える（**C**）。造影T1強調画像で外側を主体とした異常増強がみられるが，内側は増強が弱くopen ring状の増強である（**D**）。

撮像法選択のポイント

　MSは特異的なバイオマーカーが存在せず，画像診断が重要視されており，改訂McDonald診断基準（**表1**）[1]にもMRI所見の有無が含まれている。脳病変，視神経病変，

表1　多発性硬化症の改訂McDonald診断基準（2017年）

臨床像	診断に必要なMRI所見
2回以上のエピソード（2病変の客観的臨床的証拠を有す）	不変
2回以上のエピソード（1病変の客観的臨床的証拠を有す）	DISの証明 1. 2箇所以上の典型的MS病変の証明 2. 臨床的再発による他部位の出現の確認
1回以上のエピソード（2病変の客観的臨床的証拠を有す）	DITの証明 1. 同時期に新病変（造影病変）と旧病変の共存 2. 新病変出現の確認 3. オリゴクローナルバンド
1回以上のエピソード（＝clinically isolated syndrome；CIS）（1病変の客観的臨床的証拠を有す）	DIS・DITの証明

DIS（空間的多発性）：脳室周囲，大脳皮質直下，テント下，脊髄のいずれか2箇所の病変を認める（視神経病変は含まない）。
DIT（時間的多発性）：新規造影病変および旧病変が証明される。

（文献1より改変）

脊髄病変のいずれも起きる可能性があるため，至適部位の撮像を行う。MSが疑われた初回脳MRI評価では，標準化されたプロトコールとしてプロトン密度強調画像，FLAIR，T2強調画像，矢状断FLAIR，3D造影T1強調画像が提唱されている[2]。

一般的事項

　MSは中枢神経系で最も頻度の高い炎症性脱髄疾患であるが，欧米に比較すると，わが国での発生頻度はやや低い。30歳を中間として15～50歳の発症が多く，女性にやや多い。病変部にリンパ球やマクロファージの浸潤があり，抗体や補体活性化を伴うこともあり自己免疫を本態とした炎症性脱髄疾患と考えられているが，その原因は未解明である。

　また脳脊髄や視神経における脱髄プラークの時間的多発性（dissemination in time；DIT），空間的多発性（dissemination in space；DIS）が特徴的で，再発と寛解を繰り返す。慢性進行性に中枢神経系に病変が出現して脳萎縮が進行するため，早期診断と治療介入が重要である。臨床像のエピソードが1回の場合（clinically isolated syndrome；CIS）（☞ **Memo**）であっても診断が可能な改訂McDonald診断基準（**表1**）[1]が使われるようになり，MRIでDITとDISを満たすことで，より早期の診断が可能である[1]。

　2017年の改訂McDonald診断基準では，臨床的に2回の神経症状が確認できない場合にMRIが有用であり，客観的に1つしか臨床的病変がない場合，DISを満たすために異なるMRIでの観察が必要であり，またCISの段階では，DITを満たすための追加MRIにより診断できる。

　MSは，再発寛解型や二次進行型，早期から進行する一次進行型に大きくわけられる。再発寛解型は，炎症性脱髄による再燃で，炎症を抑制することで寛解導入が可能だが，一次・二次進行型を抑制できる治療は今のところ不十分で，進行性痙性歩行や認知機能障害が進行すると抑制困難である。当初の再発寛解型の段階できちんと診断し，早期に障害進行度が蓄積しないように治療することが重要である[3]。

　MSの有用なバイオマーカーとして，オリゴクローナルバンドおよび髄液中ミエリン塩基性蛋白（myelin basic protein；MBP）がある。オリゴクローナルバンドは血清に検出されないバンドが髄液のみで検出される現象を指し，中枢神経系内で繰り返される慢性炎症ないし特定の抗体産生を示すと考えられている。また，髄液中にMBP上昇があれば髄鞘が脱落した指標となることから，しばしば測定される。

　治療は急性期病変の早期安定化を狙い，副腎皮質ホルモンのパルス療法・経口投与が主である。インターフェロン-β-1bは，再発寛解型の病勢抑制に有効とされている。

読影・診断のポイント

中枢神経系病変は，脳病変，視神経病変，脊髄病変に大きくわけられる。

MSの特徴であるプラークは，様々な程度の炎症や脱髄，グリオーシス，軸索損傷が含まれる。T2強調画像やFLAIRで高信号となるが，他疾患との鑑別が難しいため，MSに特徴的な形態や部位，性状から判断する必要がある。以下にMSに特徴的な所見を記載する。

- ovoid lesion：側脳室壁から垂直方向に広がる卵円形病変で，髄質静脈周囲の炎症性変化を反映する[4]。病変はDawson's finger形態になりやすい（図1）。
- subcallosal striation：脳梁下部から脳室壁と垂直方向に広がる病変であり，FLAIR矢状断像が役立つ[5]。脳梁は血管障害の程度が低く，プラークの評価に適する。
- U-fiber lesion：U-fiber領域の病変（juxtacortical lesion）もMS小病変で好発し，皮質下白質に沿って走行する血管周囲の炎症を反映するとされている[6]。
- T1 black hole：T1強調画像にて低信号を呈する病変は著明な浮腫や強い脱髄の結果であり，組織破壊を伴う軸索消失を反映している。

活動性病変かどうかは，増強効果の有無で評価される。プラークの造影パターンは結節状，斑状，リング状など様々だが，病変サイズや炎症の強度，造影タイミングが影響する。経時的には結節状増強がリング状となり，その後造影されなくなると推察されている。リング状病変は灰白質に面した部分が途切れるopen ring sign形態を示すことがある[7]。また，急性期脱髄病変が容積を増して増強を呈すると腫瘤状形態となり，tumefactive MSと言われるものになる。脳腫瘍との鑑別が問題となるが，腫瘍に比較してmass effectが乏しい。Balo's concentric sclerosisは，脱髄巣と正常部が同心円状に何層にも重なってみられる脱髄病変で，急性経過をたどる[8]。MSプラークは髄質静脈周囲に分布するため，脱髄病巣内を貫通する髄質静脈が磁化率強調画像（SWI）で観察できる。脳内鉄沈着は，様々なMS病変の特徴を示す代用マーカーであるとする報告があり，SWIにて脳全体の正常静脈描出が脳代謝減少を反映し，減少していたとする報告もある[9]。

視神経病変について検討した研究では，ほとんどの患者で視神経病変を認めた[10]。視

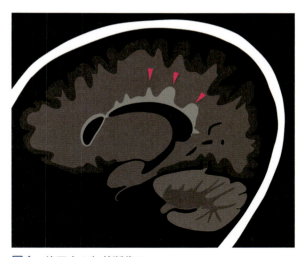

図1　傍正中の矢状断像シェーマ
脳室上衣に沿って長軸方向に伸びるような病変を形成し（矢頭），ovoid lesion，Dawson's fingerの所見である。

神経炎を発症することもあるが，あえてMRIを撮像して検出する意義は少ない。ただし，視神経炎の程度が強く視神経周囲脂肪織に炎症がみられる場合には，抗MOG抗体関連疾患を考慮する必要がある。

　脊髄病変の評価では，病変の広がり（単発か多発か，灰白質優位か白質優位か，上下の進展範囲）を把握する。白質路が走行する脊髄辺縁に病変を形成する傾向にあるが，脊髄全般にわたり横断性の病変を形成する場合もある。白質障害は頸髄に生じることが多く，側索や後索などの辺縁に多い。長軸方向の広がりは2椎体以内であり[11]，それ以上であれば視神経脊髄炎スペクトラム障害（NMOSD）などの別疾患を考慮する。急性期病変は造影され，リング状増強を呈することもある。

神経症候学的解説

　MSは視力障害，複視，小脳失調，四肢の麻痺（単麻痺，対麻痺，片麻痺），感覚障害，膀胱直腸障害，歩行障害，有痛性強直性痙攣など多様な神経症状をきたすが，特徴的症状としてUhthoff徴候（温度感受性の症状変動），易疲労性がある。再発を繰り返していると完全寛解しなくなり，後遺症を残す可能性がある。

Memo　CIS

　CISは，炎症性脱髄疾患を示唆する中枢神経病巣を呈する24時間以上続く急性の発作で，それ以前には脱髄疾患を示唆する病歴がないものを指す。改訂McDonald診断基準（**表1**）[1]では，臨床的にCISでもMRI基準を満たす病変があり，MRI上の再発が証明されればMSと診断できる。

文献

1）Thompson AJ, et al：Lancet Neurol. 2018；17(2)：162-73.

2）Wattjes MP, et al：Nat Rev Neurol. 2015；11(10)：597-606.

3）Leray E, et al：Brain. 2010；133(Pt 7)：1900-13.

4）Horowitz AL, et al：AJNR Am J Neuroradiol. 1989；10(2)：303-5.

5）Gean-Marton AD, et al：Radiology. 1991；180(1)：215-21.

6）Miki Y, et al：Neurology. 1998；50(5)：1301-6.

7）Masdeu JC, et al：J Neuroimaging. 1996；6(2)：104-7.

8）Karaarslan E, et al：AJNR Am J Neuroradiol. 2001；22(7)：1362-7.

9）Haacke EM, et al：J Magn Reson Imaging. 2009；29(3)：537-44.

10）Evangelou N, et al：Brain. 2001；124(Pt 9)：1813-20.

11）Grossman RI, et al：AJNR Am J Neuroradiol. 1998；19(7)：1251-65.

6章 脱髄および類縁疾患

2. 視神経脊髄炎および関連疾患

◆CASE紹介

症例1

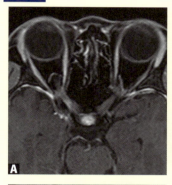
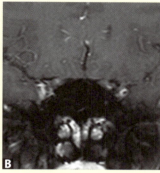
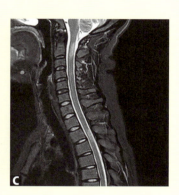
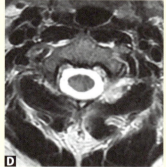
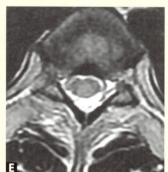
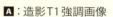

A：造影T1強調画像
B：造影T1強調画像（冠状断）
C：頸胸椎STIR（矢状断）
D：頸椎T2強調画像（軸位断，C3レベル）
E：胸椎T2強調画像（Th2-3レベル）

症例2

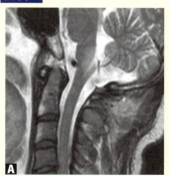
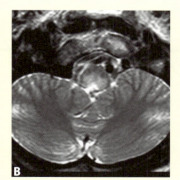
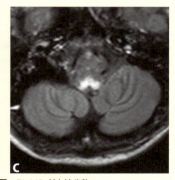

A：T2強調画像（矢状断）　B：T2強調画像（軸位断，延髄レベル）　C：FLAIR（軸位断）

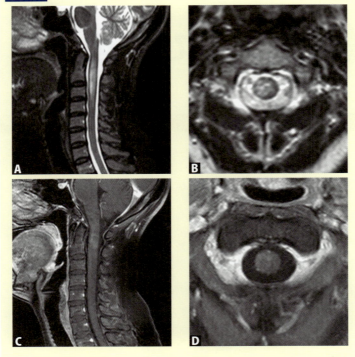

症例3

A：T2強調画像（矢状断）
B：T2強調画像（軸位断，C2レベル）
C：造影T1強調画像（矢状断）
D：造影T1強調画像（軸位断，C2レベル）

症例1：30歳代女性，造影T1強調画像で右視神経に異常増強を認める（A・B）。STIRでC3およびTh2-3レベルの髄内に異常信号がみられ（C），T2強調画像軸位断ではC3病変は右寄り（D），Th2-3病変は髄内中心性に異常信号を認める（E）。視神経脊髄炎（neuromyelitis optica；NMO）の所見として合致する。

症例2：40歳代男性，延髄最後野周囲にT2強調画像（A・B）およびFLAIR（C）で異常信号がみられる。NMOの所見として合致する。

症例3：40歳代女性，T2強調画像で歯突起レベルよりC3に及ぶ，比較的長い範囲にわたり脊髄の腫大を伴う髄内中心性の異常信号がみられる（A・B）。歯突起レベルでは，造影T1強調画像で辺縁に淡い異常増強を認める（C・D）。NMOの所見として合致する。

撮像法選択のポイント

　頭部MRIでの撮像法は多発性硬化症（MS）に準ずる（☞6章1）。本症やMSのような脱髄疾患では，その活動性の評価や病変進展範囲の正確な把握のためGd造影が重要となる。その際はMSと同様に薄いスライスが得られる3D造影T1強調画像が推奨されるが，特に本症の場合はスライス角度を視神経に合わせることも重要である。視神経と脊髄が好発部位であるため，頭部MRIで本症が疑われた場合は即座に脊髄MRIを追加する。

一般的事項

　NMOは，重症の視神経炎と横断性脊髄炎を特徴とする炎症性脱髄疾患で，1894年に Devicが視神経炎と脊髄炎を併発した症例を報告したことに始まる。MSの診断基準とも矛盾がないことから，かつてはMSの一病型〔単相性の両側視神経炎と脊髄炎をきたすものをDevic病，再発をきたした症例を視神経脊髄型MS（optic spinal MS）〕と考えられていた経緯がある。その後，中枢神経系の軟膜や血管周囲に特異的に反応するNMO-IgG〔抗アクアポリン4（AQP4）抗体〕（☞**Memo①**）の発見により，MSとわけて別疾患として確立するに至った。抗AQP4抗体陽性NMOスペクトラム障害（AQP4-NMO spectrum disorder；AQP4-NMOSD）は，アストロサイト障害に伴う二次性の脱髄疾患として考えられており，この点がMSの病態と異なる。

　NMOの基本的疾患概念は，①視神経炎，②脊髄炎，③抗AQP4抗体である。しかし，視神経炎・脊髄炎が同時期にない症例や抗AQP4抗体陽性のみの症例もあることから，より広い概念が必要とされ，NMOSDという疾患概念が2015年の国際診断基準（**表1**）[1]で確立した。この診断基準では，抗AQP4抗体が陽性かつ視神経・脊髄・最後野・脳幹・間脳・大脳のいずれかの臨床所見あるいはMRIでの異常所見が認められ，他の疾患が除外されていればNMOSDの診断となる。一方で，抗AQP4抗体陰性例でも主要症状のうち2つが認められ，MRIでNMOに合致し，他疾患が除外できればNMOSDの診断となる。抗AQP4抗体陰性NMOSD（seronegative NMOSD）は，抗MOG抗体関連疾患（MOG antibody-associated disease；MOGAD）や，そのほかの自己免疫性疾患，Sjögren症候群や全身性エリテマトーデス，橋本病，重症筋無力症に関連したNMOSDなど，複数の疾患を内包している。

表1　NMOSDの診断基準

抗AQP4抗体陽性NMOSD
①1つ以上の主要症状*
②抗AQP4抗体陽性
③他疾患の除外

抗AQP4抗体陰性NMOSD
①2つ以上の主要症状*かつ以下a～cを満たす
　a. 視神経炎／縦長横断性急性脊髄炎／最後野症状
　b. 空間的多発性
　c. MRI所見**
②抗AQP4抗体陰性
③他疾患の除外

*主要症状：視神経炎，急性脊髄炎，最後野症状，急性脳幹症候群，症候性ナルコレプシーあるいは急性間脳症候群，大脳症状と一致する典型的MRI所見
**抗AQP4抗体陰性NMOSDにおけるMRI支持所見：1）視神経炎（視神経全長の1/2以上か視交叉を含む），2）急性脊髄炎（3椎体以上，脊髄萎縮），3）最後野症候群がある，4）上衣周囲の脳幹病変がある
（文献1より改変）

読影・診断のポイント

　抗AQP4抗体陽性例をNMOSDとして概説する。NMOSDに特徴的な画像所見は，①視神経病変，②脊髄病変，③白質病変であり，それぞれにわけて概説する。

① 視神経病変

　視神経病変は，NMOSDの50％以上にみられる頻度の高い所見である[2]。MSと比較

して病変が長く，視交叉～視索といった後方を侵す頻度が高いため，両側性の視神経障害を発症する頻度がMSよりも高い。よって，長い視神経病変で視交叉や視索など頭蓋内所見を伴う場合にMSと鑑別でき，視神経の半分以上を侵す場合，NMOSDの可能性がより高いとされる[3]。活動期には視神経は腫脹し，造影効果も伴う。炎症が消退すると視神経は萎縮する。

② 脊髄病変

AQP4分布に一致して，中心管を主体とした髄内中心部に脱髄を認める。3椎体以上のlong cord lesionとなり，MSとの鑑別になる。T2強調画像では，bright spotty lesionと言われる脳脊髄液と同等もしくは強い高信号を呈することが報告されている[4]。T1強調画像では低信号を呈し，より脱髄の強い部位を反映していると推察される。Luらは，linear lesionとしてT2強調画像での線状高信号域を提唱しており，延髄ないし延髄から頸髄にみられる中心管周囲の線状異常信号も特徴的所見としている[5]。所見のある半数で，関連する脳幹症状を呈したとも報告している。

③ 白質病変

AQP4分布に一致して，視床下部や視床，第三・四脳室や中脳水道周囲，延髄背側や最後野病変を形成することが多い。特に最後野（☞ **Memo②**）や視床内側病変がNMOSDとして特異的な部位である。最後野を含む脳室周囲器官は血液脳関門を欠き，IgGの中枢神経への拡散を容易にしている。脳室周囲白質では，脳室壁と平行に広がる形態を呈し，MSのDawson's fingerと鑑別される。造影効果は，脳実質に多発性の境界不明瞭なcloud-like enhancementを呈し，MSでみられる境界明瞭結節やリング状造影効果とは区別される[6]。脳室周囲ではperiependymal linear enhancementと言われる薄い線状の増強効果を認めることがある。脳梁では急性期に浮腫状粗大病変を伴い，不均一内部信号（marble pattern）を呈するという報告があり[7]，慢性期には著明に縮小，消失する。

神経症候学的解説

NMOSDは視神経障害や脊髄炎症状をきたす。症状が重度の場合が多いが，進行性の経過は呈さない。視床内側病変による過眠症や，難治性の吃逆・嚥下障害は比較的疾患特異性の高い症状である。吃逆や嚥下障害は視神経炎や脊髄炎と同時に発症する症例が30％程度で，半数が視神経炎や脊髄炎よりも先行していると報告されており，最後野病変が多く見すごされている可能性があり，先行する吃逆・嚥下障害の有無はチェックする必要がある。

◆Advice：中枢神経系炎症性脱髄疾患の鑑別診断（表2）

自己免疫性脱髄疾患としてMSやNMOSD，MOGAD，急性散在性脳脊髄炎（acute disseminated encephalomyelitis；ADEM）が鑑別になる。MSは慢性経過だが，NMOSDやMOGAD，ADEMは急性経過となる。NMOSDは視交叉病変による両眼失明や横断性脊髄炎で運動感覚障害や排尿障害など重症経過が多く，それに比較するとMSは軽症である。髄液細胞数増多はMSでは稀，NMOSDでは多核球優位，MOGADでは著明な増加，ADEMでは軽度にみられる。MSの脳MRIでは脳室周囲ovoid lesionを特徴とし，病変増加に伴って脳萎縮も起こる。一方，NMOSDでは脳病変を認めない場合もあるが，延髄中心管沿い，第三脳室周囲視床下部病変，広範な白質病変などのAQP4が分布する領域に病変が出現する。MOGADとADEMは類似し，いずれも多彩で境界不明瞭な白質病変としてみられる。

表2　中枢神経系炎症性脱髄疾患の鑑別

	MS	NMOSD	MOGAD	ADEM
臨床経過	慢性（多相性）	急性		
症状	Uhthoff徴候 易疲労性	視神経炎 脊髄炎 最後野症状（吃逆）	多彩	発熱 頭痛 痙攣 意識障害
髄液細胞数増多	稀	多核球優位	著明な増加	軽度
MRI	脳室周囲ovoid lesion	最後野や視床内側病変	多彩 境界不明瞭，播種性	白質病変 境界不明瞭

Memo① アクアポリン4（AQP4）

AQPは水の調節を司る細胞膜チャネルであり，0〜12のサブタイプが知られている。AQP自体は全身に分布しているが，頭蓋内にみられるものとしてはAQP1，4，9がある。AQP4はアストロサイトに発現しており，AQP4-NMOSDでは，アストロサイト障害に伴う二次性の脱髄疾患として考えられている[8]。AQP4-NMOSDの画像所見においては，AQP4の発現分布を理解することが重要である。AQP4は脳脊髄液に接する部分，すなわち頭蓋内であれば脳室周囲，脊髄であれば中心管周囲に発現している[9]（図1）。また，脳室の上衣細胞の側底膜，脳毛細血管周囲や軟膜に接する領域，視索上核やそのほかの浸透圧に感受性のある領域にも発現している（図1）。他部位にもAQP4は広範に分布しているが，密度は低い。

6章

脱髄および類縁疾患

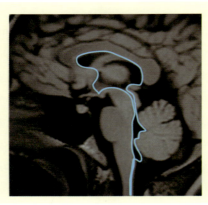

図1　AQP4の分布領域のシェーマ
青：AQP4の分布領域

Memo②　最後野の解剖（図2）

　最後野は脳室周囲器官のひとつで，脳室底最下部で中心管の吻側端の背後にあり，閂をまたいで左右に広がっている小さな円形状の隆起である。血流が豊富で，脳血流関門を欠いている。嘔吐を引き起こす嘔吐中枢は迷走神経背側核付近の網様体にあり，最後野にある化学受容体によって影響を受ける。

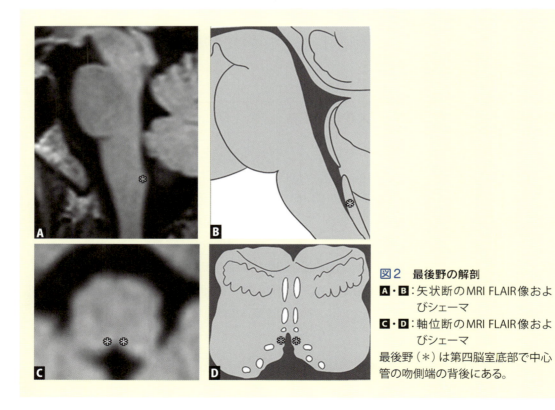

図2　最後野の解剖
A・B：矢状断のMRI FLAIR像およびシェーマ
C・D：軸位断のMRI FLAIR像およびシェーマ
最後野（*）は第四脳室底部で中心管の吻側端の背後にある。

文献

1) Wingerchuk DM, et al : Neurology. 2015 ; 85(2) : 177-89.

2) Zabad RK, et al : Brain Sci. 2017 ; 7(10) : 138.

3) Buch D, et al : Acta Neurol Belg. 2017 ; 117(1) : 67-74.

4) Yonezu T, et al : Mult Scler. 2014 ; 20(3) : 331-7.

5) Lu Z, et al : J Neurol Sci. 2010 ; 293(1-2) : 92-6.

6) Ito S, et al : Ann Neurol. 2009 ; 66(3) : 425-8.

7) Nakamura M, et al : Mult Scler. 2009 ; 15(6) : 695-700.

8) Kaneko K, et al : J Neurol Neurosurg Psychiatry. 2016 ; 87(11) : 1257-9.

9) Amiry-Moghaddam M, et al : Nat Rev Neurosci. 2003 ; 4(12) : 991-1001.

6章　脱髄および類縁疾患

3. 浸透圧性脱髄症候群

◆CASE紹介

症例1

Ａ：拡散強調画像　Ｂ：FLAIR　Ｃ：T2強調画像　Ｄ：T1強調画像　Ｅ：造影T1強調画像　Ｆ：T2強調画像

症例2

Ａ：拡散強調画像
Ｂ：FLAIR

（次頁へ続く）

症例2（続き）

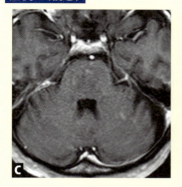
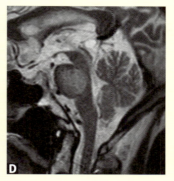

C：造影T1強調画像
D：T2強調画像（矢状断）

症例3

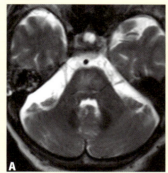
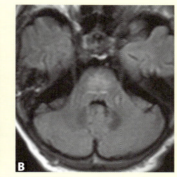
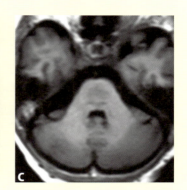

A：T2強調画像　　**B**：FLAIR　　**C**：T1強調画像

症例1：60歳代女性，拡散強調画像で橋中心部に境界明瞭な類円形の強い高信号を認め（**A**），ADC低下を認める。FLAIR（**B**）およびT2強調画像（**C**）でも高信号を認め，右傍正中部には囊胞変性を疑う所見がある。T1強調画像では中心部に淡く低信号を認め（**D**），造影T1強調画像では増強効果は乏しい（**E**）。T2強調画像で両側中小脳脚にも異常信号がみられ（**F**），変性を疑う。

症例2：50歳代男性，自宅で転倒し受診。頭蓋内病変検索目的で頭部MRI撮像となった。拡散強調画像（**A**），FLAIR（**B**）で橋中心部に不整な多角形状，境界明瞭な高信号域を認める。造影T1強調画像では造影効果はみられず，低信号域を呈している（**C**）。

症例3：80歳代女性，T2強調画像（**A**），FLAIR（**B**）で橋中心部に境界がやや不明瞭な淡い高信号域を認め，T1強調画像では低信号域を呈している（**C**）。

撮像法選択のポイント

拡散強調画像はT2強調画像やFLAIRで所見が出現する前に異常がとらえられるため，早期診断に有用である[1]。

一般的事項

浸透圧性脱髄症候群（osmotic demyelination syndrome；ODS）は，障害部位により，橋中心髄鞘崩壊症（central pontine myelinolysis；CPM）と橋外髄鞘崩壊症（extrapontine myelinolysis；EPM）にわかれる。CPMのほうがEPMよりも頻度が高く，EPMはCPMの10％程度である。いずれの年齢でも発症しうるが，30～60歳に好発し，男性にやや多い。背景疾患として，慢性アルコール中毒，Wernicke脳症，低栄養，重症肝・腎障害，電解質異常などの重症患者に起こる。慢性アルコール中毒では，Wernicke脳症もoverlapすることがあり，診断困難となる。ODSの診断には，電解質バランスの変化などの臨床情報が重要である。従来，低ナトリウム血症の急速補正（20～25mEq/L/1～3日）により医原性に起こるとされてきたが，高ナトリウム血症の補正過程での発症例も報告されている。乏突起細胞は浸透圧の変化に敏感であり，細胞外液が細胞内液に比べて相対的に高浸透圧状態で脆弱となり，乏突起細胞間の髄鞘が脱落をきたすと推察される。重度障害例では髄鞘および軸索の壊死，空洞形成をきたし，非可逆的な神経障害を呈する。いずれにしても過度なNaの補正は危険であり，10mEq/L/日以下にすべきとされる。

読影・診断のポイント

CPMは橋上部から中部中心部に好発し，T2強調画像およびFLAIRで背側を底辺とする境界明瞭な逆三角形，三つ叉状または円型の左右対称性の高信号を呈する。矢状断像では卵円型を示す。橋被蓋および橋縦走線維は温存され，腹外側の周辺部も保たれる。通常，mass effectは伴わず，造影効果もないことが多いが，辺縁に部分的な造影効果を認めることもある。病変の大きさと症状は必ずしも一致しない。T1強調画像では低信号を示すことが多い。拡散強調画像ではT2強調画像よりも早く検出され，T2強調画像では異常がみられない24時間前でも拡散強調画像で異常を認めるとされる[1]。また，両側中小脳脚にもしばしば病変を認めるが，橋病変に比較すると淡いため，橋病変の二次変性の可能性もある[2]。

EPMは基底核，視床，外側膝状体，前交連，大脳白質が好発部位である。病変は左右対称性である。視床病変は髄鞘の豊富な視床外側部に分布し，髄鞘の粗な内側や視床枕は免れる傾向があるとされる[3]。

神経症候学的解説

典型的には二相性で，電解質異常による痙攣や脳症があり，それが補正されると精神症状は改善し，2～3日で正常に戻る。その後，構音障害，嚥下障害，四肢麻痺，水平性

眼球運動麻痺，昏睡，混迷状態が続く[4]。

> ◆Advice：鑑別診断
>
> ODSの橋病変（CPM）の鑑別診断として，血管内リンパ腫（intravascular lymphoma；IVL），脳幹グリオーマ，脳幹梗塞が挙がる。IVLは画像上非常に類似し（図1）[5]，鑑別が難しいため，電解質バランスなどの臨床情報を併せた上で診断する。脳幹グリオーマではmass effectが強く，橋辺縁まで異常信号が及ぶことが多い。脳幹梗塞は左右対称性であることは少なく，前後方向に広がり橋辺縁にまで及ぶ。T2強調画像やFLAIRでは高信号となるが，T1強調画像で異常信号はきたさない。
>
>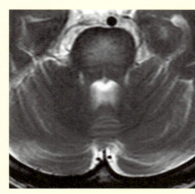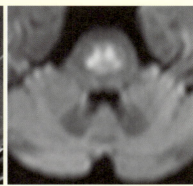
>
> 図1　血管内リンパ腫の症例
>
> （文献5より転載）

文献

1) Ruzek KA, et al：AJNR Am J Neuroradiol. 2004；25(2)：210-3.
2) Uchino A, et al：Neuroradiology. 2003；45(12)：877-80.
3) Koci TM, et al：AJNR Am J Neuroradiol. 1990；11(6)：1229-33.
4) Howard SA, et al：Radiographics. 2009；29(3)：933-8.
5) Iwamuro M, et al：Intern Med. 2015；54(18)：2421-2.

6章　脱髄および類縁疾患

4. 急性散在性脳脊髄炎

◆CASE紹介

症例1

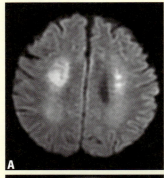
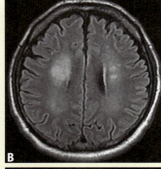
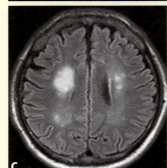
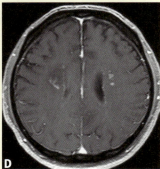

A：拡散強調画像
B：FLAIR
C：Bより2週間後のFLAIR
D：造影T1強調画像

症例2

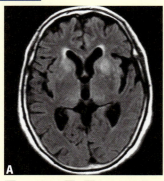
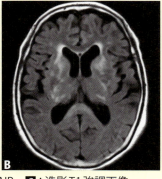
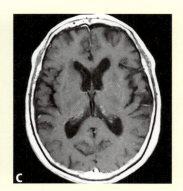

A：FLAIR　B：Aより10日後のFLAIR　C：造影T1強調画像

症例3

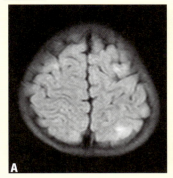
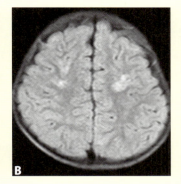
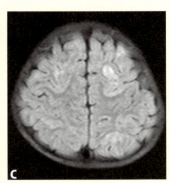

A～**C**：FLAIR

症例1：60歳代男性，重症COVID-19肺炎感染から1週間後，自宅にて意識消失していたところを家族に発見され救急搬送となった。項部硬直および下肢腱反射亢進を認め，頭部MRI撮像となった。右優位両側側脳室周囲の深部白質に結節や腫瘤状構造がみられ，拡散強調画像（**A**）およびFLAIR（**B**）で高信号を呈する。2週間後のFLAIR（**C**）では，病変が明瞭化している。造影T1強調画像で病変内部の一部に造影効果を認める（**D**）。

症例2：60歳代女性，先行する髄膜炎後に軽度意識障害と四肢脱力が出現し，当院救急搬送となった。10日後のFLAIRでは，両側基底核や視床にかけて急激に高信号域が出現しており（**A**・**B**），基底核型の急性散在性脳脊髄炎（acute disseminated encephalomyelitis；ADEM）を疑う所見である。造影T1強調画像で造影効果はほぼみられない（**C**）。

症例3：2歳女児，10日前に前駆症状として胃腸炎が出現し，2～3日で改善した。その後，足の痛みや発熱，脱力が出現し当院受診となった。両側前頭葉や左頭頂葉皮質から皮質下白質にかけてFLAIR（**A**～**C**）で高信号域が散見される。

撮像法選択のポイント

ADEMは症状発現と画像所見とに乖離があることが知られており，発症後8週までは画像で検出されず，正常の可能性がある。そのため，検査のタイミングには注意が必要であり，臨床的に疑う場合には時期をずらしての再撮像も検討することが必要である。

一般的事項

ADEMは，主に発疹性ウイルスを代表とした先行感染ないしワクチン接種後に発症する炎症性脱髄疾患であり，脳や脊髄を散在性に侵す。経過は急性単相性であり，再発を示すものは稀である。原因別に①ワクチン接種，②感染，③特発性にわけられる。感染性ADEMは麻疹，風疹，水痘，流行性耳下腺炎，インフルエンザなどのウイルス感染，ま

たは百日咳やデング熱など原因は多岐にわたる。脱髄病変はウイルスの直接感染ではなく，感染後のミエリン蛋白に対するT細胞介在性の交叉反応もしくはT細胞の非特異的な自己感作などが原因で生じると考えられている[1]。病理学的にはperivenous sleeves of demyelinationと表現される，小静脈周囲のリンパ球を主体とする単核細胞浸潤を伴う炎症や脱髄を特徴とした静脈周囲性脳脊髄炎である。一方で，多発性硬化症（MS）は比較的大きい癒合したconfluent demyelinationを呈する。ADEMの診断は除外診断であり，感染症や血管炎，脳炎などの他疾患を除外した上で臨床的に診断され，MRIは補助診断に重要である。2012年のThe International Pediatric Multiple Sclerosis Study Group（IPMSSG）の診断基準によると，小児の単相性ADEMの診断には他疾患の除外のほか，以下4つの要件を必要とする[2]。

❶ 炎症性脱髄性機序が推定される初回の多巣性中枢神経イベント

❷ 発熱では説明できない脳症（意識障害，行動変容）を伴う

❸ 発症3カ月以内のMRIが異常を示す

❹ 発症3カ月以降に臨床的・画像的再燃がない

　3カ月以内の症状増悪は単相性ADEMであり，再発は3カ月以降の症状増悪や画像所見再燃により定義される。実際には初発時にADEMと診断された患者の中に，MSや視神経脊髄炎スペクトラム障害（NMOSD）への移行例が含まれている点に注意が必要である。2012年のIPMSSGの診断基準では，3カ月以降の再発はmultiphasic ADEMとすることとなったが，3回目のADEM様イベントが起きるとmultiphasic ADEMの概念から外れ，MS，NMOSDを代表とした慢性再燃性脱髄性疾患の範疇に入ることになる[2]。

　ADEMは全年齢に発症するが，若年者，特に小児に好発する。一方，MSやNMOSDは女性に多いが，ADEMは男性に若干多く好発する。また，先行感染に関連して冬と春に好発する。ADEMの治療は，自己免疫介在性疾患を想定した免疫抑制療法が主体で，高用量ステロイドが第一選択として使用される。そのほか，大量ガンマグロブリン療法，血漿交換療法などがステロイド不応性の重症例に対して行われる。予後は一般に良好で，半年以内に完全回復に至るのが通常の経過である。

読影・診断のポイント

　脳病変はmass effectがないことが多く，複数に及ぶ。病変のうち少なくとも1つは1cmを超え，基本的には左右非対称性である。MSと比較すると白質病変は皮質下に好発し，不整形で大きく境界不明瞭なことが多い。側脳室周囲や脳梁は保たれる傾向にある。基底核と視床は40％に病変が認められ，しばしば対称性となる。深部白質やテント下病変もしばしばみられる[3]。造影効果は通常ないが，大きな病変では造影効果を有する。単相性疾患のため，造影効果は一様であると予想されるが，実際には一部の病変

のみが造影される場合がある。小さな病変では脳血液関門損傷部がすぐに修復されるため，造影されないと推測されている[4]。時にmass effectを認めることがあり，MS同様に腫瘤様（tumefactive ADEM）となることがある[4]。脊髄病変を合併することがあるが，脊髄病変単独は稀である。脊髄病変があると脊髄は正常～軽度腫大となり，腫大した場合は円形となる。T2強調画像では灰白質と白質にまたがって高信号を示すが，灰白質がより高信号で灰白質−白質のコントラストは保たれる点が特徴的である。病変は頭尾方向に長いlong cord lesionやskip lesionを呈する。

　しばしば臨床所見と画像所見の間に乖離があり，画像所見は症状よりも遅延する。発症からMRIで所見が認められるまでに最大で8週間遅延した報告もあるため[5]，急性期MRIで異常がないからといってADEMを否定する根拠とはならない。

神経症候学的解説

　神経症状に先行して頭痛，発熱，全身倦怠感，悪心・嘔吐が出現する。項部硬直や痙攣をきたすこともある。典型的には，その後に多彩な神経症状〔大脳（片麻痺，半盲，失語），脳幹（眼振，眼球運動障害），小脳（運動失調，構音障害），脊髄（四肢麻痺，膀胱直腸障害）〕を示す。神経症状が急速に進展してくる臨床所見からは，脳炎との鑑別が難しい。巣症状としては脳症が最も重要で，傾眠，昏迷，昏睡などの意識障害と行動変容からなり，ADEMを特徴づける症状と言える。

Memo　ADEMと関連疾患

　ADEMの関連疾患として，急性出血性白質脳炎（acute hemorrhagic leukoencephalitis；AHLE），ウイルス感染もしくは予防接種後の限局型急性炎症性脱髄性病変，慢性あるいは再発性感染後脳脊髄炎，末梢および中枢性炎症性脱髄性病変が挙がる。AHLEはHurst脳炎とも呼ばれ，頭痛・発熱・精神症状で発症する。病理学的には半卵円中心，内包や脳幹に及ぶ浮腫と白質壊死が特徴である。血管周囲腔の開大（enlarged perivascular spaces）の出血や壊死を伴う点がADEMと異なる。AHLEの病変はADEMよりも大きく，mass effectも強いため脳ヘルニアをきたす。

文献

1) Esposito S, et al：Autoimmun Rev. 2015；14(10)：923-9.
2) Krupp LB, et al：Mult Scler. 2013；19(10)：1261-7.
3) Koelman DLH, et al：J Neurol. 2015；262(9)：2013-24.
4) Gallucci M, et al：Childs Nerv Syst. 2001；17(4-5)：202-10.
5) Lakhan SE：Neurology. 2012；78(22)：e138-9.

7

代謝・中毒など

7章　代謝・中毒など

1. 中毒性疾患総論

一般的事項

　中毒とは，体内に取り込まれた物質が臓器や正常組織で毒性を発現し，症状をきたすことを言う。身の回りにあるすべての化学物質は中毒の起因物質になりうる。中毒の発生には使用方法と量が関係する。中毒起因物質の推定には，家族・同居者，救急隊員などから十分な情報収集をすることが重要である。迅速検査として，薬物8項目（フェンシクリジン類，ベンゾジアゼピン類，コカイン系麻薬，覚醒剤，大麻，モルヒネ系麻薬，バルビツール酸類，三環系抗うつ薬）の尿中定性検査を約10分で同時にできるトライエージDOAがある。そのほか，日常臨床で行う薬物血中濃度測定も活用する。一方で，図1[1]に示すような特徴的な所見を呈する病態については，画像から原因物質を類推することが可能であり，画像診断が原因究明に役立つことがある。以下，代表的な局在と特徴的な疾患について概説する。

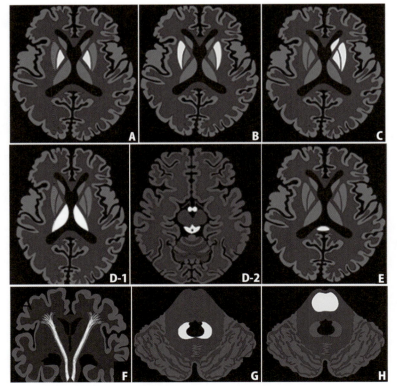

図1　代謝性脳障害における病変発現部位
白色部分：病変発現部位
A：両側淡蒼球
B：両側被殻
C：片側性線条体
D-1：両側視床
D-2：乳頭体・中脳蓋
E：脳梁膨大部
F：錐体路
G：小脳歯状核
H：橋中央部

（文献1より転載）

読影・診断のポイント

両側淡蒼球（**図1A**）を障害する中毒疾患として，一酸化炭素（CO）中毒・肝性脳症がある。CO中毒では，限局性spot状のT2強調画像高信号域，肝性脳症ではT1強調画像高信号域となる。淡蒼球は鉄含有の多い組織であり，COなどヘモグロビン親和性のある物質が結合することで，組織における酸素利用障害が生じる。

両側被殻（**図1B**）を障害する物質としてはメタノールが挙がる。メタノールは摂取後，体内で代謝されてホルムアルデヒド，ギ酸に変化する。これらが呼吸反応系である電子伝達系酵素のチトクロームオキシダーゼを阻害することで，組織における酸素利用障害が生じ，特に虚血に弱い乏突起膠細胞が障害される。尿毒症性脳症は，被殻と淡蒼球を含めたレンズ核の異常信号となる。グアニジン誘導体やインドキシル硫酸などの毒素が基底核でNMDA受容体やGABA受容体活性により痙攣が生じる。

片側性線条体（**図1C**）でのT1強調画像高信号域は，糖尿病性舞踏病を考慮する所見である。両側視床や乳頭体・中脳蓋（**図1D**）のT2強調画像高信号域は，Wernicke脳症を考慮する所見である。

脳梁膨大部（**図1E**）で結節状のDWI高信号域がみられる場合は，可逆性脳梁膨大部病変を伴う軽度脳炎・脳症（MERS）を考慮する（☞**7章8**）。また，メトロニダゾール脳症では，脳梁膨大部全体がDWI高信号域・FLAIR高信号域となる。

錐体路（**図1F**）が障害されるものとしては，低血糖脳症が挙がる。機序としては，急性期はエネルギー欠損によるポンプ機能低下・興奮性アミノ酸過剰放出，亜急性期はグルタミン酸受容体を介した細胞死誘導による。

小脳歯状核（**図1G**）はメトロニダゾール脳症，Wernicke脳症で障害される。歯状核は虚血・代謝変化に影響を受けやすいことが原因とされている。メトロニダゾールは30〜60％が肝臓で代謝されることから肝機能障害患者で半減期が伸び，リスクとされている。橋中央部（**図1H**）の障害として，浸透圧性脱髄症候群（osmotic demyelination syndrome；ODS）があり，浸透圧調整障害により生じる。

Memo　中毒に伴う白質脳症（toxic leukoencephalopathy；TL）[1, 2]

TLとは，中毒により引き起こされる白質障害で脳室周囲白質の拡散制限を特徴とする。毒性物質による直接的な白質障害もしくは細胞興奮性物質により引き起こされる。適切な治療（解毒）または投与薬物中断により改善する。TLの主な原因として，化学療法薬〔メトトレキサート（MTX）やフルオロウラシル（5-FU）〕，ヘロイン，免疫抑制薬（シクロスポリン，タクロリムス），肝障害，CO中毒などが挙がる。白質障害は髄鞘浮腫，星状膠細胞の血管周囲腔に伸長する足突起障害や血管障害が原因と考えられてい

る。拡散制限所見と予後には相関がないとされているが，FLAIRの異常所見と予後については軽度相関があるとされる。

文献
1) de Oliveira AM, et al：Radiographics. 2019；39(6)：1672-95.
2) McKinney AM, et al：AJR Am J Roentgenol. 2009；193(1)：192-206.

7章 代謝・中毒など

2. 一酸化炭素中毒

◆CASE紹介

症例1

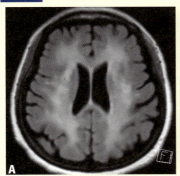 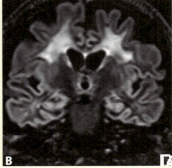 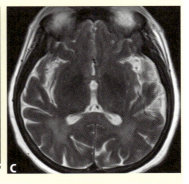

A：FLAIR　B：拡散強調画像　C：T2強調画像

症例2

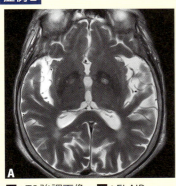 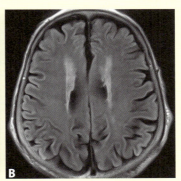

A：T2強調画像　B：FLAIR

症例1：59歳女性，練炭自殺企図の既往あり。FLAIRで両側側脳室周囲深部白質に，ほぼ対称性に境界不鮮明な高信号域を認める（A）。一酸化炭素（CO）中毒による遅発性白質脳症の可能性がある。皮質下白質U-fiberは保たれている。拡散強調画像（DWI）でも高信号を呈しているが（B），ADC値の低下は認めない。T2強調画像で淡蒼球壊死や出血の所見はみられない（C）。

症例2：96歳女性，換気不十分な室内で暖炉を使用し，CO中毒の診断となる。T2強調画像で両側淡蒼球に卵円状のT2延長域を認め，CO中毒の既往に合致する（A）。FLAIRで両側側脳室周囲深部白質に高信号域がみられ，慢性虚血性変化の所見である。間欠型CO中毒を疑わせる所見はない（B）。

撮像法選択のポイント

CO中毒はCTで異常をきたすことはほとんどないため，本症を疑う場合にはMRIが必須である。急性期は淡蒼球病変，亜急性期以降では白質病変が特徴的であり，T2強調画像やFLAIRが必須となる。病変部位をターゲットとしたMR spectroscopy（MRS）も診断の一助になりうる。

一般的事項

主に不完全燃焼により発生するCOは無色・無臭・可燃性のある気体で，酸素よりもヘモグロビン親和性が200〜250倍と高く，少量でも低酸素状態になる。COはCOヘモグロビン〔（カルボキシヘモグロビン）CO-Hb〕を形成し，組織での酸素放出障害とともに酸素運搬能力の低下をきたす。またCOは，心筋ミオグロビンと結合して心筋障害による不整脈，心不全，低酸素障害の原因となる。さらに，ミトコンドリア内でチトクローム酸化酵素に結合し，組織レベルの代謝障害をきたす。臨床症状はCO-Hb濃度により段階を踏んで徐々に増悪し，最終的には死に至ることもある。

臨床病態は低酸素状態とCO自体による2つの病態が混在する。低酸素状態により脳内分水嶺領域で虚血を起こし，グルタミンを含む興奮性アミノ酸レベル上昇による大脳皮質損傷や酸化ストレス，細胞壊死，アポトーシスによる炎症を引き起こす。COは急性期に，ミトコンドリア代謝阻害による細胞呼吸障害やフリーラジカル産生によるミトコンドリア損傷，好中球脱顆粒による活性酸素類産生により障害を生じる。急性期症状の重症度にCO-Hb濃度に相関する。一方，間欠型では，脂質過酸化によるリンパ球性免疫反応により惹起されるミエリン塩基性蛋白質（myelin basic protein；MBP）の変性（自己免疫性脱髄）が生じ，変性が起こる。

臨床経過は大きく①急性型（一過性型），②間欠型，③遷延型の3つに分類される。①は急性期に一過性の症状が出現し，その後，後遺症なく回復する。②はCO曝露から2〜3週間以上経過して，意識清明期を経てから後遺症が出現する〔遅発性脳症（delayed encephalopathy；DE）〕。③は②と異なり，意識清明期がなく，急性期から意識障害および精神神経症状が持続する。慢性期症状としてパーキンソニズム，ジストニア，運動障害，高次機能障害，人格障害，四肢拘縮が挙げられる。

CO中毒による中枢神経障害には，受傷直後の①急性障害（選択的淡蒼球壊死）と，受傷後，数週間〜数カ月して白質脳症を発症する②遅発性障害〔間欠型（delayed post-hypoxic leukoencephalopathy；DPL）〕がある。特に後者では，急性期から症状回復後，亜急性期以降に神経症状の再増悪をきたし，さらに遷延性の重篤な高次機能障害や意識障害を残す可能性がある。

① 急性障害

　臨床的には軽度の頭痛，嘔気・嘔吐，めまい，易疲労感といった非特異的な症状から，傾眠傾向，意識障害，昏睡まで，その重症度は様々である。血中のCO-Hb濃度が高いと急性期の神経症状が重篤なことが多い。病理学的には，淡蒼球から黒質にかけて選択的な壊死を生じる。被殻や尾状核には壊死は生じない。中枢神経症状以外にも代謝性アシドーシスや肺水腫（低酸素による血管透過性亢進），心不全（ミオグロビンとの結合による心筋障害）をきたす。急性期死亡例では，びまん性の脳腫脹や広範囲な低酸素脳症を呈するとされているが，症例が画像検査まで至ることは稀である。急性期の生存例は，両側淡蒼球から中脳黒質にかけて壊死性病変を生じる。

② 遅発性障害（間欠型）

　重症例では急性症状から増悪・持続し，高次機能障害をきたすが，中程度以下の症例では，急性期の神経症状は1〜2週間程度で改善をみて社会復帰が図られる。しかし，そのような症例の中に寛解期を経て3週間〜1カ月以降に遅発性の大脳白質障害をきたす例がある。臨床的には，完全に回復しても遅発性に再発し，段階的に増悪する意識障害および非可逆的な高次機能障害（認知症，精神症状，パーキンソン症状，昏睡状態）をきたす。遅発性障害の原因として自己免疫的髄鞘障害（autoimmune anoxic delayed myelination）が考えられている。

読影・診断のポイント

① 急性障害

　急性例は，両側淡蒼球に選択的壊死を生じ，T2強調画像で高信号を呈する。T1強調画像では低信号〜淡い高信号域，DWIで高信号を示す。淡蒼球病変は黒質まで進展することがある。造影T1強調画像では，血液脳関門の破綻を反映して病変内にわずかに増強効果を認めることがある。また，壊死病変内に出血をきたすことがある。淡蒼球全体が壊死に陥り，数日間で急速に萎縮をきたし，亜急性期以降は両側淡蒼球に対称性の結節状ないしは点状病変となる。淡蒼球以外に低酸素脳症として大脳辺縁系や大脳灰白質，脳幹，小脳半球に細胞性浮腫をきたすことがある。

② 遅発性障害（間欠型）

　間欠型は，T2強調画像やFLAIRで両側側脳室周囲深部白質から半卵円中心，さらに皮質下白質U-fiber直下まで高信号域が及ぶ。外包や内包後脚にも高信号を認めることがある。予後不良例では皮質下白質に及ぶが，U-fiberは含まないことが多い。遅発性障害初期においては，DWIで高信号域，ADC値の低下も認められる。その後，慢性期にか

けて萎縮が進行し，びまん性脳萎縮をきたす。どの症例が遅発性障害を発症するかは，急性期の段階では完全には予測できない。急性期に選択的淡蒼球壊死や低酸素脳症を認めない症例でも，遅発性障害をきたすことがある。

神経症候学的解説

　急性期に寛解しても3週間〜1カ月以降に遅発性白質障害をきたす例があり，非可逆的な高次機能障害をきたしうる。病歴でCOへの曝露が明確ではなく，急性期症状が軽微でCO中毒の診断がされず，高気圧酸素療法などの適切な治療を受けないまま亜急性期以降に遅発性障害を発症して診断される症例もある。遅発性障害はきわめて予後不良であり，この段階で高気圧酸素療法を施行しても十分な予後改善が認められないため，急性期での確実な診断と適切な処置が必要である。

◆ Advice：両側淡蒼球病変

両側対称性の淡蒼球病変をきたす疾患として，そのほかの原因の遅発性低酸素脳症，急性コカイン／ヘロイン中毒，高地脳水腫，Kearns-Sayre症候群，歯状核赤核淡蒼球ルイ体萎縮症，Hallervorden-Spatz病，慢性肝疾患，生理的な石灰化が鑑別に挙がる。Hallervorden-Spatz病における淡蒼球病変はT2強調画像で低信号を呈し，内部に高信号域を含むeye of the tiger signが特徴的である。慢性肝疾患や生理的な石灰化における淡蒼球病変はT1強調画像で高信号を示す。

参考文献
▶久保優子，他：画像診断. 2016；36(2)：183-91.
▶井田正博：ここまでわかる頭部救急のCT・MRI. メディカル・サイエンス・インターナショナル, 2013.

7章 代謝・中毒など

3. 低血糖脳症

◆CASE紹介

症例

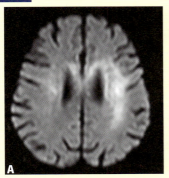 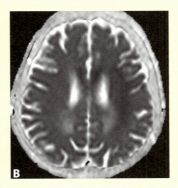

A：拡散強調画像　**B**：ADC map

症例：90歳女性，低栄養状態で搬送となる。左放線冠領域に拡散制限域を認める（**A**・**B**）。低血糖による病変として矛盾はない。

撮像法選択のポイント

　低血糖脳症はCTで異常をきたすことはほとんどないため，本症を疑う場合にはMRIが必須である。特に急性期の拡散強調画像（DWI）は有用であり，初回のDWIは重症度や予後予測の一助となる。

一般的事項

　低血糖とは，血中グルコース濃度が60mg/dL未満の状態であり，原因としては糖尿病患者のインスリンや血糖降下薬の過剰投与が最も多い。続いてインスリノーマ，低栄養，アルコール依存症が挙がる。脳組織はグルコースを唯一のエネルギー源とするため，低血糖状態ではグルコースの枯渇に伴う代謝エネルギー低下と細胞膜イオンポンプ障害に伴う細胞外腔の狭小化および細胞性浮腫を起こす。グリア細胞のエネルギー代謝が維持できなくなると急性の脳組織障害が起こり，大脳皮質や海馬体・大脳白質に病変をきたし，これを低血糖脳症（hypoglycemic encephalopathy）と言う。低血糖による心

筋障害に伴う心拍出量低下も低酸素状態による脳症の増悪因子となる（☞**Advice**）。臨床的には，血糖値がより低い群，低血糖持続時間が長い群で重症となる。予後不良因子として血中乳酸値上昇，来院時低体温，補正後の血糖高値が考えられている。低血糖脳症をきたす障害部位は，低血糖に対する脳組織の耐性の程度に依存する。そのメカニズムとしてグルコース低下によるエネルギー不足や興奮毒性浮腫，脳血流の灌流　圧低下など，いくつかの病態が複雑に混在して生じうると考えられる。

読影・診断のポイント

　低血糖状態では，前述のように細胞外腔の狭小化および細胞性浮腫を起こし，これにより拡散制限をきたす[1]。急性期のDWIで，可逆性の異常高信号域を示し神経学的な後遺症を認めない予後良好群と，非可逆性の異常高信号域を示し重篤な後遺症を残す予後不良群に大別される[2]。

　予後良好群は，大脳白質～半卵円中心，脳梁膨大部や内包後脚，橋，中小脳脚などにDWIで異常信号域を認め，ADCの低下を伴う。T2強調画像およびFLAIRで淡い高信号域を呈することもある。特に好発する内包後脚では，ミエリン水分含有量の不均一性を有し，コンパクトな神経組織であるため，低血糖に対し脆弱と考えられている。血糖補正による神経症状の改善とともにMRIでの異常信号は発症より数日程度で消退する。回復の早い病変であれば，補正2時間後のDWIで急速に異常所見が消失する場合もある。低血糖脳症の画像所見は臨床症状と乖離している場合が多く，急性期梗塞との鑑別ポイントとなる。予後良好群の低血糖脳症に認める可逆的な拡散制限域の信号成因については，よく解明されていない。

　一方，予後不良群のDWIでは，大脳皮質や基底核・海馬に異常信号を認め，これらは神経細胞壊死を示唆する所見である。大脳皮質病変は特に後頭側頭葉に多い。視床や小脳，脳幹部は保たれる傾向にある。T2強調画像では高信号域を呈し，T1強調画像で低信号域を呈する場合もある。病状増悪とともに初期病変が拡大することがある。亜急性期に造影T1強調画像で増強効果を認めることがある。慢性期以降では急速に脳萎縮が進行する。

神経症候学的解説

　一般的な低血糖症状は，主に交感神経刺激症状と中枢神経症状の2つに分類される。血糖値が低下するとインスリン拮抗ホルモンであるカテコールアミンが上昇し，発汗，振戦，動悸などの交感神経刺激症状が出現する。さらに低血糖が増悪すると脳・神経細胞の代謝が低下し，頭痛，傾眠，痙攣などの中枢神経症状が起こり，昏睡や死に至ること

もある。このような状態に至る前に，早期のうちに血糖補正をすることが重要である。

◆Advice：低血糖脳症と低酸素脳症

しばしば低血糖脳症の予後不良群では，低酸素脳症と類似した大脳皮質の層状壊死や海馬・基底核病変などの不可逆性脳損傷をきたす。低酸素脳症では乳酸産生により代謝性アシドーシスとなるが，低血糖脳症ではアンモニア産生のために代謝性アルカローシスとなる。

文献

1) Böttcher J, et al：Stroke. 2005；36(3)：e20-2.
2) Johkura K, et al：AJNR Am J Neuroradiol. 2012；33(5)：904-9.

参考文献

▶久保優子, 他：画像診断. 2016；36(2)：183-91.
▶井田正博：ここまでわかる頭部救急のCT・MRI. メディカル・サイエンス・インターナショナル, 2013.

7章　代謝・中毒など

4. 低酸素脳症
（低酸素性虚血性脳症）

◆CASE 紹介

症例1

A〜C：単純CT
D：T2強調画像
E：拡散強調画像
F：T1強調画像
G・H：磁化率強調画像

症例2

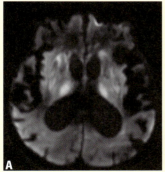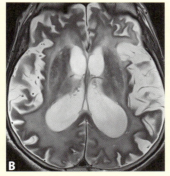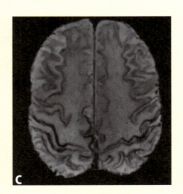

A：拡散強調画像　　B：T2強調画像　　C：磁化率強調画像

症例1：67歳男性，口腔底癌術後に局所の浮腫により窒息となり，心停止となった．6分の心停止後に自己心拍再開（return of spontaneous circulation；ROSC）した．単純CTにおいて，皮髄境界が不明瞭で脳溝は狭小化している（A〜C）．T2強調画像でも皮質-白質コントラストはまったくみられず，びまん性に高信号域を呈する（D）．びまん性脳腫脹の所見で低酸素脳症（hypoxic encephalopathy）に伴う変化である．拡散強調画像で両側基底核，視床，大脳皮質〜皮質下白質に血管支配域に一致しない拡散制限域が多発して認められる（E）．T1強調画像では，それらの一部が淡い不均一な信号上昇を示している（F）．磁化率強調画像で両側被殻外側や両側中心前回に沿って鉄沈着を認め，低酸素脳症後変化を疑う（G・H）．

症例2：80歳代男性，JCS 200とレベル低下がみられたため，頭部MRI撮影となった．拡散強調画像で両側基底核，視床や大脳皮質〜皮質下白質に，血管支配域に一致しない拡散制限域を多発して認める（A）．T2強調画像で皮質-白質コントラストは消失し，びまん性に高信号域を呈している（B）．また，磁化率強調画像では両側被殻外側や両側中心前回に沿って異常鉄沈着を認め，低酸素脳症後を疑う所見である（C）．低酸素脳症の終末像に合致する．

撮像法選択のポイント

低酸素脳症は，CTでは皮髄境界の不明瞭化，MRIでは皮質-白質コントラストの消失を認める．早期にはCTでの検出は難しく，MRIの撮像が望ましい．急性期組織障害の検出には拡散強調画像（DWI）が有用である．

一般的事項

低酸素脳症は，循環不全や呼吸停止などにより，脳へ供給される酸素が不足するために起こる．成人の原因としては，窒息，溺水や縊頸によることが多い．軽度の低酸素脳症では，判断力や集中力の低下にとどまるが，心停止などを原因とする高度の低酸素脳

症では，脳への酸素供給が途絶えると意識は数秒以内に消失する。3〜5分以内の心停止であれば機能は正常に回復することが多いが，それ以上心停止が持続すると，ROSCとなっても重篤な後遺症（蘇生後脳症）を生じうる。

　低酸素脳症には，脳の成熟度や低酸素の程度および持続時間，体温などの多数の因子が関与する。病態としては，脳血流の低下（stagnant hypoxia），低酸素血症（hypoxic hypoxia），血中ヘモグロビンの低下（anemic hypoxia），細胞内の呼吸酸素系の障害（histotoxic hypoxia）に分類される。

　治療は，低酸素状態および循環不全状態を速やかに改善することが重要であり，蘇生後は低体温治療が第一選択，低体温治療が適応にならない場合は対症療法となる。脳血流の急速な低下が脳動脈の自己調整能（autoregulation）を超える場合に不可逆的な変化を残す。その病理学的変化は数日〜数週間後の脳で顕著であり，一般に灰白質が侵されやすく，特に大脳皮質，基底核，視床，海馬，脳幹が障害される。脳の中でも特に酸素欠乏に弱い部分は，小脳Purkinje細胞と頭頂葉および後頭葉皮質，海馬CA1領域の錐体細胞である。急性期にはびまん性に脳浮腫性変化を認め，慢性期には神経細胞やグリア細胞が虚血により壊死・脱落し，脳萎縮をきたす。

読影・診断のポイント

　発症24時間以内の急性期ではDWIの感度が最も高く，灰白質（特に小脳半球や基底核，頭頂後頭葉領域の大脳皮質）の信号上昇を呈し，ADC低下を伴う。視床や海馬を含むこともある。この所見は，初期に生じる細胞膜のNa-Kポンプ障害による細胞性浮腫を反映している。T2強調画像およびFLAIRでは，ごくわずかな高信号域を示すが，T1強調画像では異常信号を示さないことが多い。

　発症1日以後の亜急性期では，血管性浮腫，間質性浮腫の進行によるびまん性脳浮腫が出現し，T2強調画像およびFLAIRで大脳皮質の信号上昇が顕著となる。発症より1週間はDWIでの高信号域は持続し，発症より2週間はT2強調画像での高信号域も継続して認められる。

　発症2週間以後の慢性期では，脳虚血に伴う皮質壊死としてT1強調画像で大脳皮質に沿った弧状の高信号病変（cortical laminar necrosis）を認める。大脳皮質は第3，5，6層が障害を受けやすく，第2，4層は保たれることが多いが，重症例では全層性壊死を生じる。さらに大脳皮質のびまん性萎縮と脳室拡大を認め，両側基底核にT1強調画像，T2強調画像で高信号病変を認める。白質は灰白質に比べ低酸素耐性があるが，ごく稀に慢性期以降で遅延性白質脳症が出現することがある。

◆Advice：pseudo SAH sign

CTにおける低酸素脳症の急性期病変の検出能は低いが，亜急性期以降では，びまん性脳腫脹と皮髄境界および基底核不明瞭化を示す．著明な脳腫脹に伴い，脳溝やくも膜下腔狭小化と，静脈うっ滞による相対的な吸収値上昇を示す．相対的にくも膜下出血（subarachnoid hemorrhage；SAH）様を呈し，pseudo SAH signと言われる．重症例では，大脳がびまん性に低吸収域を示し，相対的に小脳や脳幹が高吸収を示す．

Memo　新生児仮死

　新生児では，分娩時無呼吸や心停止に起因して低酸素状態になる．新生児期には分水嶺領域（watershed area）が側脳室近傍のため，深部白質に多発壊死巣をきたすことが多い．未熟な胎児脳と成熟児脳では，低酸素脳障害に対する反応が異なる．胎児脳ではグリア細胞が未熟なため，障害組織は液状壊死になって破壊性の孔脳症となる．

参考文献
▶久保優子，他：画像診断．2016；36（2）：183-91．
▶井田正博：ここまでわかる頭部救急のCT・MRI．メディカル・サイエンス・インターナショナル，2013．

7章　代謝・中毒など

5. Wernicke脳症

◆CASE紹介

症例

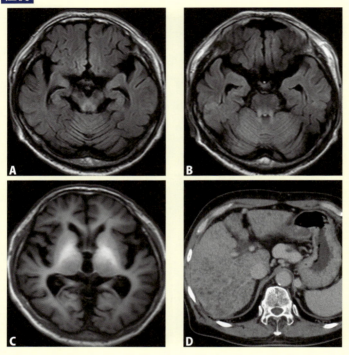

Ⓐ・Ⓑ：FLAIR
Ⓒ：T1強調画像
Ⓓ：腹部造影CT

症例：69歳男性，アルコール依存症で禁酒ができない患者。転倒し，頭部MRI撮像となる。FLAIRで中脳水道周囲や中小脳脚に信号上昇がみられ，Wernicke脳症を疑う所見である（Ⓐ・Ⓑ）。T1強調画像では淡蒼球に高信号がみられる（Ⓒ）。腹部造影CTでは肝表面の不整や辺縁鈍化がみられており，慢性肝障害を示唆する所見である（Ⓓ）。胃冠状静脈や胃脾間膜に拡張した胃腎短絡路（GR shunt）がみられ，門脈圧亢進による側副路発達と考えられる。

撮像法選択のポイント

　Wernicke脳症の場合，早期から特徴的な画像所見を呈するため，MRIによる画像診断が有用である。T2強調画像，FLAIR，拡散強調画像（DWI）に加え造影T1強調画像が有用とされるが，症例によっては乳頭体の造影効果のみが所見となることがある。通常の

スライス厚では，その造影効果がはっきりしない場合があるため，この場合は3D撮像が有用である。

一般的事項

　Wernicke脳症とは，ビタミンB_1（チアミン）の欠乏により引き起こされる脳症である。古典的三主徴として外眼筋麻痺，運動失調，意識障害が挙げられているが，これらすべてを呈する典型例は少ない。本疾患の原因としては慢性アルコール中毒が多く，他にビタミンB_1の摂取不足や嘔吐・下痢による喪失，肝障害による貯蓄不足などがある。また，悪性腫瘍や消化管切除術後，長期透析，不適切な輸液などによる症例も報告されている。

読影・診断のポイント

　急性期にはT2強調画像やFLAIRで第三脳室周囲（視床内側），中脳水道周囲，第四脳室底，乳頭体に対称性の高信号域を認める。造影増強効果は乳頭体で観察されることが多く，乳頭体や視床に造影効果を認める場合は，アルコール性のWernicke脳症と考えられる。慢性期には第三脳室，中脳水道の拡大，乳頭体の萎縮が観察される。稀ではあるが，そのほかの病変部位として，小脳や脳神経核，赤核，脳梁，大脳皮質が挙げられる。このうち小脳では，小脳虫部上方や小脳半球前方に認められることが多い。また大脳皮質では，中心前回付近に認められることが多い。これに対して両側基底核，特に被殻病変は小児にのみ観察されるとされている（☞**Memo①**）。

　DWIでは，急性期には高信号を呈するのが典型的だが，ADC mapでは細胞性浮腫を反映して低値を示す場合と，血管原性浮腫を反映して高値を呈する場合など様々である。

画像から読み解く病変・病態＆神経症候学的解説

　ビタミンB_1の欠乏により，ヒトの体内では浸透圧勾配の破綻やエネルギー産生不足が引き起こされ，細胞性浮腫や細胞外浮腫が生じる。特に脳室周囲はこの影響を強く受けるため，第三脳室周囲（視床内側）や中脳水道周囲，第四脳室底，乳頭体に好発するとされる。これを反映し，急性期からT2強調画像やFLAIR，DWIで同部位に左右対称性の高信号を認めるが，これらの異常信号は治療により速やかに消失する。

◆**Advice：Wernicke脳症と類似の画像所見を呈しうるメトロニダゾール脳症について**

Wernicke脳症は前述のように特徴的な画像所見を呈するが，時にメトロニダゾール脳症との鑑別が困難となる場合がある。メトロニダゾール脳症の場合，T2強調画像，DWIで小脳歯状核や脳梁などに対称性の高信号を呈する。これはメトロニダゾール（MNZ）がビタミンB_1類似体に酵素的に変換されることにより，細胞がビタミンB_1欠乏状態となるためと考えられており，これによりMNZ投与中の低栄養患者ではWernicke脳症と類似の病変分布がみられることがある。鑑別に際しては，臨床情報の収集が不可欠である。

Memo① 小児のWernicke脳症

イオン飲料の多飲や，アトピー性皮膚炎に対する過度の食事制限により発症するが，症状は嘔吐や痙攣など非特異的であることが多い。MRIでは中脳水道周囲や乳頭体など，成人と同様の部位に加え，基底核（線条体）に病変を認めることが特徴的とされる。

Memo② MR spectroscopy（MRS）

MRIの撮像法のひとつで，微量の代謝物質を検出可能である。本疾患では，病変部の嫌気性代謝を反映する乳酸（lactate）上昇，細胞のターンオーバーを反映するコリン，*N*-アセチルアスパラギン酸（*N*-acetyl-aspartate；NAA）低下がみられるという報告がなされている。

参考文献

▶柳下　章：神経内科疾患の画像診断. 第2版. Gakken, 2019, p656-63.
▶青木茂樹, 他：よくわかる脳MRI. 改訂第4版. Gakken, 2020, p604-5.
▶ Park SH, et al：J Neuroimaging. 2001；11（4）：406-11.
▶ Chu K, et al：Arch Neurol. 2002；59（1）：123.

7章　代謝・中毒など

6. 薬剤性脳症

◆CASE紹介

症例1

〈術前MRI〉
A：拡散強調画像
B：ADC map
C：造影T1強調画像
D：FLAIR
〈最後の投薬から1カ月後のMRI〉
E：拡散強調画像
F：FLAIR
G：造影T1強調画像
H：拡散強調画像

（次頁へ続く）

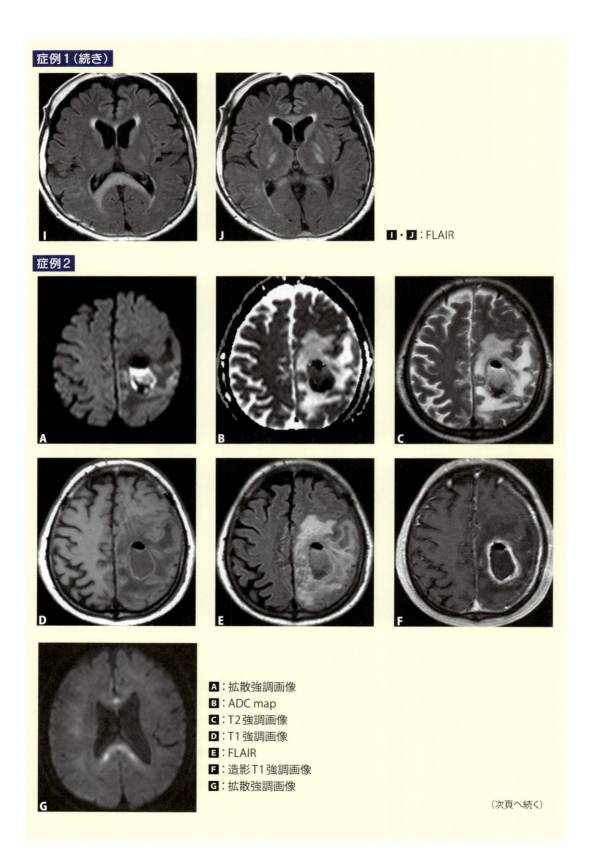

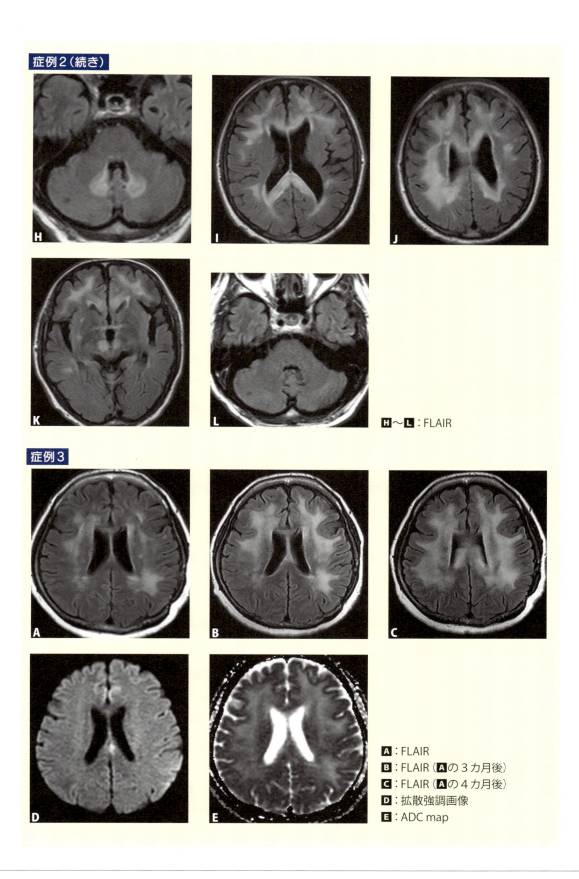

症例4

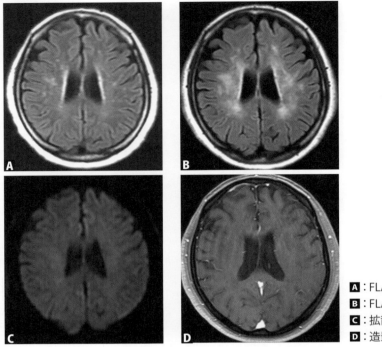

Ⓐ：FLAIR
Ⓑ：FLAIR（Ⓐの３カ月後）
Ⓒ：拡散強調画像
Ⓓ：造影T1強調画像

症例1：60歳代女性，めまいを主訴として発症し，トイレ歩行も困難となったため頭部MRIを撮像した。拡散強調画像（DWI），ADC mapで右小脳半球に拡散制限（Ⓐ・Ⓑ）を呈する貯留腔を認め，造影T1強調画像で辺縁にリング状増強効果を認める（Ⓒ）。FLAIRで周囲には浮腫や炎症波及を示唆する高信号がみられる（Ⓓ）。開頭にて脳膿瘍排膿術が施行され，フラジール®（メトロニダゾール：MNZ）2g/日が開始された。フラジール®開始から１カ月後，経過観察のため再度MRIを撮像した。左小脳歯状核にDWIで高信号（Ⓔ），FLAIRで高信号（Ⓕ）が出現したが，造影T1強調画像で増強効果はみられなかった（Ⓖ）。脳梁膨大部や内包にもDWIで高信号（Ⓗ），FLAIRで高信号を認めた（Ⓘ・Ⓙ）。MNZ脳症として内服中止後，速やかに病変は消失した。

症例2：70歳代男性，痙攣を契機として左頭頂葉の脳膿瘍を疑う腫瘤性病変が見つかり，開頭生検が施行された。その後，ドレナージが施行され，バンコマイシン（VCM），メロペネム（MEPM）などの抗菌薬治療後にフラジール®1.5g/日が開始された。内服開始２カ月後より，呂律不良，下肢筋力低下やふらつきが出現したためMRIの撮像となった。膿瘍はDWIで不均一な信号上昇（Ⓐ），ADC mapで低下を認める（Ⓑ）。T2強調画像で内部は中等度～低信号（Ⓒ），T1強調画像で中等度～やや高信号（Ⓓ），FLAIRで中等度～低信号を呈し（Ⓔ），造影T1強調画像では辺縁にリング状増強を認める（Ⓕ）。脳梁膝部や膨大部にDWIで高信号を認める（Ⓖ）。FLAIRで両側小脳歯状核（Ⓗ），脳梁膨大部（Ⓘ），右優位の深部白質（Ⓙ），両側中大脳脚（Ⓚ）などに広範囲な信号が出現しており，MNZ脳症の診断となる。フラジール®内服中止後に，歯状核の異常信号は速やかに消退した（Ⓛ）。

症例3：60歳代女性，左側頭葉の中枢神経系原発びまん性大細胞型B細胞性リンパ腫にて複数回の化

学療法施行歴あり。繰り返す再発のため，オンマイヤーリザーバー留置にてメトトレキサート（MTX）髄注療法開始となった。半卵円中心レベルのFLAIR横断像で，髄注前では脳室周囲に慢性虚血性変化と考えられる高信号域のみを認めるが（**A**），その3カ月後（**B**），4カ月後（**C**）には短期間で広範囲に異常信号が出現している。同病変に拡散制限はみられないが，脳梁にわずかな拡散制限域を認める（**D**・**E**）。MTX脳症の診断となった。

症例4：70歳代女性，急性骨髄性白血病に対して，MTXを含む化学療法施行となった。化学療法施行前の半卵円中心レベルの白質には，FLAIRで慢性虚血性変化と考えられる高信号域のみがみられるが（**A**），3カ月後の化学療法施行後には白質に異常高信号域が出現している（**B**）。DWIや造影T1強調画像では異常は検出されなかったが（**C**・**D**），病歴からMTX脳症の診断となった。

撮像法選択のポイント

　薬剤性脳症は，MNZ脳症であれば小脳歯状核，MTX脳症であれば半卵円中心，5-FU脳症であれば脳梁，といったように好発部位で診断するため，FLAIRやT2強調画像といった通常の撮像法でも十分に診断できる。ただし，Gd造影T1強調画像を加えれば血液脳関門が破壊されている部位，DWIを加えれば細胞性浮腫の強い部位を描出でき，重症度を判断する一助となる。

一般的事項

　薬剤性脳症のうち，特徴的なMNZ脳症，MTX脳症について以下に解説する。

　MNZは嫌気性菌・原虫に対する抗菌薬であり，肝膿瘍，腟トリコモナス症，アメーバ赤痢，偽膜性腸炎やヘリコバクターピロリ菌の除菌に使用される。使用量が2g/日を超えると，後述の☞「**神経症候学的解説**」に記載したような副作用が出現することがある。機序は歯状核が虚血・代謝変化に影響を受けやすいことが原因とされるが，詳細は不明である。半量が肝臓で代謝されることから，肝機能低下例では半減期が延び，発症リスクとされている。投薬の速やかな中止により症状は改善する[1]。小脳歯状核の障害は比較的特異的であり，偶発的に画像で発見された場合，投薬の有無をまずは確認する。

　MTXは白血病や中枢神経リンパ腫，関節リウマチ（rheumatoid arthritis；RA）などの自己免疫性疾患などの治療に使用される。機序として，葉酸代謝を抑制することでDNA修復をブロックする作用がある。副作用として白質の髄鞘形成に必要なメチオニン合成を阻害することや，葉酸代謝障害の副産物としてホモシステインや興奮性神経伝達物質が増加することなどがあり，様々な要因が関与することでMTX脳症を発症する。MTX脳症は薬剤性白質脳症の原因として最も頻度が高いとされる。MTXの髄腔内への大量投与や放射線治療併用は壊死を誘発しやすいとされる。病理では髄鞘・軸索の脱落や海

綿状変化，グリオーシスを認める。MTX脳症は慢性例に加えて急性例もみられる。急性MTX脳症は投与後数日で発症し，葉酸製剤により軽減できる可能性がある。

読影・診断のポイント

MNZ脳症は小脳歯状核が最も侵されやすい部位であり，ついで中脳被蓋，赤核，中脳水道周囲，橋・延髄背側，脳梁などでもみられる[2]。病変は両側性で左右対称のことが多い。T2強調画像では高信号を示し，造影効果は認めない。ADC mapでは，低下する例としない例がある。MNZ脳症とWernicke脳症は類似すると言われている。MNZ使用例では消化管疾患が多く，ビタミンB_1吸収不全をきたしやすいが，Wernicke脳症でもビタミンB_1低下をきたしており，ビタミンB_1低下が両者の類似に関連している可能性がある[3]。鑑別点としては，Wernicke脳症は視床内側部や乳頭体，中心前／後回に病変がみられる点とされる。

急性MTX脳症は，FLAIRでは不明瞭だが，DWIでは深部白質や脳梁膨大部の対称性高信号を認め，ADC mapで低下をきたす。造影T1強調画像では，リング状あるいは結節状の増強効果を示すことがある。局所病変，片側の場合や基底核病変を認めることもあるため，脳梗塞と誤診しないように注意が必要である。慢性例では，T2強調画像やFLAIRで高信号の白質病変が広がり，萎縮が進行する。DWIでは信号変化はみられない。投薬中止により拡散制限は改善するが，白質の異常信号は残存することがある。

神経症候学的解説

MNZの副作用に，味覚・末梢神経障害や，構音障害・歩行障害・昏迷などの中枢神経症状，四肢筋力低下がある。

急性MTX脳症は使用後から2〜4週間後に頭痛，嘔気，倦怠感，精神状態変化などの神経症状が出現する。突然の片麻痺や運動失調，言語障害で発症することがあり，症状から卒中様症候群（stroke-like syndrome）とも呼ばれる。急性症状は一過性で，数時間〜数日で急速に消失する[4]。慢性MTX脳症は月あるいは年単位の経過で発症し，片麻痺や運動失調などの症状が緩徐に進行するが，多くは無症候性である。

◆Advice：MTX使用後に生じうる疾患

MTX使用後に可逆性後頭葉白質脳症（posterior reversible encephalopathy syndrome；PRES）や進行性多巣性白質脳症（progressive multifocal leukoencephalopathy；PML）を発症することがある。ADC低下を示す病変も投与中断により急速に改善する。また，放射線照射併用や高用量投与，髄腔内投与例で急激な神経症状悪化をきたす例は，播種性壊死性脳症（disseminated necrotizing encephalopathy；DNE）の可能性があり，深部白質病変に結節状やリング状増強効果が出現する。病変に石灰化を伴うことが知られている。画像上，DNEではより広範な病変となり，生存例では後に石灰化をきたすことが多い。

文献

1）加藤英明，他：感染症誌．2015；89（5）：559-66.

2）Kim E, et al：AJNR Am J Neuroradiol. 2007；28（9）：1652-8.

3）Zuccoli G, et al：AJNR Am J Neuroradiol. 2008；29（9）：E84；author reply E85.

4）Rollins N, et al：AJNR Am J Neuroradiol. 2004；25（10）：1688-95.

参考文献

▶画像診断まとめ．メトトレキサート脳症（MTX脳症）のMRI画像所見．

[https：//xn--o1qq22cjlllou16giuj.jp/archives/40793]（2025年2月閲覧）

7章　代謝・中毒など

7. 肝性脳症

◆CASE紹介

症例1

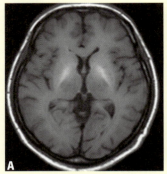 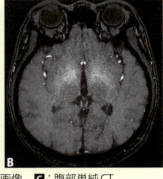 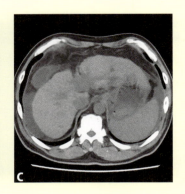

A：T1強調画像　**B**：TOF-MRA元画像　**C**：腹部単純CT

症例2

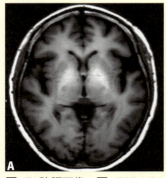 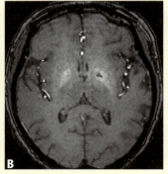 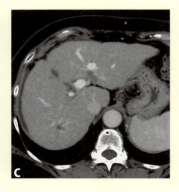

A：T1強調画像　**B**：TOF-MRA元画像　**C**：腹部造影CT

症例1：58歳男性，両側淡蒼球はT1強調画像（**A**），TOF-MRA元画像（**B**）で高信号域を呈している。腹部単純CT（**C**）では肝表面の不整や辺縁鈍化を認め，慢性肝障害を示唆する所見である。肝や脾周囲には腹水を認め，非代償性肝硬変による所見である。

症例2：72歳女性，両側淡蒼球はT1強調画像（**A**），TOF-MRA元画像（**B**）で高信号域を呈する。腹部造影CT（**C**）では肝表面の不整や辺縁鈍化を認め，慢性肝障害を示唆する所見である。

撮像法選択のポイント

肝性脳症の慢性型では両側淡蒼球がT1強調画像で高信号を呈し，急性型ではびまん性脳腫脹をきたし，T2強調画像で脳幹や内包・大脳半球皮質に両側対称性高信号を呈することが特徴である。肝性脳症を疑う症例では，T1強調画像を省略せずに撮像することが肝要である。

一般的事項

肝性脳症は，急性肝疾患もしくは慢性肝疾患による肝機能障害・肝不全が原因で，アンモニアなどの有害物質の血中濃度上昇によって昏睡などの神経症状をきたす病態である。腸管で生成されたアンモニアは，上／下腸間膜静脈を介し門脈血流に吸収されて肝臓で分解されるが，肝障害があると肝での有害物質処理能力が低下し，さらに門脈－体循環シャントを伴うと有害物質が容易に体循環に流入する。また，肝機能低下状態では血液脳関門機能も低下するため，有害物質が脳実質内に到達しやすく，神経毒性が生じる。臨床的には，①急性型（肝細胞障害型，頻度は低い）と②慢性型に分類される。①はウイルス性肝炎や薬剤性肝障害など，広範囲な肝細胞壊死による肝機能障害（肝炎急性増悪，劇症肝炎）に合併する急性脳症で，高アンモニア血症を伴う神経毒性物質の過剰状態が蓄積をきたし，神経伝達の抑制をきたすと考えられている。②は進行した肝硬変および門脈－体循環シャント形成により消化管から肝臓に搬送され解毒，排泄される毒性物質（アンモニアやマンガンなど）が脳内に流入し，神経毒性により変性をきたす。日常診療で遭遇するのは，ほとんどが慢性型である。

読影・診断のポイント

① 急性型

急性型は，血管性浮腫によるびまん性脳腫脹，大脳皮質にびまん性皮質層状壊死をきたす。皮質脊髄路（中心前回，内包，大脳脚）および，その周囲の白質や橋小脳路に沿って両側対称性にT2強調画像で高信号を認める症例もある。ADC mapでは不変～軽度上昇（血管性浮腫）を示すが，重症例では低下（細胞性浮腫）をきたし非可逆的なことがある。これらは肝機能障害改善後や肝移植後に縮小，消退する。

② 慢性型

慢性型は，T1強調画像で両側淡蒼球・黒質の高信号を認める。その成因は門脈－体循環シャントにより流入したマンガンの沈着によると考えられている（正常では，マンガ

ンは肝胆道系より排泄され過剰状態になることはない）。T2強調画像やFLAIR，拡散強調画像，ADC mapで異常信号は認めない。頻度は低いが，下垂体前葉や四丘体にもT1強調画像で高信号を認めることがある。長期間の中心静脈栄養施行例（胆汁うっ滞によるマンガン排泄低下のための血中マンガン濃度上昇）やマンガン中毒例でも同様の画像所見を呈する（☞Memo①）。肝性脳症の重症度に応じて所見が出現するが，無症状でも所見を呈することがしばしばある。

神経症候学的解説

痙攣や錯乱，意識障害をはじめとする精神神経症状，羽ばたき振戦などの神経症状をきたす。肝性昏睡の場合，臨床徴候として黄疸，浮腫・腹水や腹壁静脈の怒張，皮膚所見のくも状血管腫，手掌紅斑，女性化乳房などがみられるため，診断の参考となる。昏睡度の診断は，犬山分類に基づいて判定する。Ⅱ度以上の脳症では羽ばたき振戦が観察されることが多く，これは上肢を保持するときに出現する短時間の筋緊張の消失である。

Memo①　T1強調画像で基底核に高信号を示す疾患

- 糖尿病性舞踏病（被殻，尾状核）（☞Memo②）
- 本態性血小板血症（被殻，尾状核）
- マンガン中毒，肝性脳症，長期間の中心静脈栄養（淡蒼球）
- Wilson病（淡蒼球）
- 神経フェリチン症，無セルロプラスミン血症（被殻，尾状核）

Memo②　糖尿病性舞踏病

糖尿病性舞踏病は，コントロール不良の糖尿病患者の非ケトン性高血糖時に起こるバリズムである。通常，被殻から尾状核の病変により対側のバリズムが発生する。バリズムは四肢を投げ出すような不随意運動であり，梗塞・出血などによる対側視床下核の障害で生じるとされる。高血糖を有し，同様の画像所見を示しながら不随意運動を認めない例もある。高齢女性に多く，急性に発症する。画像所見として，T1強調画像で，症状の対側の被殻，時に尾状核に高信号を認める。CTでも高吸収となることがある。T2強調画像では，正常あるいは低信号となる。mass effectは乏しく，内包前脚は保たれる。

参考文献
▶井田正博：ここまでわかる頭部救急のCT・MRI. メディカル・サイエンス・インターナショナル, 2013.

7章 代謝・中毒など

8. 可逆性脳梁膨大部病変を伴う軽度脳炎・脳症（MERS）

◆CASE紹介

症例1

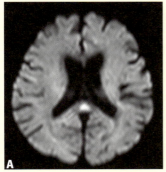
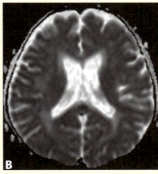
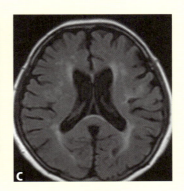

A：拡散強調画像　B：ADC map　C：FLAIR

症例2

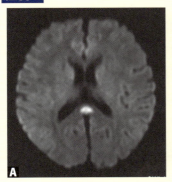
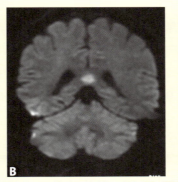
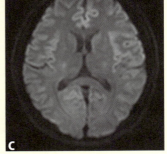

A：拡散強調画像（軸位断）　B：拡散強調画像（冠状断）　C：A・Bから7日後の拡散強調画像

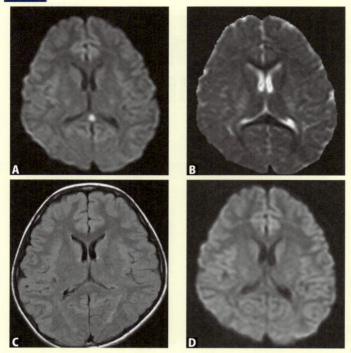

A：拡散強調画像（軸位断）
B：ADC map
C：FLAIR
D：A～Cから9日後の拡散強調画像（軸位断）

症例1：74歳女性，四肢筋力低下，嚥下障害のため頭蓋内精査となった．脳梁膨大部に拡散強調画像（DWI）で高信号（A），ADC mapの低下（B）を認める．FLAIR（C）では異常信号はみられない．

症例2：35歳男性，38℃の発熱と感冒様症状のため前医を受診し，対症療法で様子をみたが，眼の奥の痛みが増悪したために当院を受診し，頭蓋内精査となった．脳梁膨大部にDWIで高信号（A・B），ADC mapの低下を認めた．7日後のDWIでは，みられた病変は消失している（C）．

症例3：11歳男児，発熱と咳嗽で発症し一時解熱したが，2日後に頭痛出現とともに再度発熱し受診となった．頭蓋内精査のため，MRIを撮像した．脳梁膨大部にDWIで高信号（A），ADC mapの低下（B）を認める．DWIで高信号の部分とADC mapで低下している部分に乖離がみられる．FLAIRでは異常信号はみられない（C）．9日後のDWI（D）では，最初の撮像時にみられた病変は消失している．

撮像法選択のポイント

可逆性脳梁膨大部病変を伴う軽度脳炎・脳症（mild encephalitis/encephalopathy with a reversible splenial lesion；MERS）は，脳梁膨大部に一過性の拡散制限域を生じることが本来の定義であるため，DWIとADC mapがあれば診断できる．それを複数回撮像して経時的に自然軽快することを確認する．複数回の撮影の際には，なるべく同じ機種かつパラメータでの撮像が望ましい．

厳密には，Gd造影T1強調画像で異常増強像がないこと（すなわち血液脳関門が破壊されていないこと），およびMR spectroscopy（MRS）で異常がないこと（生化学的に異常がないこと）もMERSと診断する根拠とされているため，Gd造影T1強調画像やMRSの追加もできると，より望ましいと言える。

一般的事項

　MERSとは，可逆性の脳梁膨大部病変を有し，臨床的に軽症である脳炎・脳症のことで，2004年にTadaらにより報告され[1]，Takanashiにより概念が確立された[2]。平均発症年齢は9歳で，10歳未満の小児例が多いが，思春期〜若年成人も含まれる。原因としてインフルエンザウイルスなどの感染症が最も多いと報告されているが，近年では，そのほかの原因によるMERSの報告がなされている[3]。種々の疾患で脳梁膨大部病変を認めることが判明しており，急性メトトレキサート脳症や低血糖脳症でも脳梁膨大部病変に加えて半卵円中心に病変を生じる。また，上部尿路感染症にMERSの合併症例の報告が散見され，その80％が急性巣状細菌性腎炎（acute focal bacterial nephritis；AFBN）であり，髄液や血液の高サイトカインの関連が想定されている[4]。

読影・診断のポイント

　MERSの画像所見は，脳梁膨大部中央にDWIで均一な卵円形の高信号域を呈する病変であり，ADC値の低下を伴う[1]。T2強調画像では高信号，T1強調画像で等信号またはわずかに低信号を呈し，造影効果を認めないことが特徴的である。病変は時に，不規則かつ外側に進展することもある。この所見は一過性であり，2週間ほどで自然消失する。拡散制限の原因についてTadaらは，髄鞘内浮腫と炎症性細胞浸潤を挙げており，両者ともに可逆性変化を示すと考えられている[1]。ただし，髄鞘化がいまだなされていない新生児のMERS症例にも脳梁膨大部病変が認められるため（**図1**），髄鞘内浮腫ではなく細胞浸潤が拡散制限の原因とされている[5]。また，検査所見として高ナトリウム血症が高頻度にみられ，これも脳浮腫が病態に関与していることを示唆する。さらに脳梁膨大部病変のほかに，頭頂葉あるいは前頭葉白質内にも左右対称の拡散制限を伴う病変を認めることがあるが，これらも一過性であり，MERSに含まれると考えられている。脳梁膨大部病変のみをMERS1型，脳梁膨大部病変＋白質病変を有するものをMERS2型としている。

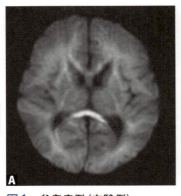 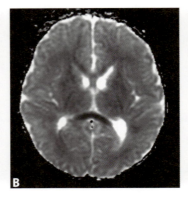 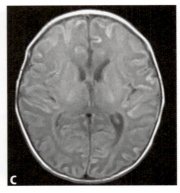

図1 参考症例（自験例）
A：拡散強調画像　**B**：ADC map　**C**：FLAIR
生後10日男児，脳梁膨大部に沿った拡散制限を認める．病変はその後，消退した．

神経症候学的解説

　前駆症状として，ほとんどの場合において発熱がみられ，発熱後1週間以内に異常言動，痙攣，意識障害などで発症する．その他に嘔吐や下痢，咳もみられる．多くの場合，臨床経過は軽症で神経症状発症後10日以内に後遺症なく回復する．

◆Advice：脳梁膨大部病変を認める疾患

- 低血糖脳症
- 高地脳浮腫
- 免疫グロブリン治療による脳症
- Wernicke脳症
- 橋外性髄鞘崩壊症
- 脳マラリア
- 抗痙攣薬の毒性とその離脱
- 軽微な感染症
- 頭部外傷
- 放射線治療，化学療法

Memo　痙攣重積型（二相性）急性脳症（AESD）

　小児急性脳症としてMERSのほか，痙攣重積型（二相性）急性脳症（acute encephalopathy with biphasic seizures and late reduced diffusion；AESD）が知られている．AESDは日本人小児の急性脳症のうち最多で，致死率は1％と低いが，神経学的後遺症の合併率が66％と高い．AESDは一般的に，発熱当日または翌日に痙攣もしくは痙攣重積で発症し，痙攣後の意識障害はいったん改善する．熱性痙攣（重積）との鑑別が困難となる．第4〜6病日に痙攣，意識レベルの低下を認め，特徴的な二相性を呈する．AESDはウイルス感染が大部分である．第1〜2病日のMRIはDWIを含め正常であるが，第3〜9病日ではDWIで皮質下白質に特徴的な高信号（bright tree appearance；BTA），T2強調画

像，FLAIRでU-fiberに沿った高信号を呈する。病変は前頭部優位であり，中心前・後回
や後頭葉視覚野は障害されにくい[4]。

文献

1) Tada H, et al：Neurology. 2004；63(10)：1854-8.
2) Takanashi J：Brain Dev. 2009；31(7)：521-8.
3) Garcia-Monco JC, et al：J Neuroimaging. 2011；21(2)：e1-14.
4) 髙梨潤一：日小児放線会誌. 2022；38(1)：35-43.
5) Takanashi J, et al：Arch Neurol. 2005；62(9)：1481-2；author reply 2.

8

腫瘍

8章　腫瘍

1. 脳腫瘍のポイント

脳腫瘍の発生頻度は国内で年間1万人程度と推定され，他部位の癌と比較すると希少である。また，脳梗塞や脳出血などの血管障害と比較すると日常臨床で遭遇する頻度は圧倒的に低いが，その種類は多岐にわたる。WHO分類[1]も定期的に改訂されるため，神経放射線学を専門としていない画像診断医にとっては苦手意識を持つ者が多いと感じる。WHO分類の詳細については次項（☞8章[2]）にゆずるとして，まずは日常的に遭遇する頻度の高い脳腫瘍の鑑別方法について述べる。

脳実質内か脳実質外か？

　頭部MRIで腫瘤性病変を認めた場合に，まず見なくてはならないのは，その腫瘍が脳実質内発生なのか？　脳実質外発生なのか？　である。脳実質内と脳実質外で発生する脳腫瘍は大きく異なるため，これにより鑑別疾患を絞ることができる（表1）。

　脳実質外腫瘍を示唆する画像的特徴としては，①腫瘍が硬膜と広く接する，②外側から硬膜・腫瘍・灰白質の順番に観察される，③腫瘍と脳実質間に脳脊髄液腔や内部血管が観察される，などが挙げられる。本来脳表にある血管が，頭蓋骨内板や大脳鎌から離れる方向に偏位する所見も参考となる。また脳実質外腫瘍では脳実質に対して圧排性発育を有し（浸潤傾向に乏しく），腫瘍に圧排された脳実質は白質髄枝の幅が狭くなる。これをwhite matter bucklingと言う。隣接した骨に肥厚（hyperostosis）やびらん（erosion）などを認める場合もある。MRAで中硬膜動脈などの硬膜枝が流入動脈（feeder）として腫瘍内に連続していると，実質外腫瘍をより疑う所見となる。

表1　脳実質外腫瘍と脳実質内腫瘍の鑑別疾患

脳実質外腫瘍	脳実質内腫瘍
• 髄膜腫 • SFT／HPC • 下垂体腺腫 • 頭蓋咽頭腫 • 神経鞘腫 • dermoid cyst（類皮囊胞） • epidermoid cyst（類上皮囊胞） • くも膜囊胞 • 脂肪腫	• diffuse glioma（びまん性神経膠腫） • 上衣系腫瘍 • 松果体腫瘍 • 髄芽腫 • 悪性リンパ腫 • 転移性脳腫瘍

SFT：solitary fibrous tumor（孤立性線維性腫瘍），HPC：hemangiopericytoma（血管外皮腫）

脳実質内腫瘍であれば，外側から順に硬膜・灰白質・腫瘍の順となる。皮質は骨に向かって偏位し，脳表血管も頭蓋内板や大脳鎌に近づく方向に圧排される。しかし，脳実質内腫瘍が外向性に実質外へ発育し，実質外腫瘍のようにみえることもあるため，各所見を詳細に評価して，総合的に判断する必要がある。

リング状増強効果

一般にリング状増強効果とは，造影増強病変の内部に増強されない領域を多く含む場合を指し，増強されない領域は壊死・嚢胞変性・出血などが考えられる。リング状の造影増強効果を呈する疾患として，膠芽腫・脳膿瘍・転移性脳腫瘍・亜急性期脳梗塞・脱髄病変などが鑑別に挙がる。

膠芽腫は悪性度の高い神経膠腫であり，病理学的には豊富な血管新生と壊死を特徴とする。これを反映して，造影病変の内部に増強されない壊死物質を含む。必ずしもリング状になるとは限らないが，壊死が広範な場合，リング状増強効果を示す。リングは不均一に厚いことが多い。出血を伴う場合，内部拡散制限を示すことがあるが，脳膿瘍に比較すると弱い。また脳膿瘍と異なり，増強される部分に拡散制限を示す。

脳膿瘍の特徴としては，リングの厚みが比較的薄く均一で，中心部分が著明な拡散制限を示すことである。中心部分は感染により壊死した部分に膿状滲出液が貯留し，これが被膜で覆われるためにリング状増強効果を示す。脳膿瘍の診断において，この所見は感度・特異度ともに非常に高い[2]。

脳梗塞巣は発症直後には造影されないが，発症後数日〜数週間の亜急性期では血液脳関門の破綻によりリング状増強効果を示す[3]。脳梗塞の診断で造影MRIは通常施行しないが，脳転移検索目的の造影MRIで偶発的に亜急性期脳梗塞に遭遇することがあるため，この点に留意する必要がある。

多発する造影増強効果

担癌患者において多発造影病変を認めた場合，転移性脳腫瘍を第一に考える。原発巣の半数は肺癌であり，消化器癌（胃・大腸），乳癌，腎癌，頭頸部癌，肝癌がこれに続く。転移性脳腫瘍の詳細については，他項（☞8章3）に記載する。多発する亜急性期脳梗塞でも増強効果を認めるため留意が必要である。

文献

1) Louis DN, et al：Neuro Oncol. 2021；23(8)：1231-51.

2) Chang SC, et al：Clin Imaging. 2002；26(4)：227-36.

3) Wing SD, et al：Radiology. 1976；121(1)：89-92.

8章　腫瘍

2. WHO分類が新しくなった！
（WHO脳腫瘍分類第5版）

2021年に出版されたWHO脳腫瘍分類第5版[1]は，2016年の第4版以来5年ぶりの大改訂で，① 分子遺伝学的所見，② gradingの発展やDNAメチル化解析，に基づいて診断することが主な特徴となっている。画像診断のみでは分類することが難しいため，取っつきにくくなっているが，神経放射線学を専門としない画像診断医でも，ある程度は知っておかなければならない内容である。WHO脳腫瘍分類第5版[1]ではまず，びまん性神経膠腫（diffuse glioma）が成人型と小児型に大きくわけられている。日常診療で遭遇頻度の高い成人型diffuse gliomaでもIDH-wildtypeは膠芽腫（glioblastoma）のみが収載されるなど大きな改訂があり，星細胞腫（astrocytoma）のgrade基準やglioblastomaの分子遺伝学的基準も新たに追加修正された。diffuse gliomaの分子遺伝学的所見に関しては，全例を調べることは現実的ではない。しかし，MRIでまったく造影されず組織学的にも低gradeだが，分子遺伝学的基準によりglioblastomaと診断される症例（molecular glioblastoma）が存在するため，画像診断のみではgrade 4である可能性を除外できない点に留意しなくてはならない。

主な変更点

① 同一腫瘍名で異なるgradingが可能となった

　従来は，腫瘍名とgradeが1対1対応していた。例として，成人のIDH-mutantのastrocytomaは，diffuse astrocytomaがgrade II，anaplastic astrocytomaがgrade III，glioblastomaがgrade IVという対応がある。WHO脳腫瘍分類第5版[1]では，これらはすべてastrocytoma IDH-mutantという名称で統一され，末尾にgradeをつけて悪性度を示すようになった。また新分類では，gradeを示す数字はローマ数字（I，II，III，IV）からアラビア数字（1, 2, 3, 4）へと変更となった。

② not otherwise specified（NOS）と not elsewhere classified（NEC）

　NOSは2016年WHO分類第4版で既に登場していたが，定義がより厳密になった。一方，NECは今回から導入された用語である[1]。NOSは，診断に必要な検査結果が十分に得られていないことを示す。NECは，診断に必要な検査はされているが，WHO分類のいずれの腫瘍にも分類されないことを示す。

③ diffuse glioma の分類と grading（表1）[1]

WHO脳腫瘍分類第5版[1]から，diffuse gliomaは成人型と小児型に大きくわかれる。小児型はさらにhigh grade groupとlow grade groupに分類される。これは成人型と小児型では，たとえ病理組織像が類似していても臨床経過や生物学的特徴が異なるためである。成人型のdiffuse gliomaは3種類のみが収載されており，旧分類におけるgrade II／IIIのIDH-wild type astrocytomaは稀であり，WHO脳腫瘍分類第5版[1]では収載されていない。astrocytoma IDH-mutantのgradingとglioblastoma IDH-wild typeの診断に新たな分子遺伝学的所見が追加された。astrocytoma IDH-mutantのgradingとしてCDKN2A／Bホモ欠失があれば，壊死・微小血管増殖の有無を問わずastrocytoma CNS WHO grade 4となる。IDH-wild type diffuse gliomaでは，①染色体7番のトリソミーと10番のモノソミー（＋7／－10），②TERTプロモーター変異，③EGFR増幅，の3つのうち1つでもあれば，壊死・微小血管増殖の有無を問わずglioblastoma CNS WHO grade 4となる。

表1　diffuse gliomaの分類とgrading

		腫瘍名	grade
成人型		astrocytoma, IDH-mutant	2, 3, 4
		oligodendroglioma, IDH-mutant, and 1p/19q-codeleted	2, 3
		glioblastoma, IDH-wild type	4
小児型	high grade group	diffuse midline glioma, H3 K27-altered	4
		diffuse hemispheric glioma, H3 G34-mutant	4
		diffuse pediatric-type high-grade glioma, H3-wildtype and IDH-wild type	4
		infant-type hemispheric glioma	not assigned
	low grade group	diffuse astrocytoma, MYB- or MYBL1-altered	1
		angiocentric glioma	1
		diffuse low-grade glioma, MAPK pathway-altered	not assigned
		polymorphous low-grade neuroepithelial tumor of the young (PLNTY)	1

（文献1をもとに作成）

④ 上衣腫の分類

WHO脳腫瘍分類第5版[1]において，上衣腫は病理所見に加えて分子遺伝学的所見と解剖学的部位も組み合わせて分類されることとなった。解剖学的部位としてテント上・後頭蓋窩・脊髄の3つにわかれ，その上で病理学的・分子遺伝学的にさらに分類される。分子遺伝学的に定義された2種類のテント上上衣腫（ZFTA fusion-positiveとYAP1 fusion-positive），2種類の後頭蓋窩上衣腫〔posterior fossa group A（PFA）とB（PFB）〕，および分子遺伝学的に定義された1種類の脊髄上衣腫（MYCN-amplified）が追加され，myxopapillary ependymoma と subependymoma もタイプとして残されている。

文献
1) Louis DN, et al：Neuro Oncol. 2021；23(8)：1231-51.

参考文献
▶黒川　遼：画像診断. 2023；43(10).

8章 腫瘍

3. 転移性脳腫瘍

◆CASE紹介

症例1

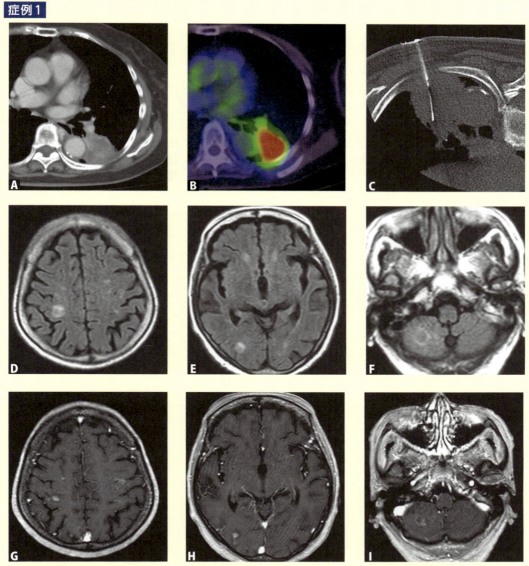

A：胸部造影CT（縦隔条件・軸位断）　B：FDG-PET CT（軸位断）　C：CTガイド下生検　D〜F：FLAIR（軸位断）　G〜I：造影T1強調画像（軸位断）

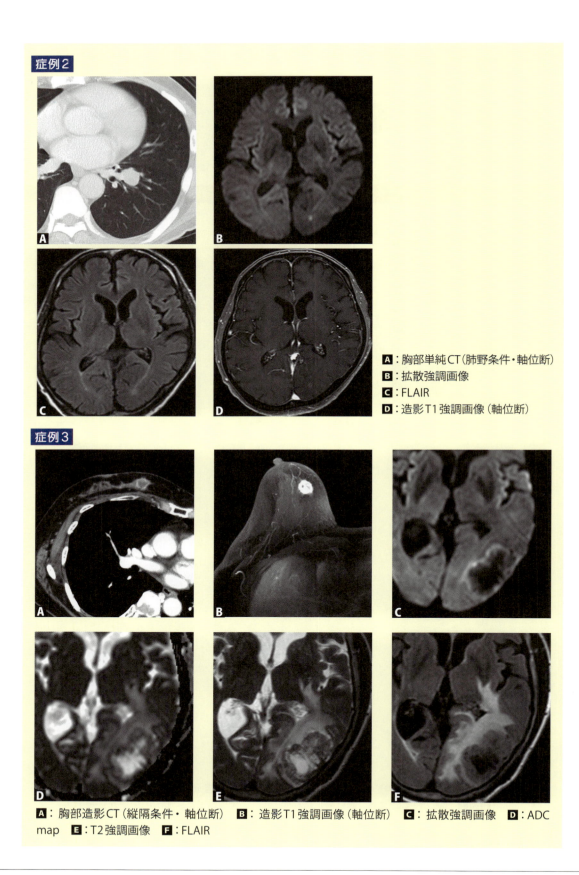

症例4

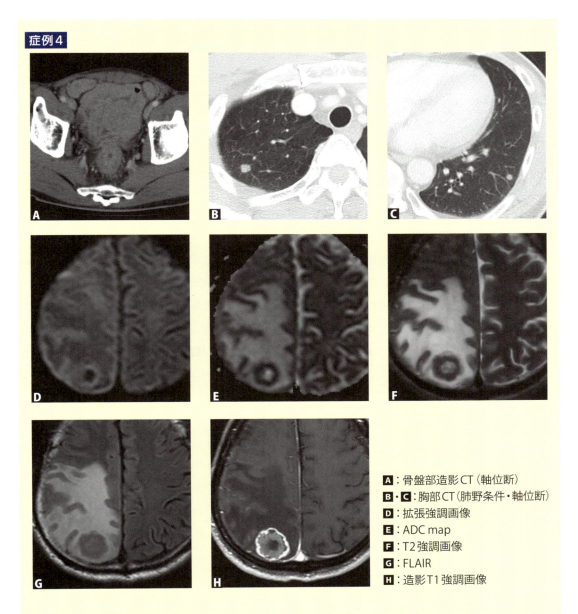

A：骨盤部造影CT（軸位断）
B・C：胸部CT（肺野条件・軸位断）
D：拡散強調画像
E：ADC map
F：T2強調画像
G：FLAIR
H：造影T1強調画像

症例1：80歳代女性，検診で異常を指摘され，CTを撮影し肺癌が疑われた。嘔吐，意識障害が生じたため頭部撮像となった。

左肺下葉胸膜下に広範に接する腫瘤性病変を認め，造影CTでは辺縁優位に増強を認め（A），FDG-PET CTでは内部に比較的均一に集積を認めた（B）。CTガイド下に生検し（C），肺腺癌の診断となった。頭部MRIでは皮髄境界を主体に大小多数の腫瘤性病変がみられ，FLAIR（D～F）で高信号，造影T1強調画像（G～I）でリング状増強効果を呈している。

症例2：60歳代男性，小細胞肺癌で化学療法中，一過性の呂律障害を認めたため頭部精査となった。

単純CTで左肺下葉肺門部に境界明瞭な腫瘤性病変を認め（A），既知の小細胞肺癌の所見である。左後頭葉皮髄境界領域に拡散強調画像（B），FLAIR（C），造影T1強調画像（D）で高信号を呈しており，

脳転移の所見に合致する。

症例3：70歳代女性，右乳癌で治療中。神経内科で認知機能をフォロー中にミニメンタルステート検査（mini mental state examination；MMSE）で14/30と低下があったため，頭部撮像となった。

右乳腺AB領域に造影CTでリング状増強効果（**A**），造影T1強調画像で比較的均一に増強される腫瘤を認め（**B**），乳癌の所見である。左側頭後頭葉の皮質〜皮質下白質にかけて不整な形の腫瘤性病変を認める。内部はT2強調画像で高信号域があり，囊胞変性や壊死が疑われる（**E**）。周囲にはT2強調画像およびFLAIRで高信号域が広がっており（**E**・**F**），浮腫を疑う。腫瘤の内部はADC mapで上昇しているが，辺縁は拡散強調画像で高信号，ADC mapで低下を認める（**C**・**D**）。

症例4：50歳代男性，直腸癌で治療中。2〜3週間前からパソコンを打つときに左手に不自由を感じたり，ボタンをうまくとめられなかったりしたため，頭部撮像となった。

骨盤部造影CTで直腸壁の肥厚を認め（**A**），直腸癌として矛盾しない。胸部CTで両肺に小結節を散見し，多発肺転移の所見である（**B**・**C**）。右頭頂葉皮質−皮質下白質にかけてリング状の腫瘤性病変を認める。拡散強調画像で辺縁がやや高信号（**D**），ADC mapで低下（**E**）している。T2強調画像（**F**）で辺縁が高信号，中心部は不均一な高信号を呈している。T2強調画像（**F**）およびFLAIR（**G**）で周囲には広範囲に及び高信号を呈している。造影T1強調画像（**H**）で腫瘤は辺縁にリング状の増強効果を認めている。

撮像法選択のポイント

　T1強調画像，T2強調画像，FLAIR，拡散強調画像，造影T1強調画像（2D，3Dいずれも）を撮像する。スライス厚は2Dシーケンスでは5mm以下が望ましいとされる。造影剤投与から撮像までの時間については，投与してから8分半〜38分半の間に良好な増強効果がみられたという報告[1]や，造影剤投与20分後に径10mm未満の造影病変の検出率が向上したという報告[2]がある。そのため，投与してからすぐに撮像するのではなく，少し時間を置いたあとに撮像するほうがよい。髄膜播種/癌性髄膜炎の検出には造影後FLAIRが有用であり，必要に応じて追加を検討する。

一般的事項

　脳腫瘍の中で転移性脳腫瘍の占める割合は20％程度であり，脳腫瘍の中で最も多い。原発巣の半数は肺癌であり，消化器癌（胃・大腸癌），乳癌，腎癌，頭頸部癌，肝癌がこれに続く。基本的には全身のどこからでも転移しうる。単発と多発の頻度は同程度とされている。既知の担癌患者であれば，病変が単発でも転移性脳腫瘍を疑うことになるが，担癌かどうかが不明の場合でも転移性脳腫瘍の可能性は念頭に置く必要がある。なお，転移性脳腫瘍の約10％では，発症時に原発巣が発見されていないと言われている。転

移性脳腫瘍（悪性腫瘍の頭蓋内転移）には，脳実質内転移に加えて硬膜転移や髄軟膜転移がある。

読影・診断のポイント

転移性脳腫瘍は大脳半球の皮髄境界に好発するが，これは脳表から脳実質内に入り込む髄質動脈が皮質白質移行部で急激に細くなるためと言われている。検出能は造影T1強調画像が高い。病変を検出したら，T1強調画像，T2強調画像，FLAIRで内部性状や周囲の浮腫性変化を詳細に評価する。拡散強調画像は骨転移も含め，全体的な転移検索に有用である。転移性脳腫瘍は血液脳関門を有さないため，造影後には必ず増強される。典型的には，転移性脳腫瘍は境界明瞭な大小不同の増強効果を示す類円形腫瘤である。膠芽腫のように神経線維に沿った浸潤を示す傾向はなく，等方性に増大するため球形に近い腫瘤を形成することが多い。周囲には浮腫性変化を伴うことが多く，腫瘍の大きさよりも浮腫が広範囲であることが多い。サイズが増大すると内部壊死を伴うため，不整なリング状増強効果を呈することが多い。腫瘍内出血を伴う場合は，高血圧性脳出血との鑑別が必要になるが，造影T1強調画像で腫瘍成分を疑う増強結節を検出することで鑑別可能である。出血をきたしやすい原発巣としては，腎癌，絨毛癌，悪性黒色腫，肺癌，肝癌，甲状腺癌が知られている。未治療の脳転移病変は石灰化の頻度は低いが，乳癌や消化器癌，骨腫瘍の転移では石灰化を認めることがある。

硬膜転移の機序として，頭蓋骨転移からの直接浸潤（約6割）と血行性転移（約4割）がある。硬膜転移は，腫瘍細胞が硬膜の髄膜線維層にびまん性に浸潤するため，硬膜のびまん性肥厚と造影効果を認めることが多いが，部分的な結節状肥厚を呈する場合もある。硬膜転移を疑う場合，T1強調画像で骨髄の脂肪信号やCTの骨条件で頭蓋骨の状態の観察が必要である。

軟髄膜転移の機序は，血行性転移のほかにもともと存在した頭蓋内腫瘍からの播種や頭頸部癌の脳神経に沿った直接浸潤がある。固形癌では乳癌，肺癌に多い。造影では脳表に沿ったびまん性の増強効果や脳神経に沿った増強効果を認める。単純CTやMRIでの検出は困難なことが多いが，FLAIRが有用で脳溝や脳表に沿った線状高信号や血管周囲腔に沿った高信号を認める場合がある。髄液の吸収障害をきたし，水頭症を合併することもある。

神経症候学的解説

転移性脳腫瘍は，脳のどの部位にも生じうるため，特定の神経症候というものはない。どのような神経症候であっても担癌患者に新たに生じた場合は転移性脳腫瘍を疑い，Gd

造影T1強調画像を含めた撮像を行う。ただし，神経症候がまったくなくても小さな転移性脳腫瘍が存在する可能性はあるため，肺癌のように転移性脳腫瘍を生じやすい癌では，神経症候がなくても病期診断目的でGd造影T1強調画像を含めたMRIの適応となる。

◆Advice：転移性脳腫瘍以外の疾患との鑑別

転移性脳腫瘍の鑑別疾患として，脳膿瘍・多発性硬化症・脳梗塞・放射線壊死および膠芽腫などの原発性脳腫瘍，悪性リンパ腫が挙がる。これらはいずれも造影T1強調画像でリング状増強効果を呈するためである。

- 脳膿瘍との鑑別には，拡散強調画像が有用である。膿瘍であれば，ほとんどの症例でリング状増強効果を示す病変内部が拡散強調画像では著明な高信号を呈するが，転移性脳腫瘍では低信号のことが多い。脳膿瘍では，磁化率強調画像（susceptibility-weighted image；SWI）で嚢胞様病変の内周を軽度高信号，外周を低信号が取り巻く所見（dual rim sign）が特異的所見である，という報告がある[3]。

- 多発性硬化症との鑑別には，リング状増強効果のパターンが有用である。転移性脳腫瘍では増強効果は完全なリングを示すことが多いのに対し，多発性硬化症では輪の一部（灰白質に面する部分）が欠けた不完全なリング（open ring）を示すことが多い[4]。

- 亜急性期以降の脳梗塞は増強効果を呈する場合があり，時に転移性脳腫瘍との鑑別が問題になる。神経症状の有無や経過，病変の分布から鑑別できる場合もあるが，困難な場合は1～2週間後に再撮像し，増強効果減弱や消失を確認すれば脳梗塞と診断できる。また，亜急性期脳梗塞は皮質が単純T1強調画像で高信号となることがあるため，単純も確認したほうがよい。

- 脳転移や頭頸部癌で放射線治療の既往がある患者において，新規にリング状増強病変が生じた場合，転移性脳腫瘍か放射線壊死かの鑑別を要する。まずは放射線治療の線量分布や，画像の経時的変化を検討するが，メチオニンPETも有用である。腫瘍であれば，メチオニンPETの集積は高くなるが，放射線壊死では集積は低くなる。

- 膠芽腫と転移性脳腫瘍の鑑別には，増強腫瘤の周囲（peritumoral area）の検討が有用である[5]。膠芽腫では腫瘤周囲の浮腫を疑う領域にも腫瘍細胞が浸潤していることが多いが，転移性脳腫瘍の周囲は通常，血管性浮腫を呈する。このため，膠芽腫周囲のT2強調画像やFLAIRの信号，ADC値が転移性脳腫瘍と比較して低信号・低値となる，と報告されている[5]。また，典型的な転移性脳腫瘍は皮質下白質や皮髄境界に生じて白質側に血管性浮腫を生じるため，皮質に浮腫が及ぶことは少ない。転移性脳腫瘍では，血管性浮腫が脳梁を介して対側に進展する場合が少ない点も鑑別の一助となる。また，腫瘍と非腫瘍性病変の鑑別に，SWIでの腫瘤内の血管新生や出血を反映した低信号域（intratumoral susceptibility signals；ITSSs）が有用である[6]。腫瘍ではITSSを認めるのに対し，非腫瘍性病変ではITSSを認めない。

文献

1) Schörner W, et al：AJNR Am J Neuroradiol. 1986；7(6)：1013-20.

2) Yuh WT, et al：AJNR Am J Neuroradiol. 1995；16(2)：373-80.

3) Toh CH, et al：AJNR Am J Neuroradiol. 2012；33(8)：1534-8.

4) Masdeu JC, et al：J Neuroimaging. 1996；6(2)：104-7.

5) Lee EJ, et al：Clin Radiol. 2013；68(12)：e689-97.

6) Kim HS, et al：AJNR Am J Neuroradiol. 2009；30(8)：1574-9.

参考文献

▶加藤裕美子，他：画像診断. 2014；34(8)：946-60.

8章　腫瘍

4. 原発性脳腫瘍

◆CASE紹介

症例1

A：単純CT　**B**：ADC map　**C**：FLAIR　**D**：T2強調画像　**E**：単純T1強調画像　**F**：造影T1強調画像

症例2

A：拡散強調画像　**B**：ADC map　**C**：FLAIR

（次頁へ続く）

症例2（続き）

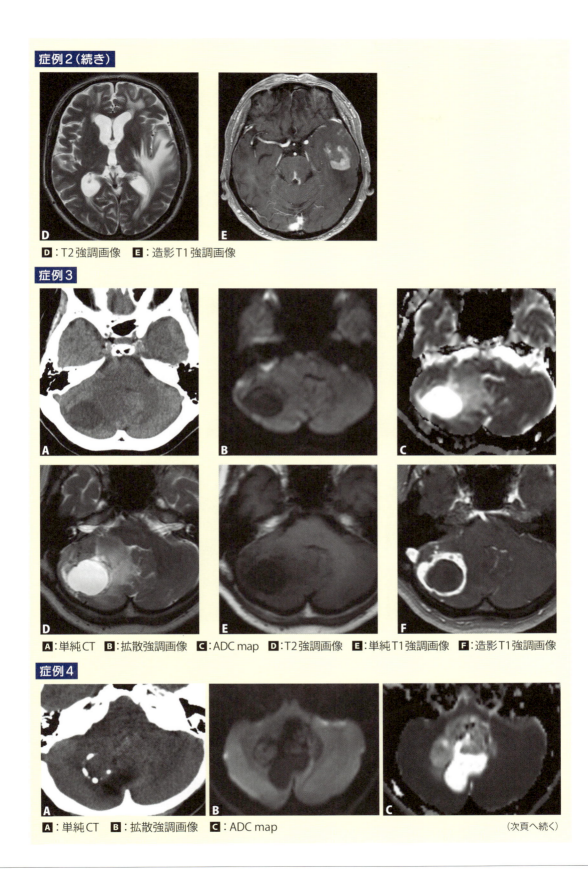

D：T2強調画像　**E**：造影T1強調画像

症例3

A：単純CT　**B**：拡散強調画像　**C**：ADC map　**D**：T2強調画像　**E**：単純T1強調画像　**F**：造影T1強調画像

症例4

A：単純CT　**B**：拡散強調画像　**C**：ADC map

（次頁へ続く）

症例4（続き）

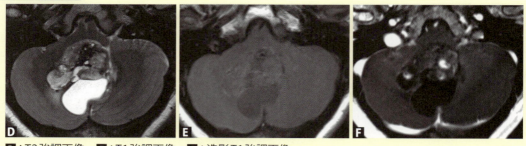

D：T2強調画像　**E**：T1強調画像　**F**：造影T1強調画像

症例5

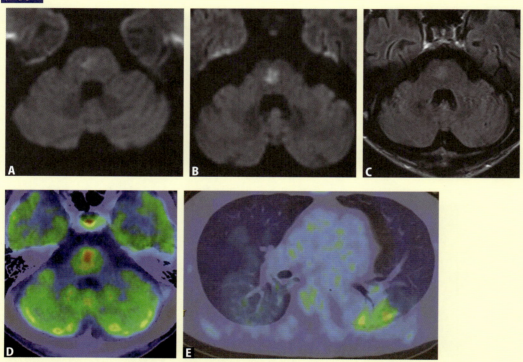

A：拡散強調画像（7日前）　**B**：拡散強調画像（同日）　**C**：FLAIR　**D**・**E**：FDG-PET

症例1：30歳代男性，頭部外傷で撮像したCTで偶発的に異常が見つかり，頭部MRIでの精査となった。単純CTでは，右前頭葉に広範囲に低吸収域を認め（**A**），ADC mapではやや上昇（**B**），FLAIRおよびT2強調画像で不均一だが，比較的境界明瞭な高信号を認める（**C**・**D**）。単純T1強調画像では皮質に沿って低信号が目立つが皮質下白質や深部の信号変化は目立たず（**E**），造影T1強調画像では異常増強効果もみられない（**F**）。

手術により，右前頭葉の退形成性乏突起膠腫（WHO grade Ⅲ）1p19qLOH（+）の診断となった。

症例2：70歳代女性，数年前より眠気・歩行障害・記憶障害が出現し，頭部精査となった。頭部MRIで脳腫瘍が疑われた。

拡散強調画像，ADC mapで左側頭葉皮質下白質に拡散制限を伴う領域を認め（Ａ・Ｂ），FLAIRおよびT2強調画像では，さらにその周囲に広範囲に及ぶ異常信号域を認める（Ｃ・Ｄ）。造影T1強調画像では，拡散制限を認めた部分を中心として不均一な異常増強効果を認める（Ｅ）。

開頭脳腫瘍生検を行い悪性リンパ腫の診断となった。全身検索では脳以外に腫瘍はなく，脳原発悪性リンパ腫の診断となった。

症例3：70歳代女性，頭痛・めまいがあり，頭部MRIの撮像となった。背景にvon Hippel-Lindau（VHL）病があり，血管芽腫（hemangioblastoma）が疑われた。

単純CTで右小脳半球に境界明瞭な低吸収腫瘤を認め（Ａ），拡散強調画像では低信号（Ｂ），ADC mapでは上昇している（Ｃ）。T2強調画像では著明な高信号（Ｄ），単純T1強調画像では著明な低信号を認め（Ｅ），周囲にも浮腫を疑わせる高信号域が広がっている。造影T1強調画像で辺縁にはやや厚い異常増強効果がみられる（Ｆ）。

症例4：50歳代女性，1カ月前より頭痛の持続，ふらつきがあった。頭痛・嘔吐増悪，歩行困難となり神経内科受診となった。

小脳虫部〜右小脳半球を主座として実質内に境界明瞭，不整形状の腫瘤性病変を認める（Ａ〜Ｆ）。単純CTで辺縁には石灰化がみられる（Ａ）。拡散強調画像では中等度信号を呈し（Ｂ），ADC mapでは上昇を認める（Ｃ）。T2強調画像で不均一な信号を認め，充実成分と囊胞成分が混在し，一部出血も混在している所見である（Ｄ）。造影T1強調画像で結節状増強域を認める（Ｅ・Ｆ）。第4脳室を腹側に圧排し水頭症となっている。

手術が施行され，毛様性星細胞腫（pilocytic astrocytoma）の診断となった（☞Memo①）。

症例5：60歳代男性，1カ月前より37℃台の微熱と倦怠感が生じ，同月になり38℃台の発熱と動作時振戦と歩行困難が出現した。1カ月で8kgの体重減少を認め，精査目的に紹介となった。

拡散強調画像では，橋中央に1週間で顕在化した高信号域を認める（Ａ・Ｂ）。FLAIRでも高信号域を認める（Ｃ）。造影T1強調画像では増強効果はみられない（非掲載）。橋病変に一致して，FDGの集積（SUV max＝3.66）がみられる（Ｄ）。両肺には広範なすりガラス影が広がっており，特に左肺には強い集積を認める（Ｅ）。

ランダム皮膚生検の結果，血管内大細胞型B細胞リンパ腫（intravascular large B cell lymphoma；IVL-BCL）（☞Memo②）の診断となった。

撮像法選択のポイント

　細胞密度の高い腫瘍は単純CTで高吸収となるため，未分化な小型円形細胞（small round cell）を主体とした脳腫瘍や胚細胞腫（germinoma）の診断の一助となりうる。また，腫瘍内の石灰化はMRIよりも検出が容易であり，これも診断の一助となる。MRIでは，腫瘍内の構造がより明瞭に描出され，特にGd造影T1強調画像は多血性のみならず血液脳関門の破壊を反映するため，拡散強調画像での拡散制限とともに悪性度の目安と

なる。また，MR spectroscopyにおけるChoやNAAのピークの高さは膠芽腫再発と放射線壊死との鑑別に有用である。

一般的事項

主な原発性脳腫瘍として，髄膜腫，神経膠腫，中枢神経系原発悪性リンパ腫（primary central nervous system lymphoma；PCNSL），神経鞘腫，下垂体腺腫，頭蓋咽頭腫が挙げられる。神経鞘腫は☞8章6，下垂体腺腫，頭蓋咽頭腫は☞8章5で詳述する。

髄膜腫は髄膜（くも膜）細胞由来の腫瘍で硬膜内面に接する。境界明瞭で弾性硬，分葉状発育をきたすとされる。原発性脳腫瘍のうちの3割を占め，多くは良性（WHO grade Ⅰ）で緩徐発育を示すが，一部に異型性髄膜腫（atypical meningioma：grade Ⅱ）や悪性髄膜腫（malignant meningioma：grade Ⅲ）を認める。50〜60歳代で最多となり，女性に多いとされ，神経線維腫症2型で多発し，家族性多発例もみられる。

神経膠腫について☞8章2で詳述した通り，成人型のびまん性神経膠腫（diffuse glioma）は，①星細胞腫IDH変異型（astrocytoma, IDH-mutant），②乏突起膠腫IDH変異型1p/19q共欠失（oligodendroglioma, IDH-mutant, and 1p/19q-codeleted），③膠芽腫IDH野生型（glioblastoma, IDH-wildtype）の3種類のみが収載されている。びまん性ではない星細胞系神経膠腫として，毛様性星細胞腫（pilocytic astrocytoma），多形黄色星細胞腫（pleomorphic xanthoastrocytoma；PXA），上衣下巨細胞性星細胞腫（subependymal giant cell astrocytoma；SEGA）などがある。その他，神経節膠腫（ganglioglioma），神経節細胞腫（gangliocytoma），中枢性神経細胞腫（central neurocytoma）などのグリア細胞と神経細胞を起源とする腫瘍，上衣腫を含む上衣系腫瘍，脈絡叢腫瘍，胎児性腫瘍，松果体腫瘍，血管外皮腫／孤立性線維性腫瘍（hemangiopericytoma/solitary fibrous tumor；HPC/SFT）や血管芽腫（hemangioblastoma）などの間葉系腫瘍があり，分類は多岐にわたるため，詳細についてはWHO分類[1]で確認されたい。

PCNSLは診断時，他部位に病変がなく，中枢神経系に原発したリンパ腫を指す。全脳腫瘍のうち数％を占め，免疫不全患者でその割合は増加する。B細胞性非ホジキンリンパ腫が全体の9割以上かつ，そのうちのほとんどが，びまん性大細胞型B細胞性リンパ腫（diffuse large B-cell lymphoma；DLBCL）である[2]。T細胞性リンパ腫は少なく，主に免疫健常者に発生する。全年齢層に発生するが，免疫健常者では50〜60歳代がピークで，免疫不全者ではより若年で発症する。多くは局所神経症状を発症するが，精神症状や頭蓋内圧亢進・てんかんなども起きる。ステロイドで速やかな縮小が得られるが，ステロイドの使用により生検で腫瘍が確認できなくなることがあるため，脳ヘルニアの危険がない限り生検前のステロイド使用はすべきでないとされる。

読影・診断のポイント

髄膜腫は，境界明瞭で均一な吸収値・信号強度・増強効果が特徴的である。局在診断が重要であり，実質外腫瘍であることに注目すると診断しやすい。時に内部に囊胞形成や周囲浮腫を伴う。隣接する頭蓋骨に過形成を伴い，hyperostosisと呼ばれる。また，隣接する副鼻腔の拡張はblisteringと呼ばれる。血管造影では，外頸動脈・硬膜動脈支配領域からの腫瘍血管と腫瘍濃染（sunburst appearance, prolonged vascular stain）を認め，時に腫瘍辺縁部は軟膜血管（内頸・椎骨脳底動脈由来）により栄養される。神経鞘腫は鑑別に挙がるが，神経鞘腫は脳神経と関連した局在にみられ，囊胞成分も多い。通常，神経鞘腫にはdural tail sign（☞**Memo③**）はみられない。HPC/SFTも鑑別に挙がるが，HPC/SFTでは石灰化が稀で，T2強調画像での低信号と高信号の混在（yin-yang appearance）が特徴とされる。

びまん性神経膠腫（diffuse glioma）は，T2強調画像，FLAIRで大脳半球の皮質下白質に境界明瞭な高信号域を呈する。しばしば周囲の脳実質に浸潤し，境界不明瞭となる。星細胞腫は増強効果に乏しく，膠芽腫は不均一な増強を呈する。石灰化の頻度は少なく，腫瘍内出血は星細胞腫で乏しく，膠芽腫でみられる。

PCNSLは高い細胞密度および脳血管門破壊を示し，側脳室周囲や軟髄膜などの表層構造（髄液腔に接する部位）に沿って発生することが多い。脳室上衣に沿った進展や血管周囲腔に沿った線状の造影効果はリンパ腫に特徴的である。免疫不全患者と免疫健常者で画像所見が変化するため，典型的所見のみならず非典型的所見にも精通している必要がある。免疫健常者では，CTで脳実質より高吸収〜等吸収を示す増強病変，MRIではT2強調画像/FLAIRで等〜高信号，造影T1強調画像で等〜高信号の増強を伴う病変として描出される[3]。好発部位としては，側脳室周囲の白質や表層軟髄膜に沿って発生し，その他，前頭葉，基底核，脳幹/小脳が報告されている。内部に出血や石灰化を伴うことは稀である。免疫不全者は多発性病変を認めることが多く，中心壊死領域を認める場合や出血の併発をきたす。内部不均一，辺縁リング状の増強を認める。好発部位としては基底核や脳梁が挙がる。トキソプラズマが主な鑑別となるが，リンパ腫のほうがより拡散制限が強くFDGの高集積を認める。トキソプラズマでは，髄膜や脳室上衣への進展は伴わない。

神経症候学的解説

神経症候は当然ながら腫瘍の発生部位により様々である。小脳であれば平衡感覚の障害，運動野や錐体路であれば運動麻痺を生じるといった具合である。前頭葉に腫瘍が発生した場合は人格変化のような症候で発症し，当初は脳腫瘍と気づかれないこともあり

注意が必要である。

Memo① 毛様性星細胞腫（pilocytic astrocytoma）vs. 血管芽腫（hemangioblastoma）（表1）

　後頭蓋窩に発生した毛様性星細胞腫，血管芽腫はいずれも嚢胞成分および濃染する壁在結節を呈し，鑑別を要する。毛様性星細胞腫はWHO分類grade 1の増殖緩徐な星細胞腫で，20歳以下に多く，60％が小脳に生じるとされる。充実部分と嚢胞部分が混在し，充実部分には造影効果を伴う壁在結節を伴う。壁や隔壁の造影効果を認めるものは21％でみられ，壁在結節はないが壊死をきたしたものは16％にみられるとされる[4]。周囲の浮腫はほとんどなく，あっても軽度とされる。

　血管芽腫もWHO分類grade 1で，後頭蓋窩腫瘍の7％を占める。35～45歳にピークがある。壁在結節は毛様性星細胞腫同様にみられるが，より強い造影効果かつ壁の増強を呈する。また，周囲の浮腫も強くみられる[5]。

表1　毛様性星細胞腫と血管芽腫の比較

	毛様性星細胞腫	血管芽腫
年齢	・20歳以下がほとんど ・成人発生は稀である	・35～45歳にピーク ・成人後頭蓋窩腫瘍の7％（転移についで2番目）
画像所見	嚢胞成分および濃染する壁在結節を有する	
嚢胞壁造影	様々	ないことが多い
壁在結節	造影効果（＋）	造影効果（＋＋＋）
周囲浮腫	なし，あっても軽度	強い
腫瘍新生血管	なし	あり

Memo② 血管内リンパ腫（intravascular lymphoma；IVL）

　非ホジキンリンパ腫（主にB細胞性）の特殊型で，血管内に限局してリンパ球細胞が腫瘍性に増殖して腫瘤を形成する。症状として，急速に進行する認知症，意識障害，局所神経症状，痙攣，発熱などをきたす。発症からの生存期間は半年～1年程度と短く，予後不良とされる。中枢神経系と皮膚に好発し，中高齢者（50～60歳代）に多い。確定診断にはランダム皮膚生検での腫瘍細胞の存在証明が有用である。血管周囲への浸潤が明らかな場合はIVLとは呼ばない。

　画像所見は，T2強調画像，FLAIRで深部白質・皮質・基底核・脳幹などに高信号域が多発する。繰り返す白質の梗塞を特徴とし，様々な程度の増強効果を伴う。脳幹では橋底部の病変が特徴である。神経症状主体の場合，脳梗塞として治療開始されることもある。

Memo ③　dural tail sign

　腫瘍付着部の辺縁が肥厚した硬膜と連続し，引っ張られているように見える形態を dural tail signと言う。髄膜腫のみならず，HPC/SFTや悪性リンパ腫，硬膜転移，Rosai-Dorfman病，Erdheim-Chester病などの疾患でも報告があり，特異的ではないが病変の局在診断には有用である。

文献

1) Louis DN, et al：Neuro Oncol. 2021；23(8)：1231-51.

2) Haldorsen IS, et al：AJNR Am J Neuroradiol. 2011；32(6)：984-92.

3) Yamamoto A, et al：AJNR Am J Neuroradiol. 2012；33(2)：292-6.

4) Lee YY, et al：AJR Am J Roentgenol. 1989；152(6)：1263-70.

5) Leung RS, et al：Radiographics. 2008；28(1)：65-79；quiz 323.

8章 腫瘍

5. 下垂体腫瘍

◆CASE 紹介

症例1

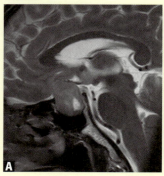
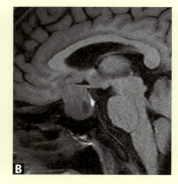
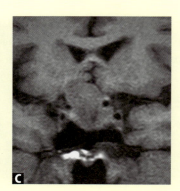
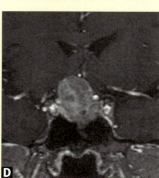
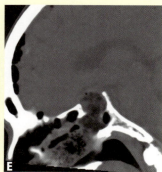

A：T2強調画像（矢状断）
B：T1強調画像（矢状断）
C：T1強調画像（冠状断）
D：造影T1強調画像（冠状断）
E：単純CT（術後）

症例2

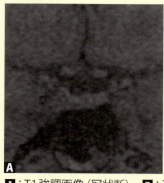
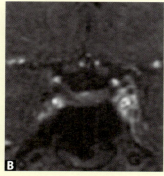
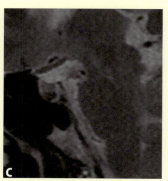

A：T1強調画像（冠状断）　B：造影T1強調画像（早期動脈相，冠状断）　C：T2強調画像（矢状断）

症例3

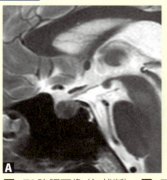 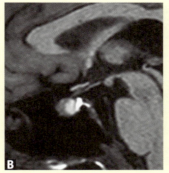 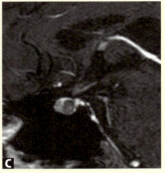

A：T2強調画像（矢状断）　B：T1強調画像（矢状断）　C：造影T1強調画像（矢状断）

症例4

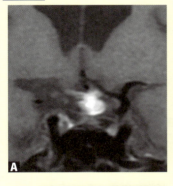 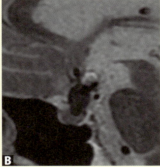 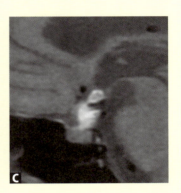

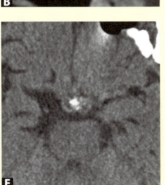

A：T1強調画像（冠状断）
B：T2強調画像（矢状断）
C：T1強調画像（矢状断）
D：造影T1強調画像（矢状断）
E：単純CT

症例5

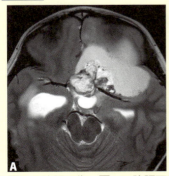 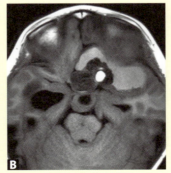 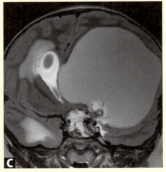

A：T2強調画像　　B：T1強調画像　　C：T2強調画像（冠状断）　　　　　　　　　（次頁へ続く）

症例5（続き）

D：T1強調画像（冠状断）
E・**F**：Gd-T1強調画像
G・**H**：単純CT

症例6

A：FLAIR　**B**：FLAIR（矢状断）　**C**・**D**：Gd-T1強調画像　**E**・**F**：Gd-T1強調画像（矢状断）

症例1：70歳代男性，非機能性下垂体腺腫に対する術後症例。右視野欠損が出現したため，再手術目的に頭部撮影となった。トルコ鞍内から鞍上部にかけて，だるま状の境界明瞭な腫瘤性病変を認め，下垂体腺腫の所見である。T2強調画像では腫瘤は脳実質と同程度か，やや高信号を呈し（**A**），一部で嚢胞変性を疑う高信号域を認める。T1強調画像では腫瘤の背側に正常下垂体後葉の高信号域を認める（**B・C**）。造影T1強調画像では内部不均一に増強されている（**D**）。経蝶形骨洞的に腫瘍摘出術が施行され，下垂体腺腫の診断であった（**E**）。

症例2：30歳代女性，乳汁分泌のため受診となった。高プロラクチン（prolactin；PRL）血症〔82.20ng/mL（基準値：6.12～30.54ng/mL）〕を認め，頭部撮像となった。下垂体の大きさは正常範囲内である。造影早期動脈相で右方に増強不良域を認め，microadenomaの所見である（**A・B**）。T2強調画像でも低信号結節としてみられる（**C**）。

症例3：50歳代女性，下垂体前葉と後葉の間にT2強調画像で低信号（**A**），T1強調画像で高信号（**B**）の結節を認める。造影T1強調画像（**C**）およびサブトラクション画像で増強不良を呈している。Rathke嚢胞に特徴的な嚢胞内結節（waxy nodule）の所見である。

症例4：70歳代女性，飲酒後に力が入らず起き上がれなくなってしまった。その後，息子の呼びかけに応答なく流涎，失禁もみられ，救急搬送となった。鞍上部を主座として楕円状の腫瘤性病変がみられる。内部はT1強調画像で高信号を呈し（**A・C**），T2強調画像で低信号を認める（**B**）。造影T1強調画像で明瞭な増強効果はみられない（**D**）。単純CTで中心部に結節状石灰化を認める（**E**）。乳頭型（papillary type）の頭蓋咽頭腫の所見である。

症例5：8歳男児，頭痛を自覚したため頭部撮像となった。鞍上部から左前頭葉領域に腫瘤性病変がみられる。T2強調画像で中等度～高信号の領域が主体で（**A・C**），一部に低信号の結節状領域を認める。T1強調画像では不均一な高信号と低信号域が混在している（**B・D**）。Gd-T1強調画像で充実様部分に異常増強を認め（**E・F**），単純CTでその領域に一致した石灰化や腫瘤辺縁の石灰化を認める（**G・H**）。エナメル上皮腫型の頭蓋咽頭腫の所見である。

症例6：20歳代男性，右眼の視力低下を自覚し，近医眼科を受診して右半盲を指摘されたため，頭部撮像となった。下垂体柄から鞍上部，左乳頭体から左視床領域にかけてFLAIRで異常信号が広がっている（**A・B**）。Gd-T1強調画像でその内部に結節状や帯状の異常増強を認める（**C**～**F**）。松果体には異常はなく，下垂体由来の胚細胞腫の診断となった。

撮像法選択のポイント

　頭部にかかわらず，画像診断の主役は軸位断像であるが，通常下垂体の高さは5mm程度であるのに対し，前後左右径はその2，3倍と頭尾方向に短い構造のため，軸位断像は適さない。下垂体の撮像では矢状断像や冠状断像を追加し，これらが画像診断の主役となる。下垂体後葉はADH分泌顆粒がT1強調画像で高信号を呈し，尿崩症になると，この後葉の高信号が消失する。このため，造影前のT1強調画像矢状断像は下垂体前葉

と後葉を判別するために必須である。また，下垂体腺腫のmicroadenomaのように小病変が対象となることも多く，薄層スライスで撮像することも重要である。CTは石灰化の検出に威力を発揮する。

一般的事項

　下垂体はトルコ鞍内に存在する小さな内分泌器官であり，主に腺性下垂体（前葉）と神経性下垂体（後葉）から構成される。そのほかに前葉と後葉の中間部や隆起部も含まれる。広義の神経性下垂体には，後葉のほかに漏斗や正中隆起も含まれる。下垂体柄は前葉の隆起部と漏斗からなる。わが国における脳腫瘍統計（1984〜2000年）によると，下垂体腫瘍は原発性脳腫瘍の18％を占めており，髄膜腫，神経膠腫についで3番目に多い脳腫瘍である[1]。下垂体周辺腫瘍とトルコ鞍周辺病変を合わせた内訳では，下垂体腫瘍68％，頭蓋咽頭腫14％，髄膜腫10％，胚細胞腫3％，星細胞腫1％，その他4％である。特に，下垂体腫瘍の中でも下垂体腺腫は日常臨床で遭遇する機会が多く，頻度の高い疾患である。本項では下垂体腺腫を中心に，トルコ鞍周囲に生じるそのほかの腫瘍（Rathke囊胞，頭蓋咽頭腫，ジャーミノーマ）を概説する。

① 下垂体腺腫

　下垂体腺腫は前葉である腺性下垂体から発生する腫瘍で，成人の鞍上部腫瘤としては最も多い。好発年齢は20〜40歳である。1cmを超えるものはmacroadenoma，1cm以下の場合はmicroadenomaと分類され，さらにホルモン産生の有無によって機能性・非機能性と分類される。脳腫瘍統計（1984〜2000年）によると，下垂体腺腫の内訳として，非機能性腺腫45％＞PRL産生腫瘍25％＞成長ホルモン（GH）産生腫瘍22％＞副腎皮質刺激ホルモン（ACTH）産生腫瘍6％＞その他のホルモン産生腫瘍2％である[1]。機能性腺腫は，後述するような下垂体前葉ホルモン過剰産生による症状を呈するためmicroadenomaのことが多いが，男性のPRL産生腫瘍は無症状のことが多く発見が遅れるためか，高齢者でmacroadenomaとして見つかる場合がある。

② Rathke囊胞

　Rathke囊胞は，胎生期Rathke囊遺残から生じる非腫瘍性囊胞性病変で，下垂体前葉と後葉の間に存在することが多い。囊胞内容液は粘液・泥状〜キサントクロミー様と多彩である。無症候性の場合は経過観察となり，症候性の場合には手術が行われる。囊胞壁が増強される症例は，再発するリスクが高まるとされる。

③ 頭蓋咽頭腫

頭蓋咽頭腫は，胎生期頭蓋咽頭管の遺残した扁平上皮細胞から発生するWHO分類grade Iの良性腫瘍で，わが国の原発性頭蓋内脳腫瘍の3.5％を占める。好発年齢は小児期と40〜60歳代の成人期の二峰性ピークを認める。病理学的にエナメル上皮腫型（adamantinomatous type）と乳頭型（papillary type）があり，エナメル上皮腫型は小児，乳頭型は成人に多い。発生部位は鞍上部が多く，鞍内，第三脳室内ならびに小脳橋角部にも認めることがある。

④ ジャーミノーマ

発生部位は松果体が最も多く，次いで鞍上部となる。松果体発生は男性に多いが，鞍上部発生に性差はほとんどなく，ほとんどの症例で20歳までに発生する。病変の主座は下垂体柄・後葉ならびに正中隆起である。

読影・診断のポイント

① 下垂体腺腫

下垂体腺腫は，正常下垂体と比較しT1強調画像，T2強調画像ともに等〜軽度高信号を呈し，トルコ鞍内を主座とする腫瘤として描出される。microadenomaは病変の検出，macroadenomaは下垂体周囲またはトルコ鞍のそのほかの腫瘍との鑑別や，周囲への浸潤の評価が重要である。下垂体腺腫の描出は，トルコ鞍を中心とした冠状断ダイナミック撮像が有用である[2]。下垂体腺腫は正常下垂体より増強に乏しく，造影早期相で乏血性結節として描出される。macroadenomaでは中等度の増強を呈するが，腫瘍内出血・梗塞や嚢胞変性が目立つ腺腫（嚢胞性下垂体腺腫，☞**Advice**）もある。下垂体腺腫の石灰化の頻度は低いが，曲線状または結節状，密な石灰化のパターンが知られている。macroadenomaは頭側で視交叉，側方で海綿静脈洞，尾側で蝶形骨洞へ浸潤する。切除範囲の決定のため，正常下垂体の同定，周囲臓器への浸潤の評価が重要である。正常下垂体は，腫瘍とコントラストが明瞭になる早期相で行う。周囲臓器浸潤については，特に海綿静脈洞浸潤の程度が摘出に影響を与える。冠状断で海綿静脈洞部内頸動脈と接する割合が67％以上ある場合や，腫瘍が海綿静脈洞部内頸動脈と床上部内頸動脈を結ぶ線より外側に突出する場合は浸潤の可能性が高く，25％以下もしくは海綿静脈洞部内頸動脈と床上部内頸動脈を結ぶ線より内側にとどまる場合は，浸潤を認めないと報告されている[3]。その一方で，海綿静脈洞部内頸動脈より内側に存在する腺腫でも浸潤を認めたという報告もあるため評価は難しい[4]。

② Rathke嚢胞

　Rathke嚢胞は，内容液の性状により様々な信号強度を呈する。嚢胞内に蛋白とコレステロールからなる結節状構造物（waxy nodule）を認めることがあり，Rathke嚢胞に特徴的とされる。waxy noduleはT1強調画像で軽度高信号，T2強調画像で低信号を呈し，造影T1強調画像では増強されない。石灰化は通常認めない。慢性炎症を伴うものについては，嚢胞壁は増強される場合もある。

③ 頭蓋咽頭腫

　頭蓋咽頭腫の画像所見は，エナメル上皮腫型と乳頭型で異なる。エナメル上皮腫型は鞍上部に発生し，分葉状形態を呈し，嚢胞成分主体もしくは嚢胞成分と充実成分が混在する腫瘍である[5]。嚢胞成分主体の場合，Rathke嚢胞との鑑別が必要となるが，Rathke嚢胞壁は基本的に増強効果がないか乏しいのに対し，頭蓋咽頭腫は増強される壁が厚いという報告がある[6]。また，石灰化の存在が診断の一助となることもある。乳頭型は鞍上部に発生して円形の形態を呈し，充実成分主体の腫瘍である。石灰化はエナメル上皮腫型で90％，乳頭型では稀であり，腫瘍辺縁に認めることが多く，曲線状ならびに結節状の形態を呈する。嚢胞成分は蛋白濃度・粘稠度の違いで様々となるが，エナメル上皮腫型はT1強調画像で高信号，乳頭型は低信号の場合が多い[5]。

④ ジャーミノーマ

　ジャーミノーマは単純CTで周囲脳実質より高吸収を呈し，石灰化を認めることもある。T1強調画像，T2強調画像ともに等～高信号を呈し，拡散強調画像（DWI）では高い細胞密度を反映して拡散制限を認め，比較的均一に強く増強される。播種しやすく，松果体・鞍上部の両方に発生することも多いため，松果体病変の有無の確認が重要である。

神経症候学的解説

　下垂体腺腫による症状は，①ホルモンによる症状と②腫瘍の圧迫による症状，にわけられる。下垂体卒中については☞**Memo**で後述する。

① ホルモンによる症状

　PRL産生腫瘍による高PRL血症は，20～30歳代の女性に多く，女性は乳汁漏出，無月経（視床下部のGnRHの分泌抑制）などの性腺機能低下を呈し，男性は性欲低下，陰萎および女性化乳房を呈する。GH産生腫瘍によるGH過剰産生では，骨端線閉鎖前は下垂体性巨人症，骨端線閉鎖後は先端巨大症となり，手足の容積の増大，先端巨大症様顔貌（眉弓部の膨隆，鼻・口唇肥大，下顎突出，巨大舌），頭蓋骨肥厚，副鼻腔拡大，発汗過多，耐

糖能異常を呈する。ACTH産生腫瘍による高コルチゾール血症（Cushing病）は高血圧，月経異常，満月様顔貌，中心性肥満，多毛，色素沈着，皮膚線条ならびに耐糖能異常を生じる。

② 腫瘍の圧迫による症状

増大した腫瘍の圧迫による症状は，macroadenomaで認めることが多い。主に頭痛，下垂体機能低下症や周囲臓器浸潤に伴う症状がある。頭痛は腫瘍容積によるトルコ鞍内圧上昇により生じる。疼痛の程度と腫瘍の大きさは相関しないとされる。下垂体機能低下症は，正常下垂体の圧排によるホルモン分泌低下により生じ，GH，ゴナドトロピン，ACTH，甲状腺刺激ホルモン（TSH）の順で分泌低下を認めやすい。前葉ホルモンの分泌不全に対して，後葉障害は稀と言われており，バソプレシン〔抗利尿ホルモン（ADH）〕の分泌障害である中枢性尿崩症を認めた場合，下垂体腺腫以外の腫瘍性病変も考慮する必要がある。

【下垂体腺腫の進展とそれに伴う症状】

❶ 頭側（視交叉）への進展：視野障害（両耳側半盲）・視力障害

❷ 側方（海綿静脈洞）への進展：海綿静脈洞内の動眼神経，滑車神経，三叉神経，外転神経の障害に伴う複視，眼瞼下垂，眼球運動障害ならびに顔面感覚障害などの脳神経障害

❸ 尾側（蝶形骨洞）への進展：髄液漏

Rathke嚢胞は無症候性が多いが，稀に頭痛，視力・視野障害，下垂体機能障害（高PRL血症，尿崩症，汎下垂体機能低下など）を認め，突然の激しい頭痛を呈し，下垂体卒中と症状が類似することもある（☞Memo）。

頭蓋咽頭腫は頭痛，視力・視野障害，視床下部ならびに下垂体内分泌障害に伴う症状を呈する。小児は内分泌障害，成人は視力・視野障害を認めることが多い。

ジャーミノーマの症状は尿崩症が最も多く，そのほかの症状は腫瘍の進展範囲により異なる。

◆Advice：囊胞性下垂体腺腫とRathke囊胞の鑑別（表1）

病変の局在は，囊胞性下垂体腺腫で下垂体正中からずれることが多いのに対し，Rathke囊胞では正中が多い。また，囊胞性下垂体腺腫は，出血の影響で液面形成を伴うことが多いのに対し，Rathke囊胞では少ない。waxy noduleは，囊胞性下垂体腺腫では少ないのに対し，Rathke囊胞で多い。囊胞性下垂体腺腫は隔壁を伴うことが多いのに対し，Rathke囊胞では少ないとされる。

表1　囊胞性下垂体腺腫とRathke囊胞の鑑別

	囊胞性下垂体腺腫	Rathke囊胞
病変の局在	正中からずれる	正中
液面形成	＋	－
waxy nodule	－	＋
隔壁	＋	－

Memo　下垂体卒中（図1）

　下垂体に出血・梗塞が生じることで下垂体が急激に増大し，突然の激しい頭痛・嘔吐，視力・視野障害，眼球運動障害，意識障害，下垂体ホルモン分泌障害を発症する。原因として下垂体腺腫の出血・梗塞が多いが，頭蓋咽頭腫，Rathke囊胞など他の下垂体病変を背景とするものや，妊娠・出産に伴うSheehan症候群もある。Rathke囊胞は，出血などがなくても下垂体卒中様の頭痛を認めることがあり，サイズも関係ないとされている。間欠性の炎症によるのではないかと推測されている。下垂体卒中症状は，くも膜下出血と類似することもあるため，脳動脈瘤破裂に伴うくも膜下出血の可能性も念頭に置く必要がある。下垂体卒中に伴う血腫は，時期によりMRIで様々な信号強度を呈する。血腫のメトヘモグロビンとRathke囊胞の内容物は，いずれもT1強調画像で高信号を呈し画像上類似するが，出血による液面形成が鑑別に有用なことがある。

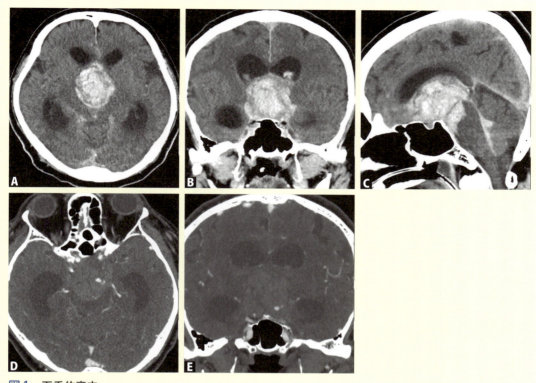

図1 下垂体卒中
A：単純CT　**B**：単純CT（冠状断）　**C**：単純CT（矢状断）　**D**：造影CT　**E**：造影CT（冠状断）
70歳代男性，もともと日常生活動作（activities of daily living；ADL）は良好であったが，ドライブ中に突然頭痛を発症した。呂律が回らず会話ができない状態となり，救急搬送となった。単純CTで鞍上部領域に粗大な不均一高濃度を呈する腫瘍性病変がみられる（**A**〜**C**）。また，造影CTで腫瘍内には異常増強領域を認める（**D**・**E**）。減圧開頭術にて，下垂体腺腫の出血による下垂体卒中の診断となった。

文献

1) Neurol Med Chir (Tokyo). 2009；49 Suppl：PS1-96.
2) Miki Y, et al：Radiology. 1990；177(1)：35-8.
3) Cottier JP, et al：Radiology. 2000；215(2)：463-9.
4) Knosp E, et al：Neurosurgery. 1993；33(4)：610-7；discussion 617-8.
5) Sartoretti-Schefer S, et al：AJNR Am J Neuroradiol. 1997；18(1)：77-87.
6) Choi SH, et al：Clin Radiol. 2007；62(5)：453-62.

参考文献

▶中條正典, 他：画像診断. 2019；40(1)：93-103.

8章　腫瘍

6. 聴神経腫瘍

◆CASE紹介

症例1

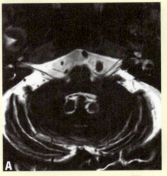 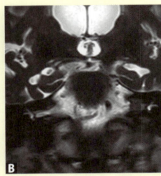 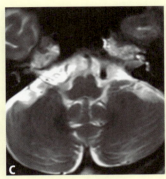

A：3D-DRIVE（軸位断）　B：3D-DRIVE（冠状断）　C：T2強調画像（軸位断）

症例2

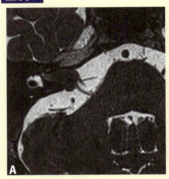 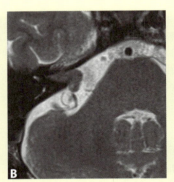 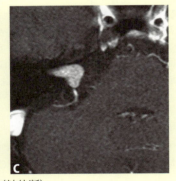

A：CISS（軸位断）　B：T2強調画像（軸位断）　C：造影T1強調画像（軸位断）

症例3

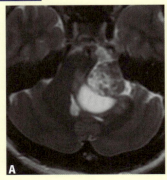 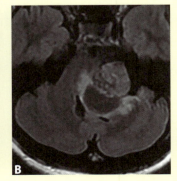

A：T2強調画像（軸位断）
B：FLAIR（軸位断）

（次頁へ続く）

症例3（続き）

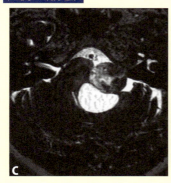
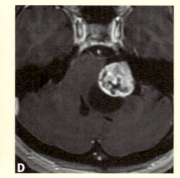

C：FRFSE（軸位断）
D：造影T1強調画像（軸位断）

症例4

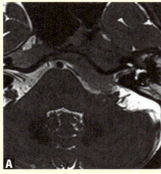
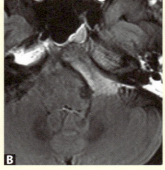
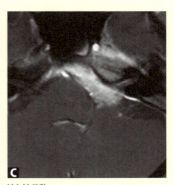

A：T2強調画像（軸位断）　B：FLAIR（軸位断）　C：造影T1強調画像（軸位断）

症例5

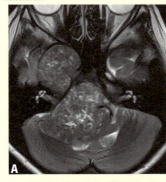
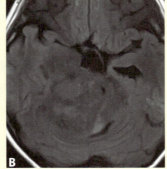
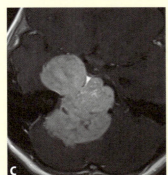
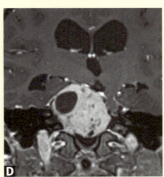

A：T2強調画像（軸位断）
B：T1強調画像（軸位断）
C：造影T1強調画像（軸位断）
D：造影T1強調画像（冠状断）

症例6

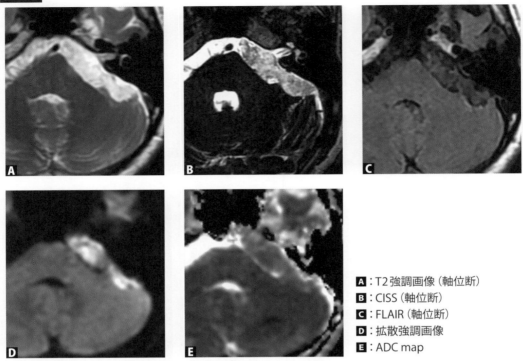

A：T2強調画像（軸位断）
B：CISS（軸位断）
C：FLAIR（軸位断）
D：拡散強調画像
E：ADC map

症例1：80歳代男性，めまい精査目的に頭部撮像となった．左内耳道に限局した結節を認め，聴神経腫瘍の所見である（A〜C）．T2強調画像では，脳実質よりもやや淡く高信号を呈している（C）．

症例2：40歳代男性，右聴神経腫瘍に対して開頭腫瘍摘除後，経過観察で残存病変の増大を認め，再手術目的の頭部MRI撮像となった．右内耳道に拡大を伴うような勾玉状の腫瘤性病変を認める（A〜C）．内部は均一でCISS（A）およびT2強調画像（B）で脳実質と等信号を呈している．造影T1強調画像では，内部は均一に増強されている（C）．聴神経腫瘍の所見である．

症例3：50歳代女性，ふらつき，嘔吐があり，まっすぐに歩けず左に寄るようになった．遠くのものを見るときに二重に見えるようになった．左内耳道拡大を認め，内耳道から連続して小脳橋角部に及ぶ粗大腫瘤性病変を認める．内部は不均一で，嚢胞変性や内部壊死ないし出血を疑う不均一部分を認める（A・B）．聴神経腫瘍の所見である．

症例4：40歳代女性，耳鼻科で滲出性中耳炎の治療を受けていたが，症状が改善せずに頭部撮像となった．小脳橋角部から橋前方に伸びる境界明瞭な腫瘤性病変を認める．T2強調画像では脳実質よりやや高い中等度信号を呈し（A），FLAIRでは高信号を呈している（B）．造影T1強調画像で内部は比較的均一に増強される（C）．髄膜腫の所見である．

症例5：8歳女児，小脳橋角部から橋前方，テント上部に及ぶ3つの腫瘤が連なったような病変を認める（A・C）．T2強調画像では脳実質よりやや高い中等度信号を呈し，内部には出血や嚢胞変性などを示唆する高信号領域が散見される（A）．T1強調画像では脳実質よりも低い信号を呈し，内部には中等度の信号域もみられ不均一である（B）．造影T1強調画像で内部は比較的均一に増強されるが

（**C**），出血・壊死や囊胞変性などによる増強不良域もみられる（**D**）。粗大な髄膜腫の所見である。

症例6：70歳代女性，数カ月前より左の顔面が痛く，三叉神経痛が疑われたため頭部撮像となった。小脳橋角部から橋左側，小脳前方に伸びる扁平な腫瘤性病変を認める。T2強調画像では脳槽と同程度の高信号であるが（**A**），CISSではやや低い信号値となり境界が明瞭である（**B**）。FLAIRでもやや低い信号を呈する（**C**）。拡散強調画像では著明な高信号（**D**），ADC mapでは低信号を呈し（**E**），細胞密度増生が示唆される。類表皮囊胞（epidermoid cyst）の所見である。

撮像法選択のポイント

　画像診断はMRIが基本になる。高分解能T2強調画像（true-FISP，CISS，FIESTAなど）による評価が有用であり，存在診断や経過観察目的では造影MRIは必須ではないとされる[1]。ただし，病変が微小な場合や，腫瘍内外の囊胞成分や詳細な性状評価には造影が役立つ。CTでは内耳道内腫瘍増大により内耳道の拡大，および血管腫における針状骨（bone spicule）などの二次変化がみられ，鑑別の一助となる。

一般的事項

　小脳橋角部に生じる腫瘤には，様々な腫瘍性・非腫瘍性病変がある。その中でも聴神経鞘腫は最も頻度が高く（70〜90％），原発性脳腫瘍全体の約8％で髄膜腫，神経膠腫，下垂体腺腫について4番目に多い[2]。そのほかの小脳橋角部腫瘍として，髄膜腫（5〜15％），類上皮囊胞（6％），脂肪腫（1％）がある。聴神経腫瘍は，内耳道背側に位置する前庭神経の内耳道孔付近に位置する神経膠細胞−シュワン細胞接合部（glia-Schwann cell junction）から発生することが多い。このため，聴神経腫瘍の大半が内耳道内の内耳道孔付近より発生する。聴神経腫瘍の増大は緩徐であり，平均増大速度は3.2mm/年とされるため[3]，年に1度，MRIでの経過観察が望ましい。一般的な神経鞘腫と同じく，聴神経腫瘍にも病理組織型として細胞が密な柵状配列を示すAntoni A型と細胞が浮腫状で粗に配列するAntoni B型がある。Antoni B型は疎な組織形態を反映して，しばしば腫瘍内に囊胞を形成する。囊胞部分を有する腫瘍は，同部の増大により腫瘍の急速な増大を示すことがあるため，より細かい経過観察が必要になる。また，両側に聴神経腫瘍を認める場合，神経線維腫症2型を強く示唆するため，他部位の神経鞘腫の有無など，そのほかの所見の有無を精査する必要がある。

読影・診断のポイント

　聴神経腫瘍はT1強調画像で灰白質とほぼ等信号，T2強調画像でも等信号を示し，ガ

ドリニウム（Gd）造影では多くの場合，均一に増強され強い造影効果を示す。囊胞形成や囊胞内出血の頻度が高く，石灰化は稀で充実成分や囊胞壁に増強効果を示す。内耳道に対して中心性発育を示し，内耳道拡大をきたすが，骨の破壊や肥厚は通常認めない。小脳橋角部にみられる神経鞘腫として，前庭神経鞘腫のほかに三叉神経鞘腫や顔面神経鞘腫もある。

　増大とともに内耳道より内側・外側の両方向に進展し，外側への進展により内耳道底を充満，同部の脳脊髄液を圧排し，内側への進展により内耳道孔から突出し，側頭骨外へと進展する。

　髄膜腫はT1強調画像で灰白質とほぼ等信号だが，T2強調画像の信号強度が様々である。ガドリニウム造影では，中等度の造影効果を示す。囊胞形成は稀で，石灰化は20％にみられ，均一な増強効果を示す。平均ADC値は0.9×10^{-3}/mm²/秒前後と低めである。dural tail sign（☞ **Memo②**）は60％，付着部骨の硬化性変化（hyperostosis）は40％に認める。内耳道拡大の頻度は低い。

　類表皮腫は腫瘍内部へのケラチン貯留により生じ，緩徐に増大する。頭蓋内の様々な部位に生じるが，小脳橋角部の脳槽に生じる頻度が比較的高い。類表皮腫はT1強調画像，T2強調画像で等信号を示すが，CISSでは脳槽と明瞭に区別することができる。また，造影効果がない点でも聴神経腫瘍との鑑別が可能である。きわめて稀に，一部に造影効果がみられる場合があるが，その場合，悪性病変の可能性もある。

神経症候学的解説

　平衡感覚の障害や感音性難聴といった内耳神経の症状で発症することが多く，この点が髄膜腫など他の小脳橋腫瘍との鑑別の一助となる。

◆Advice：聴神経鞘腫と髄膜腫の鑑別診断

内耳道孔より小脳橋角部方向へ進展した腫瘍側面と側頭骨後頭蓋窩面が形成する角が，聴神経腫瘍の場合は比較的鈍角になる。一方，髄膜腫は後頭蓋窩面に沿って進展するため，鋭角となる。

Memo①　富血管性小脳橋角部腫瘤の鑑別

　聴神経鞘腫と髄膜腫のほか，孤立性線維性腫瘍（solitary fibrous tumor；SFT），傍神経節腫，血管芽腫が鑑別に挙がる。小児の場合，非定型奇形腫様ラブドイド腫瘍（atypical teratoid/rhabdoid tumor；AT/RT）も考慮する。それぞれに特徴的な所見について以下に記載する。

- 聴神経鞘腫：内耳道拡大

- 髄膜腫：付着部骨の硬化性変化（hyperostosis）
- SFT：分葉状で増殖が速く，周囲の骨破壊を伴う。
- 血管芽腫：嚢胞＋充実成分のタイプが多い。
- 傍神経節腫：鼓室発生と頸静脈孔発生があり，小脳橋角槽に広がる。骨破壊を伴う。
- AT/RT：拡散制限があり，嚢胞・壊死・出血を伴い，急速な増大を示す。

Memo② dural tail sign

　腫瘍浸潤・血管新生／拡張・反応性変化などにより生じた腫瘍周囲の硬膜肥厚であり，髄膜腫に比較的高頻度に認める。神経鞘腫や悪性リンパ腫，サルコイドーシスなどでも認める場合があり，特異的とは言えない。

文献
1) Soulié D, et al：Eur J Radiol. 1997；24(1)：61-5.
2) Neurol Med Chir (Tokyo). 2017；57(Suppl 1)：9-102.
3) Perry BP, et al：Otol Neurotol. 2001；22(3)：389-91.

9

先天奇形および類縁疾患

9章　先天奇形および類縁疾患

1. 透明中隔の異常や正常変異

◆CASE紹介

症例1

A：T2強調画像　B：FLAIR　C：T1強調画像

症例2

A：T2強調画像　B：FLAIR

症例3

A：T2強調画像　B：FLAIR　C：T1強調画像

症例1：50歳代女性，めまい，動脈瘤精査目的に頭部MRIを撮像した。両側側脳室前角間に過剰腔がみられ，透明中隔腔の所見である（A～C）。
症例2：60歳代女性，脳梗塞疑いのため，MRI撮像となった。背側にも進展する透明中隔腔を認め，ベルガ腔の所見である（A・B）。
症例3：60歳代男性，右片麻痺精査目的にMRI撮像となった。側脳室体部間に三角状の過剰腔を認め，中間帆腔の所見である（A～C）。

撮像法選択のポイント

撮像断面は軸位断像が主体となる。通常のT2強調画像，FLAIR，T1強調画像のみで十分に診断でき，これ自体の診断にGd造影T1強調画像や拡散強調画像は必要ない。

一般的事項

透明中隔腔（cavum septum pellucidum），ベルガ腔（cavum vergae），中間帆腔（cavum velum interpositum）を合わせて正中余剰腔と言う。透明中隔腔とベルガ腔は，胎生期に存在する腔が出生後も遺残したものである[1]。透明中隔腔は，両側側脳室を隔てる二層の中隔が癒合せずに両側側脳室前角の間に遺残したもので，透明中隔腔がMonro孔より背側へ進展したものをベルガ腔と言う。一方，中間帆腔は四丘体槽に連続するくも膜下腔が，第三脳室天井と側脳室体部の間に進展し，拡張したものである。

読影・診断のポイント

特徴的な画像所見であり，それぞれの鑑別は容易である（図1）。透明中隔腔を伴わないベルガ腔はほとんど存在しないため，透明中隔腔が確認できないものは中間帆腔としてよい。

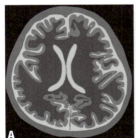 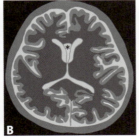 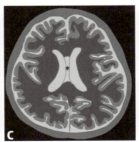 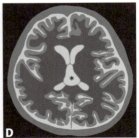

図1　正常および正中余剰腔のシェーマ
A：正常　B：透明中隔腔　C：ベルガ腔　D：中間帆腔
＊：各所見の部位

神経症候学的解説

特定の神経症候は存在しない。

文献

1) Degreef G, et al : AJNR Am J Neuroradiol. 1992 ; 13(3) : 835-40.

9章 先天奇形および類縁疾患

2. 脳梁形成不全

◆CASE紹介

症例1

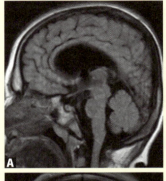
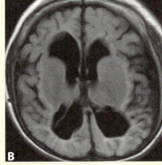
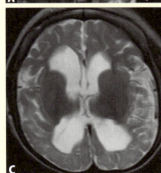
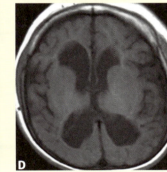

A：FLAIR（矢状断）
B：FLAIR
C：T2強調画像
D：T1強調画像

症例2

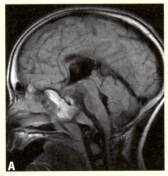
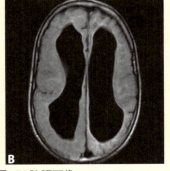
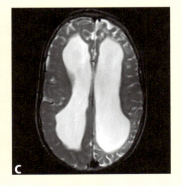

A：FLAIR（矢状断）　B：FLAIR　C：T2強調画像

289

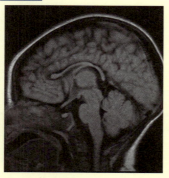

症例3

FLAIR（矢状断）

症例1：5歳男児，痙攣重積発作のため頭部MRI撮像となった．側脳室が拡張している．脳梁が同定できず，脳梁形成不全の所見である（A～D）．

症例2：8歳男児，先天性サイトメガロウイルス感染症および発達遅滞で経過観察中であった．てんかんのスクリーニング目的に頭部MRI撮像となった．FLAIR矢状断像で脳梁が認められず，脳梁形成不全の所見である（A）．FLAIR，T2強調画像で舟状頭を認め，側脳室が拡張している（B・C）．

症例3：生後60日男児，脳梁吻部や膨大部が部分形成不全である．

撮像法選択のポイント

　正中矢状断面で脳梁の有無を確認することが必要となるため，矢状断での撮像が必須となる．

一般的事項

　脳梁（corpus callosum）は，左右の大脳半球を連結する最大の交連線維である．左右の大脳皮質を連絡する軸索を含み，両側の神経情報を交換し，左右の大脳皮質における機能の統合を行う役割を果たしている[1]．脳梁は一般的に，①体部（body），②前端で屈曲する膝部（genu），③前端から透明中隔前縁に沿って前交連に向かう吻部（rostrum），④後端の膨大部（splenium）の4つにわけられるが，境界は明確ではない．脳梁前方1/3は前頭前皮質・運動前野・補足運動野が対応し，中央部前半は運動野，中央後半部は体性感覚野・頭頂葉前部，体峡部は頭頂葉後部・側頭葉上部，膨大部は後頭葉・側頭葉下部に対応するとされる[2]．脳梁周囲の解剖としては，直上に半球間裂が広がり，大脳鎌や前大脳動脈がみられる．脳梁上面は灰白層で覆われている．脳梁体部は帯状回と脳梁溝で分離される．脳梁はC型の下面前方で透明中隔に付着し，後方は脳弓体から脳弓脚に接している．脳梁の基本的な形態は妊娠11～20週の間に形成され，脳梁形成異常では

妊娠5〜16週の間に脳梁発達（☞**Memo**）が阻害されるのではないかと言われている。脳梁形成異常には完全脳梁欠損と部分脳梁欠損がある。原因として感染症（風疹など），染色体異常，中毒代謝性疾患（胎児性アルコール症候群），嚢胞や脂肪腫などがあるが，単独でみられることもあれば症候群の一所見の場合もあり，病態は様々である。脳梁欠損症の頻度は0.7％程度とされる。

読影・診断のポイント

側脳室体部が左右に離れていることに気づくことが，脳梁形成異常発見のきっかけとなる。脳梁が欠損すると側脳室体部は左右に離開し，第三脳室が挙上する。さらに後角優位の脳室拡大〔側脳室後角拡大症（colpocephaly）〕を呈し，側脳室前角は平行に走る。完全欠損例では矢状断像で脳梁は認めず，大脳半球内側面の脳回は放射状となる。交連板を通過できなかった神経線維が，同側の大脳半球内側面を前方から背側へ走行する線維束としてみられ，Probst束と呼ばれる。拡散テンソルトラクトグラフィを用いて，正中で交差がない不整な神経線維を描出できる[3]。

完全脳梁欠損では，側脳室前の先端が尖った形状を示し，viking helmet（buffalo horn）appearanceと呼ばれる。脳梁脂肪腫がある場合，半数以上の確率で脳梁形成異常がみられるとされている。逆に脳梁形成不全症例では，脂肪腫の有無についてチェックする必要がある。

神経症候学的解説

精神発達遅滞（60％）や視覚障害（33％），言語発達の遅れ（29％），痙攣（25％），摂食障害（20％）などがみられる[4]。他に，特定の触覚感覚が鈍い，痛みの閾値が高いなどの症状や，複雑な課題をこなせない，他人の気持ちや考えを汲み取ることができない，雰囲気を察することができない，などの特徴がある。

Memo　脳梁の発達について

脳梁が形成される順番は，膝部→体部（前方から後方へ）→膨大部→吻部とされていたが，現在では海馬原基にある交連板から形成され，そこから前後方向へ形成されていくことがわかった[4]。

文献

1) Fitsiori A, et al：Br J Radiol. 2011；84(997)：5-18.

2) Hofer S, et al：Neuroimage. 2006；32(3)：989-94.

3) Utsunomiya H, et al：Acta Radiol. 2006；47(10)：1063-6.

4) Edwards TJ, et al：Brain. 2014；137(Pt 6)：1579-613.

参考文献

▶宮坂俊輝，他：画像診断. 2015；35(5)：517-27.

9章　先天奇形および類縁疾患

3. キアリ奇形

◆CASE紹介

症例

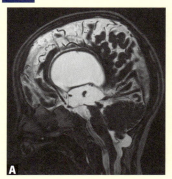
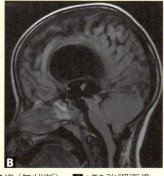
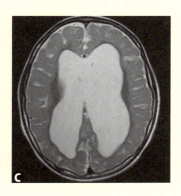

A：T2強調画像（矢状断）　B：FLAIR（矢状断）　C：T2強調画像

症例：5歳女児，キアリⅡ型奇形の疑いで頭部撮像となった。小脳虫部や脳幹が頸椎脊柱管内に落ち込んでおり，キアリⅡ型奇形を疑う（A・B）。tight posterior fossa signの所見である。側脳室を主体に拡張がみられ，水頭症の所見である（C）。

撮像法選択のポイント

　いずれの奇形も矢状断像がkeyとなるため必須となる。小脳が頸椎脊柱管に落ち込むため，上位頸椎は十分範囲に含めて撮像する。

一般的事項

　キアリ奇形は，ドイツの病理学者であるChiariらにより水頭症を伴う後脳（小脳，脳幹）の異常として初めて報告された（現在では，この奇形はⅠ型）[1]。Ⅰ～Ⅲ型に分類されるが，現在では発生機序が異なる別々の疾患であることがわかっている。

① キアリⅠ型奇形

　キアリⅠ型奇形は，小脳扁桃の脊柱管への病的下垂と定義され，大後頭孔から成人は5mm，小児は6mm以上下垂している場合に診断される。後頭蓋骨性成分の形成障害が

原因のひとつと考えられている。

② キアリ II 型奇形（Arnold-Chiari 奇形）

キアリ II 型奇形（Arnold-Chiari 奇形）は，小さな後頭蓋窩と小脳扁桃・小脳虫部下部および脳幹の大後頭孔からの逸脱を特徴とする疾患であり，開放性脊髄髄膜瘤をほぼ全例に伴う。機序は McLone が提唱した統一理論が定説となっている[2]。胎生 4 週に神経管閉鎖障害による開放性脊髄髄膜瘤を形成し，そこからの髄液流出による原始脳室系の拡張障害により，後脳拡張不良および後脳に誘導される後頭蓋窩の容積減少が起こる。これらの結果，小脳と脳幹の上方偏位によるテント切痕の拡大，小脳テント形成不全が起こる。下方では，小脳扁桃・小脳虫部下部と脳幹の頸部脊柱管内への下垂により髄液の流れがブロックされ，水頭症が起こるとされる。

③ キアリ III 型奇形

キアリ III 型奇形は，高位頸椎の二分脊椎からの髄膜囊胞瘤と考えられていたが，近年では低位後頭骨部と上位頸椎の骨欠損部，低位後頭骨部かつ/または上位頸椎の骨欠損部から頭蓋内内容が脱出したものをキアリ III 型奇形と定義している。キアリ I・II 型奇形に比較すると頻度が低い。

読影・診断のポイント（表1）

キアリ I 型奇形は，小脳扁桃が下垂し，丸みが失われて嘴状の尖った形となる。小脳扁桃の下垂は 5mm 以内であれば問題ないことが多いが，5mm を超えると異常である。脊髄空洞症を合併することが多い。

キアリ II 型奇形は小脳虫部や延髄，第四脳室などが下垂することで水頭症をきたす。軽症のキアリ II 型奇形は I 型奇形と鑑別困難な場合があるが，脊髄髄膜瘤の既往とテント上の所見（後頭葉内側の小脳回形成や大脳側面脳回の交互陥入）で鑑別できる。

表1 キアリ I 型奇形と II 型奇形の鑑別ポイント

	キアリ I 型奇形	キアリ II 型奇形
発症年齢	成人	小児
下垂	小脳扁桃	小脳虫部
水頭症	+	++
脊髄空洞症	+++	+
脊髄髄膜瘤	±	+++

神経症候学的解説

　キアリⅠ型奇形の症状は，後頭部痛，下位脳神経症状，小脳失調，脊髄空洞症に伴う中心性脊髄障害など多彩である。キアリⅡ型奇形では，喉頭喘鳴や無呼吸発作を生じる。

文献
1) Chiari H：Pediatr Neurosci. 1987；13(1)：3-8.
2) McLone DG, et al：Pediatr Neurosci. 1989；15(1)：1-12.

参考文献
▶藤田和俊，他：画像診断. 2018；38(11)；A42-5.

9章　先天奇形および類縁疾患

4. くも膜囊胞

◆CASE紹介

症例1

A：単純CT
B：T2強調画像
C：T1強調画像
D：単純CT（術後）

症例2

A：単純CT　　B：T2強調画像　　C：FLAIR

症例3

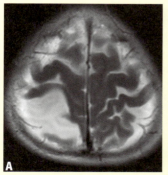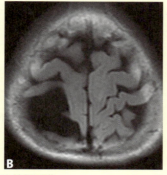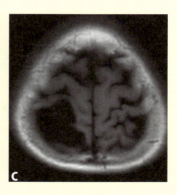

A：T2強調画像　B：FLAIR　C：T1強調画像

症例1：6カ月女児，頭囲拡大の精査目的に頭部撮像となった。右中頭蓋窩に単純CT（A）で低吸収病変を認め，側頭葉や前頭葉外側を圧排している。T2強調画像（B）では脳脊髄液と同等の高信号，T1強調画像（C）では低信号を呈しており，くも膜嚢胞（arachnoid cyst）の所見である。くも膜嚢胞に対して開窓術が施行された。術後単純CT（D）にて，局所の低吸収病変は縮小を認め，脳実質の圧排が改善している。頭蓋内にガスを認めるが，これは術後変化によるものである。

症例2：60歳代男性，左被殻出血の経過観察目的に頭部撮像となった。左中頭蓋窩に単純CT（A）で低吸収病変を認め，左側頭葉を圧排している。T2強調画像（B）では脳脊髄液と同等の高信号を示し，FLAIR（C）でも脳脊髄液と同様に低信号となっている。

症例3：70歳代男性，未破裂脳動脈瘤の経過観察目的に頭部撮像となった。右高位頭頂部にT2強調画像（A）で高信号，FLAIR（B），T1強調画像（C）で低信号を呈する腫瘤性病変を認め，くも膜嚢胞の所見である。脳実質は圧排を受けている。

撮像法選択のポイント

くも膜嚢胞は単純CTや通常のT2強調画像，FLAIR，T1強調画像のみで十分に診断できる。局在からも診断に困ることは少ないが，嚢胞成分を含む脳腫瘍（たとえば毛様性星細胞腫など）と鑑別が難しいときには，造影を追加する。

一般的事項

くも膜嚢胞は，髄膜の発達異常が原因の先天性嚢胞性病変である。成人における有病率は1％程度と報告されている。局在の頻度としては，中頭蓋窩，小脳後部がそれぞれ3割ほど，円蓋部が1割で，残りの3割に小脳橋角部や四丘体槽，前頭蓋窩，大脳半球間など様々な部位が含まれる[1]。多くの場合，症状を伴わず偶発的に発見される。治療に関する明確な指針はないが，症状を伴わないものは治療対象とならない。ほとんどのくも

膜嚢胞はサイズ変化に乏しいが，18歳以下で経過観察されたくも膜嚢胞111例中11例に増大がみられ，うち3例は外科的治療を要したとする報告がある[2]。増大したくも膜嚢胞はすべて3歳以下に発見されており，発見時の年齢が低いほど有意なサイズ増大や外科的治療の適応に関連するとされている。また，正中や後頭蓋窩の大きなくも膜嚢胞は第三/四脳室，中脳水道などの脳脊髄液の流れを阻害して水頭症や頭蓋内圧亢進の原因となることがあり，外科的治療を要する場合がある。中頭蓋窩のくも膜嚢胞は，外傷を起因とした嚢胞壁破綻による水腫や架橋静脈破綻による硬膜下血腫をきたしやすい。ほとんどは転倒や交通事故によるものであり，スポーツ制限は必要ないとの報告もある[3]。

読影・診断のポイント

くも膜嚢胞内は脳脊髄液で満たされているため，脳脊髄液と同様の吸収値・信号を呈する。形態は境界明瞭で，内部に脈管や隔壁などはみられない。大きな嚢胞は脳実質を圧排するが，周囲脳実質に浮腫性変化などの異常信号は認めない。嚢胞内は髄液の流れの影響を受けにくいため，T2強調画像で脳脊髄液より明瞭な高信号を呈することがある。頭蓋骨に隣接するものは，頭蓋骨内板の陥凹を認める場合がある。

神経症候学的解説

臨床症状として痙攣や頭痛などを伴うことがあるとされるが，これらの非特異的症状をくも膜嚢胞と関連づけて説明するのは難しいことが多い。

◆Advice：くも膜嚢胞とepidermoid cyst・Blake's pouch cystの鑑別

小脳橋角部のくも膜嚢胞はepidermoid cystが鑑別に挙がる。epidermoid cystは，くも膜嚢胞より不整な形態で，脈管や神経を取り囲むように進展する。また，epidermoid cystは拡散強調画像（DWI）で著明な高信号となる点で鑑別が可能である。

後頭蓋窩では，巨大大槽やBlake's pouch cystが鑑別に挙がる。巨大大槽はmass effectがなく，内後頭隆起より頭側に進展しない点が特徴である。Blake's pouch cystはMagendie孔の拡張，小脳虫部が上方に偏位する点が，鑑別のポイントになる。

Memo　くも膜顆粒（arachnoid granulation）（図1）

くも膜顆粒は，発達したくも膜絨毛（硬膜の脆弱ないし欠損部から静脈洞に向かって膨隆したくも膜）である。くも膜顆粒は正常の2/3程度に確認され，年齢とともに増加

する．上矢状静脈洞や外側裂孔，横静脈洞に好発するが，サイズや形態は様々であり，時に1cm以上に及ぶ．内部は脳脊髄液と等信号となる．サイズが大きくなると脳脊髄液と異なる信号となり，FLAIRでは軽度高信号や，静脈や間質肥厚を示す信号が混在することがあるが，これは正常の所見であり，静脈洞血栓とは異なる．稀に，くも膜顆粒内に脳組織が陥入することがあり，頭痛やめまいなどの症状が生じると報告されている[4]．

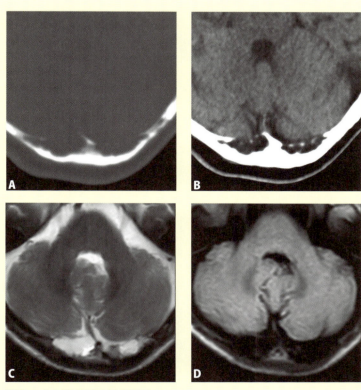

図1 くも膜顆粒の画像所見
A：単純CT（骨条件） B：単純CT C：T2強調画像 D：FLAIR
80歳代女性，意識レベル低下，酸素化低下のため頭部撮像となる．単純CTで後頭骨内板に菲薄がみられ（A），同部に低吸収結節（B）が多発している．T2強調画像（C）では高信号を示し，FLAIR（D）で低信号を呈している．くも膜顆粒の所見である．

文献
1) Al-Holou WN, et al：J Neurosurg. 2013；118(2)：222-31.
2) Al-Holou WN, et al：J Neurosurg Pediatr. 2010；5(6)：578-85.
3) Strahle J, et al：J Neurosurg Pediatr. 2016；17(4)：410-7.
4) Trimble CR, et al：AJNR Am J Neuroradiol. 2010；31(9)：1724-8.

索 引

● 数字

^{123}I-ioflupane *185*

^{123}I-MIBG 心筋シンチグラフィ *185*

● 欧文

A

AC-PC line *21*

acquired immunodeficiency syndrome；AIDS *140*

── 指標疾患 *149*

ADC map *16, 73*

Arnold-Chiari 奇形 *294*

B

Barrow 分類 *54*

basi-parallel anatomical scanning；BPAS *68*

Bell 麻痺 *136*

benign anterior temporal epidural hematoma *100*

bilateral posterior temporal lobe contusions *94*

Blake's pouch cyst *298*

Boston 診断基準 *82*

C

CADASIL／CARASIL *177*

clinically isolated syndrome；CIS *194*

computed tomography；CT *2*

── angiography；CTA *5, 8*

cortical SAH *43*

coup injury *89, 93*

D

DaT scan *185*

DaT SPECT *185*

Dawson's finger *195*

diffuse glioma *251*

──の分類と grading *251*

diffusion-weighted image；DWI *15*

disproportionately enlarged subarachnoid space hydrocephalus；DESH *179, 181*

dual rim sign *126*

dura-arachnoid pattern；DA 型 *154*

dural tail sign *267, 283*

E

early CT sign *32*

epidermoid cyst *298*

Evans index *180*

F

filling defect sign *43*

flow void *50, 57*

fluid attenuated inversion recovery；FLAIR *13*

fogging effect *31*

G

Gd 造影 T1 強調画像 *14, 243*

Guillain-Mollaret の三角 *85*

Gurd and Wilson's criteria *112*

H

human immunodeficiency virus；HIV *143*

── 脳症 *145*

── 陽性患者 *133*

I

intermediate contusion *90*

intimal flap *70*

intraarterial signal *33*

ivy sign *66*

K

Kernohan's notch *94*

L

Le Fort *118*

── 骨折の読影方法 *119*

M

magnetic resonance imaging；MRI *2, 11*

maximum intensity projection；MIP *5*

microadenoma *273*

microbleeds *44*
　——の関連危険因子　*46*
MNZ　*230, 234*
Monro-Kellieの法則　*110*
MR angiography；MRA　*5, 18*
MR cisternography；MRC　*17*
MR spectroscopy；MRS　*230*
MTX　*215, 235*

N

nidus　*56*
NMOSD　*199*
not elsewhere classified；NEC　*250*
not otherwise specified；NOS　*250*

P

phase-contrast；PC　*6*
pia-subarachnoid pattern；PS型　*154*
PML-IRIS　*135*
popcorn like appearance　*78*
proton density-weighted image；PDWI　*13*
pseudo SAH　*42*
　—— sign　*109, 227*
punctate pattern　*134*

R

Ramsay Hunt症候群　*136*
Rathke嚢胞　*272*

S

salt-and-pepper sign　*94*
SD-NFT　*171*
Spetzler-Martin分類　*58*
starfield pattern　*112*
streak artifact　*2*
striatal dopaminergic deficit　*188*
stroke window　*28*
subdural window　*104*
susceptibility-weighted image；SWI　*16, 126*
swirl sign　*99*

T

T1-weighted image；T1WI　*11*

T2 shine-through現象　*73*
T2-weighted image；T2WI　*12*
T2*-weighted image；T2*WI　*14*
TOF法　*6*
toxic leukoencephalopathy；TL　*215*
Trousseau症候群　*33*

V

vascular territory　*20*
volume rendering；VR　*5, 8*
voxel-based specific regional analysis
　system for Alzheimer's disease；VSRAD
　167

W

Waller変性　*85*
Wernicke脳症　*228*
WHO脳腫瘍分類第5版　*250*

X

X線被曝　*4*

●和文
あ

アクアポリン4（AQP4）　*201*
アテローム血栓性梗塞　*30*
アミロイドアンギオパチー　*45, 79*
アルツハイマー病　*80, 165*
アンモニア　*239*

い

位置決め画像　*18*
一過性神経障害　*81*
一酸化炭素中毒　*217*

え

延髄外側症候群　*70*
延髄梗塞　*70*
延髄内側症候群　*70*

か

可逆性後頭葉白質脳症（PRES）　*72*
可逆性脳血管攣縮症候群（RCVS）　*72*

可逆性脳梁膨大部病変を伴う軽度脳炎・脳症
　　（MERS）　*241*
下垂体腫瘍　*268*
下垂体腺腫　*272*
下垂体卒中　*276*
海馬　*168*
　　——の角度　*170*
海綿状血管腫　*76*
解離腔血栓化　*69*
外傷性くも膜下出血　*95*
拡散強調画像（DWI）　*15*
肝性脳症　*238*
感染性脳動脈瘤　*63*
灌流画像　*7*
顔面骨　*117*
顔面骨骨折　*118*
　　——の主座　*118*
顔面神経麻痺　*136*

き
キアリ奇形　*293*
急性散在性脳脊髄炎　*208*
急性出血性白質脳炎　*211*
巨大動脈瘤　*63*

く
くも膜下出血　*40, 70*
くも膜顆粒　*298*
くも膜嚢胞　*296*

け
頸動脈海綿静脈洞瘻　*53*
痙攣重積型（二相性）急性脳症（AESD）　*244*
血圧自己調節能　*74*
血液脳関門　*27, 125*
血管芽腫　*266, 282*
血管支配領域　*20*
血管性認知症（VaD）　*176*
血管内リンパ腫（IVL）　*207, 266*
原発性脳腫瘍　*260*

こ
膠芽腫　*258*

高血圧性脳出血　*37*
高血圧性微小血管障害　*45*
行動障害型前頭側頭型認知症（bvFTD）　*174*
硬膜下血腫　*101*
　　—— vs. 硬膜外血腫　*114*
硬膜下膿瘍　*158*
硬膜外血腫　*98, 114*
硬膜外膿瘍　*158*
硬膜動静脈瘻　*51*
抗レトロウイルス療法　*133*
交連線維　*107*

さ
最後野　*200*
　　—— の解剖　*202*
最大値投影法　*9*

し
ジャーミノーマ　*273*
嗜銀顆粒性認知症　*170*
視神経脊髄炎　*197*
脂肪塞栓症候群　*111*
磁化率強調画像（SWI）　*16*
出血性梗塞　*33*
小脳歯状核　*236*
上衣腫　*251*
静脈奇形　*76*
静脈洞血栓症　*49*
神経メラニン画像（NMI）　*188*
心原性塞栓性梗塞　*29*
進行性多巣性白質脳症（PML）　*132*
新生児仮死　*227*
浸透圧性脱髄症候群　*204*

す
頭蓋咽頭腫　*273*
頭蓋骨　*117*
　　——骨折　*116*
水痘–帯状疱疹ウイルス（VZV）　*137*
髄液所見　*155*
髄膜炎　*151*
髄膜腫　*264, 282*

せ

正中余剰腔 287
前頭側頭葉変性症（FTLD） 173

そ

卒中様症候群 236

た

多断面再構成法 9
多発性硬化症 192, 258
多発造影病変 249
単純ヘルペスウイルス1型 129
単純ヘルペスウイルス2型 129
単純ヘルペス脳炎 127

ち

遅発性脳症 218
遅発性脳内血腫 93
中間帆腔 287
中毒性疾患 214
聴神経腫瘍 278
聴神経鞘腫 282

て

低血糖脳症 221
低酸素脳症 223, 224
低髄液圧症候群 108
転移性脳腫瘍 249, 253

と

トキソプラズマ脳症 145
投射線維 107
糖尿病性舞踏病 240
頭部外傷 88
透明中隔腔 287
動眼神経麻痺 62
動脈解離 67
特発性正常圧水頭症 178

な

ナタリズマブ 133

に

認知機能低下 81, 163, 174

の

脳アミロイドアンギオパチー 80
脳萎縮 163
　　──のリスク要因と鑑別疾患 164
脳血管障害の二次変性 84
脳血流シンチグラフィ 169, 176
脳梗塞 26
　　──の臨床病型 27
脳挫傷 91
　　──の好発部位 93
脳室拡大 163, 179
脳実質外腫瘍 248
脳実質内腫瘍 249
脳腫瘍 248
脳出血 34
　　──の経過 36
脳脊髄液 11, 108
　　──漏出症 108
脳動静脈奇形 56
脳動脈瘤 59, 82
　　──による局所神経症状 62
脳膿瘍 122, 258
脳表ヘモジデリン沈着 82
脳ヘルニア 90
脳梁 179, 290
　　──形成不全 289
　　──膨大部病変 244

は

パーキンソニズム 185
　　──をきたす疾患の鑑別 186
パーキンソン病 182

ひ

ヒト免疫不全ウイルス（HIV） 143
びまん性軸索損傷 105
びまん性神経膠腫 264
びまん性脳腫脹 90
非高血圧性脳出血 38
肥厚性硬膜炎 156

皮質下白質U-fiber　134
　　——主体の白質病変の鑑別疾患　135
微小出血　45, 80

ふ
プロトン密度強調画像（PDWI）　13
富血管性小脳橋角部腫瘤　282

へ
ヘモジデリン　45, 80
ベルガ腔　287
辺縁系の解剖　131
辺縁系脳炎　131

ほ
ボリュームレンダリング（VR）　8
ポリメラーゼ連鎖反応（PCR）法　130

ま
マンガン　240

む
無症候性白質病変　163
無帯状疱疹ヘルペス　137

め
メトトレキサート（MTX）　235
　　——脳症　235
メトロニダゾール（MNZ）　234
　　——脳症　230

免疫再構築症候群　134, 148

も
もやもや病　64
毛様性星細胞腫　264, 266

や
薬剤性脳症　231

よ
ヨード造影剤　5

ら
ラクナ梗塞　30

り
リング状増強効果　126, 249
両側淡蒼球病変　220

る
類表皮腫　282

れ
レビー小体型認知症（DLB）　173
連合線維　107

ろ
漏斗状拡張　63